DESTINS SUR ORDONNANCE

AUX ÉDITIONS ALBIN MICHEL

Les Génies de l'arnaque
80 chefs-d'œuvre de l'escroquerie

Tragédies à la une
La Belle Époque des assassins, par Alain Monestier

Possession
L'étrange destin des choses

Issue fatale
75 histoires inexorables

Le Carrefour des angoisses
60 récits où la vie ne tient qu'à un fil

Ils ont vu l'au-delà
60 histoires aux frontières du réel

Journées d'enfer
60 récits des tréfonds de l'horreur au sommet du sacrifice

L'Enfant criminel

Les Amants diaboliques

L'Empreinte de la bête
50 histoires où l'animal a le premier rôle

Je me vengerai
40 rancunes mortelles

Survivront-ils ?
45 suspenses où la vie se joue à pile ou face

(suite page 383)

PIERRE BELLEMARE
Jean-François Nahmias

DESTINS SUR ORDONNANCE

40 histoires où la médecine
va du meilleur au pire

Documentation Gaëtane Barben

Albin Michel

Avant-propos

À 6 h 30, une infirmière est entrée dans la chambre, je l'attendais. J'avais très peu dormi depuis la veille ; je savais qu'elle devait me raser intégralement et ma pudeur me faisait redouter cet instant. En fait, celui qui va subir dans les minutes qui suivent une grave intervention chirurgicale est dans un état proche de l'enfance. Le moindre geste, la moindre attitude est interprétée, parfois à tort, comme un désir d'atténuer l'angoisse. Le rasage même dans les recoins les plus intimes fut donc apaisant. Mon corps devait être entièrement désinfecté et je fus recouvert du cou au pied de bétadine, produit jaunâtre et fortement iodé.

La sécurité exige que vous soyez transporté de votre lit à la salle d'opérations allongé sur un chariot dont les barres de sécurité sont relevées à gauche et à droite. Une couverture vous recouvre. Je regarde défiler les néons du couloir, les virages sont habilement négociés par l'homme de salle qui me pousse et nous pénétrons bientôt dans un ascenceur.

Nous atteignons lentement le dernier étage où se trouve la salle d'opérations. Je suis accueilli dans le sas d'entrée par une nouvelle infirmière déjà encapuchonnée et masquée. De son visage, je ne vois que les yeux, ils sont très beaux, d'un bleu intense ; j'ai la nette impression qu'ils sont maquillés, l'amande de l'œil est prolongée d'un trait de crayon.

Le regard me quitte, une porte s'ouvre. Nous pénétrons dans le saint des saints. Il y a là le chirurgien, mon cardiologue, les assistantes, l'anesthésiste.

Nous échangeons des mots de pure convention :

— Vous avez dormi ?
— Oui, un peu.
— Ça va bien se passer.
— Merci.

On me glisse du chariot sur la table d'opération. Une assistante cherche une bonne veine sur mon avant-bras droit.

Quelques secondes plus tard, je vais commencer à vivre la pire minute de toute ma vie.

Dans les produits anesthésiques, il y a une quantité infinitésimale de curare qui a sur l'organisme un effet instantané : totalement paralysé, vous ne pouvez plus bouger un membre, impossible de tourner la tête, impossible d'orienter vos yeux, c'est l'immobilité de la mort... Et pourtant, vous entendez tout. Vous vous rendez compte aussi que vous donnez l'apparence de l'endormissement car le ton change. Les phrases ne sont plus convenues mais professionnelles :

— Placez la sonde urinaire.
— Placée.
— Élargissez le champ.
— Comme cela ?
— Un peu plus.

Vous vous dites : « Mais je vais passer toute l'opération comme ça, je vais tout entendre, même ce moment terrible où mon cœur va être débranché de mon corps pour être activé par une machine. » Vous avez envie de crier... de hurler : « Arrêtez ! ! Arrêtez-vous ! ! j'entends tout... je ne suis pas endormi... »

Ce fut ma dernière sensation avant de disparaître dans le néant narcotique de l'anesthésie.

Ce petit cauchemar fut peu de chose comparé à l'efficacité de l'intervention. Je suis en train d'écrire ces lignes treize ans plus tard... treize ans de vie sur mes deux jambes avec un cerveau correctement irrigué. Mon destin sur ordonnance est positif.

Avec Jean-François Nahmias, nous allons maintenant vous faire pénétrer dans l'univers de la santé où le meilleur peut côtoyer hélas parfois le pire.

Pierre Bellemare

Le toubib de la télé

Le faubourg de Bay Village est sans conteste la partie la plus résidentielle de Cleveland, la grande ville de l'Ohio, sur les bords du lac Érié. De vastes maisons de style colonial, avec colonnades et baies vitrées, s'étendent jusqu'au bord du lac où chacune a sa plage privée. C'est là que le maire, Spencer Houk, possède sa résidence et il a pour voisins un autre couple presque aussi en vue dans la ville, les époux Sheppard.

Sam Sheppard et sa femme Marylin sont l'image même de la réussite américaine. Sam est médecin et membre de la dynastie médicale la plus distinguée de Cleveland. Tout comme ses deux frères, il exerce dans la luxueuse clinique privée qui appartient à ses parents. Mais cette position privilégiée due à sa naissance n'empêche en rien ses qualités professionnelles. À trente cinq ans, le docteur Sheppard est déjà un praticien renommé que s'arrache la clientèle. Sa femme Marylin appartient à une tout aussi bonne famille que lui. Ils se sont rencontrés dans l'école privée où ils ont fait leurs études secondaires et, depuis, ils ne se sont pas quittés. Blonde, grande, souriante, avec son physique de cinéma, Marylin Sheppard respire la santé et la joie de vivre. En cette année 1949, ils sont mariés depuis dix ans et ils ont un fils prénommé Sam, comme son père, selon la tradition américaine. Le jeune Sam, âgé de sept ans, ne va pas tarder à avoir un petit frère ou une petite sœur, car Marylin attend un heureux événement.

Il y a pourtant une retouche à apporter à ce tableau idyllique.

Certes, les Sheppard sont riches, très riches même, et ils sont issus du meilleur milieu, mais leur comportement est loin d'être unanimement apprécié. Ils aiment le luxe et la vie trépidante, ils fréquentent les boîtes de jazz et les boîtes de nuit, ils roulent en Jaguar, pas en Cadillac. Et surtout, ils font preuve d'une liberté de mœurs étonnante : on dit qu'ils s'autorisent mutuellement des aventures, on murmure que Marylin est la maîtresse du maire ; quant à Sam, depuis que son épouse est enceinte, il s'affiche ouvertement avec Rosy Benson, une jeune femme médecin.

Tout cela n'est guère apprécié par l'Amérique très majoritairement puritaine d'alors. De plus, les Sheppard sont des libéraux convaincus et, en cette année 1949, le maccarthysme est tout proche. On les respecte, en raison de leur position sociale, mais s'ils venaient à se trouver en difficulté pour une raison ou pour une autre, alors, malheur à eux !

C'est au petit matin du 4 juillet, jour de la fête nationale, que la police est appelée d'urgence chez les Sheppard. Le docteur lui-même est à l'appareil.

— Venez vite ! Ma femme a été assassinée.

Quand ils arrivent, les policiers croisent d'abord un des frères de Sam Sheppard, qui emmène loin du drame le petit Sam Junior, qu'on vient de réveiller. Le lieutenant qui commande les policiers leur demande d'écarter l'enfant et interroge brièvement l'oncle du gamin.

— Est-ce que le petit a été témoin de quelque chose ?

— Non. Il dormait, et pourtant cela s'est passé tout près, dans la chambre de ses parents...

Tandis qu'on éloigne Sam Junior, qui ne reviendra jamais de sa vie sur les lieux, les policiers entrent dans la luxueuse villa. Ils tombent nez à nez avec le docteur. Celui-ci est affalé sur le canapé du living-room, sa chemise est déchirée et il porte des bleus au visage. Il s'adresse à eux d'une voix sans timbre :

— C'est au premier étage. Je n'ai pas la force de vous accompagner.

Dans la chambre du couple, un spectacle affreux s'offre aux

yeux des arrivants. Le corps de Marylin Sheppard gît en travers du lit, à moitié dénudé. Elle a été frappée avec un objet contondant, du genre barre de fer. Le meurtrier a fait preuve d'une rare violence, frappant à trente-cinq reprises : la victime a le visage défiguré, les dents brisées. Mais elle s'est défendue avec acharnement avant de mourir : la pièce ressemble à un champ de bataille, les draps sont couverts de sang, ainsi que le sol et les murs. Il y a également, comme le découvriront plus tard les enquêteurs, une cinquantaine de taches de sang sur les marches de l'escalier et ailleurs dans la maison.

Tandis qu'on emmène le corps de la malheureuse, les policiers redescendent au rez-de-chaussée. Sheppard est toujours prostré dans le living, la tête dans les mains, le regard perdu. Il s'adresse à eux avec une grimace douloureuse :

— J'ai mal à la nuque...

Un médecin de la police lui donne quelques soins. Son état n'est pas alarmant, mais il vient visiblement de se battre et il a reçu plusieurs coups : il porte des hématomes à l'œil droit, à la joue gauche et à la lèvre, mais le docteur remarque, et ce sera consigné dans le procès-verbal, qu'aucune de ses blessures ne saigne.

Le lieutenant s'installe en face de Sheppard.

— Est-ce que vous vous sentez en état de parler ?

— Oui. Il faut que je vous dise ce qui vient d'arriver...

Et Sam Sheppard raconte ce qui s'est passé lors de la tragique nuit du 4 juillet 1949... Il est difficile d'imaginer le retentissement que va avoir son récit. Bientôt toute l'Amérique et une bonne partie du monde le connaîtront par cœur.

— Hier, des amis sont venus dîner. Ils sont partis vers minuit, ma femme a été se coucher et je suis resté dans le living pour regarder la télévision. J'ai vu un film, j'ai écouté les résultats du base-ball et j'ai dormi sur le canapé.

— Vous n'êtes pas monté dans la chambre ?

— Non. Depuis quelque temps, Marylin avait le sommeil difficile à cause de sa grossesse. Je n'ai pas voulu la réveiller... Dans la nuit, j'ai entendu des cris. Marylin appelait : « Sam ! Sam ! » Je suis monté en courant, pensant qu'elle avait des contractions. J'ai aperçu quelqu'un dans l'obscurité. Il m'a frappé et je me suis évanoui. Quelques instants plus tard, j'ai repris connaissance. J'ai vu le corps de ma femme, il y avait du sang partout. J'ai ensuite entendu du bruit en bas. L'agresseur était en train de fuir vers la plage par la porte de derrière. J'ai réussi à le rattraper. Nous nous sommes battus.

— Vous pouvez le décrire ?

— C'est un homme de race blanche, plus grand que moi, avec des cheveux hirsutes, mais je pense que c'était une perruque. Il m'a de nouveau assommé avant de disparaître. Finalement, lorsque je suis remonté, Marylin était morte. Alors, je vous ai appelés. J'ai aussi appelé des amis, le maire et sa femme...

Ceux-ci ne tardent pas à arriver. Et ils ne sont pas seuls : toute une cohue de journalistes envahit la villa, sans que les policiers songent à les chasser. Et pourtant, tandis qu'ils prennent des photos de toute la maison, ils piétinent les lieux, déplacent des objets et font sans nul doute disparaître des indices décisifs.

Mais pour les enquêteurs, cela n'a guère d'importance. Dès le début, leur conviction est faite : Sam Sheppard est coupable, il a tué sa femme et son histoire d'homme aux cheveux hirsutes n'est qu'une invention. Quant au mobile, il n'est pas bien difficile à découvrir : c'est un crime passionnel. Il y a suffisamment de rumeurs qui courent sur la vie du couple. En creusant un peu, la vérité finira par éclater.

Les journalistes, d'ailleurs, se chargent immédiatement de la besogne... Dès le départ, ils sont tous contre le docteur Sheppard, les uns pour des raisons politiques, les autres simplement pour faire vendre. Un scandale dans la haute société attire toujours les lecteurs, alors ils conjuguent leurs efforts avec ceux des enquêteurs et l'intimité des Sheppard ne tarde pas à s'étaler au grand jour. C'est ainsi que la liaison de Sam avec Rosy, la jeune femme médecin, est abondamment relatée et commentée. On évoque même un pacte qu'il aurait passé avec sa femme. Celle-ci, désirant s'abstenir de rapports sexuels durant sa grossesse, lui aurait laissé sa liberté jusqu'à l'accouchement. En ce qui concerne la liaison entre Marylin et le maire de Cleveland, les articles sont plus allusifs, car les faits ne sont pas avérés et les risques d'un procès en diffamation sont grands. Quoi qu'il en soit, pour les médias, les choses sont claires : le couple était déchiré et le mari a tué sa femme lors d'une scène de ménage qui a mal tourné.

De son côté, le docteur Sheppard fait preuve de maladresse. Ne voulant pas compromettre Rosy Benson, il nie catégoriquement qu'il y ait quoi que ce soit entre eux. Les enquêteurs ne tardent pas à le confondre en produisant des preuves formelles et il est obligé d'avouer la vérité. Il continue à crier son innocence pour le meurtre, mais ce mensonge le discrédite définitivement auprès de l'opinion : s'il a menti sur ce point, il est parfaitement capable de mentir pour le reste. C'est bien lui le coupable, et l'homme aux cheveux hirsutes est à ranger parmi les mythes.

Le procès de Sam Sheppard s'ouvre cinq ans plus tard, en octobre 1954. Le docteur a les moyens, il a pu se payer les plus grands avocats, qui ont employé toutes les ressources de la loi américaine pour retarder la procédure. Mais ce long délai ne change rien : l'affaire est tout aussi médiatisée, elle fait toujours la une des journaux écrits et télévisés et les commentaires sont toujours aussi hostiles. Quant au climat politique, il est plus défavorable encore à l'accusé. On est alors en plein maccarthysme, qui déclenche une véritable chasse aux sorcières contre tout ce qui ressemble de près ou de loin à un communiste. Certes, Sam Sheppard n'a jamais fait de politique, mais il est libéral, atypique, et cela suffit pour le classer comme suspect.

C'est d'autant plus grave que le juge et le procureur nourrissent des ambitions électorales et, pour se faire bien voir de l'opinion, ils ne reculent devant aucun excès. Dans une salle exiguë, bourrée de journalistes, ils s'acharnent tous les deux contre l'accusé, ils font tout pour le mettre en difficulté, au mépris des droits élémentaires de la défense.

Contre eux, le malheureux Sheppard n'est pas de taille. Il n'a plus rien de commun avec le fringant et séduisant médecin qui était la coqueluche de Cleveland. Le drame, qu'ont suivi cinq ans de détention, l'a totalement brisé. Il a les traits tirés, le visage amaigri et tendu. Face à ce harcèlement, il se défend comme il peut et, malgré l'assistance de ses avocats, il perd souvent pied. En réponse aux questions du procureur ou du juge, qui ne concernent le plus souvent que des points de détail, on l'entend souvent balbutier : « Je ne sais plus… Je ne me souviens pas. » Tout cela fait le plus mauvais effet sur le jury et emporte finalement sa décision.

Le 21 décembre 1954, au bout de deux mois de débats, le docteur Sheppard est condamné à la prison à vie. Les jurés n'ont pas cru à la thèse de l'agression. Il est effondré, crie son innocence, mais, tandis qu'on l'emmène vers le pénitencier de Columbus, capitale de l'Ohio, où il va purger sa peine, ses cris déchirants n'émeuvent personne. On estime, au contraire, qu'il a eu beaucoup de chance de sauver sa tête.

Ses parents, eux, ne supportent pas le verdict. Quelques semaines plus tard, Mme Sheppard se suicide et son mari meurt d'un cancer. Quant au petit Sam, confié à l'un de ses oncles, il voit son calvaire commencer. À l'école, les autres élèves le traitent de fils d'assassin. Il devient un paria, un proscrit. Le clan Sheppard, cette prestigieuse dynastie de médecins de Cleveland, a disparu brutalement dans la tragédie…

Le condamné ne renonce pourtant pas à prouver son innocence. Ses avocats tentent de démontrer qu'une troisième personne, l'« homme hirsute », était bien présent, cette nuit-là, dans la maison. Ils orientent leurs recherches vers le maire, Spencer Houk, mais cette piste ne donne rien et il faut bien reconnaître qu'on ne voit pas un homme aussi en vue commettre ce meurtre barbare. De plus, en admettant que Marylin ait été sa maîtresse, on ne voit pas davantage pour quelle raison il l'aurait assassinée. La piste suivante semble d'une tout autre importance. En 1959, un laveur de carreaux, Richard Eberling, est arrêté en possession d'une bague ayant appartenu à Marylin Sheppard. L'homme a un casier judiciaire, il a déjà été condamné pour vol et coups et blessures, il habite Cleveland et il a tout à fait le profil du rôdeur meurtrier décrit par le docteur.

Pourtant, malgré ces indices concordants et en dépit de l'insistance des avocats de Sam Sheppard, les policiers mettent rapidement Eberling hors de cause...

Les années passent encore, quatre exactement. Dans sa cellule, le condamné, interné depuis quatorze ans, a perdu tout espoir, même si ses avocats se battent encore, et le public l'a totalement oublié. Et c'est alors que, de la manière la plus inattendue, le médecin de Cleveland va revenir sur le devant de la scène.

Le 17 septembre 1963, alors que la bataille judiciaire en vue d'une éventuelle révision du procès suit son cours, la chaîne de télévision ABC diffuse le premier épisode d'une nouvelle série : *Le Fugitif*. Bien que le réalisateur s'en défende et malgré la formule traditionnelle après le générique final : « Toute ressemblance avec des personnes mortes ou vivantes seraient une pure coïncidence », il s'agit d'une transposition de l'affaire Sheppard. Comme Sam, Richard Kimble est un médecin de la bonne société accusé d'avoir tué sa femme ; comme Sam, il affirme avoir vu l'assassin et s'être battu avec lui, mais comme lui, personne ne veut le croire. Il n'y a que deux différences avec l'original : Kimble dénonce un manchot et non un homme hirsute, et surtout le héros de la série a réussi à échapper à la police, d'où le titre de la série, alors que le malheureux Sheppard croupit dans les geôles de Columbus.

Mais le public ne s'y trompe pas, il reconnaît l'affaire qui l'avait passionné une dizaine d'années plus tôt et, par un revirement dont il est coutumier, après l'avoir tant accablé, il prend fait et cause pour le docteur Sheppard. Toute l'Amérique est en haleine devant les aventures de Richard Kimble, interprété par David Janssen, cet homme au regard triste qui parcourt le pays à la recherche du mystérieux manchot, poursuivi par le policier chargé de l'enquête, Philip Gerard, persuadé de sa culpabilité. Chaque semaine, *Le Fugitif* devient le rendez-vous traditionnel des Américains ; dans tous les foyers ou presque, s'élèvent les premières notes du générique, tandis que le narrateur prononce d'une voix grave la phrase d'ouverture : « Partout, ce ne sont que ténèbres, mais dans l'ombre, le bras du destin s'apprête à agir. » Mais *Le Fugitif* va se révéler bien autre chose qu'une émission de télévision comme les autres : avec le temps il va devenir, selon l'expression communément employée aujourd'hui, une série culte. Le cent vingtième et dernier épisode, dans lequel Richard Kimble prouve enfin son innocence, recueillera l'audience record de 72 %. Et le succès ne s'arrêtera pas là : la série va passer en Europe où elle connaîtra, dans les années 70, une carrière tout aussi exceptionnelle. Aujourd'hui, il existe des fans clubs de Richard Kimble dans le monde entier et les sites Internet en son honneur ne se comptent plus...

Contrairement à ce qu'on pourrait croire, Sam Sheppard n'accueille nullement comme une heureuse nouvelle la série télévisée. Il ne veut pas entendre parler de ce qu'il considère comme une intrusion dans sa vie et une caricature de lui-même. Chaque mardi, à l'heure où passe le feuilleton sur la chaîne ABC, il s'enferme dans sa cellule. Il n'en est pas de même de ses codétenus de la prison de Columbus, auprès de qui il bénéficie d'une soudaine popularité. Pour tous, il devient le « toubib de la télé » et, alors qu'ils se moquaient bien jusque-là de ses démarches pour obtenir un nouveau procès, ils croient désormais dur comme fer à son innocence et ils sont tous derrière lui.

Son fils Sam, âgé à présent de vingt et un ans, manifeste la même hostilité vis-à-vis de l'émission télévisée. Sam Sheppard Junior est sans conteste un personnage attachant. Malgré ses dramatiques débuts dans la vie, il a su développer sa personnalité de manière harmonieuse. C'est un intellectuel anticonformiste, qui s'intéresse à la philosophie, à la littérature et aux arts, et qui est fasciné par l'Extrême-Orient où il a fait plusieurs voyages. Mais la seule chose qui compte pour lui est la réhabilitation de son père, à laquelle il participe de toutes ses forces. Quand commence la série, il refuse catégoriquement de la regarder et la considère comme un scandale.

Le père et le fils ont tort... L'impact du *Fugitif* est énorme et ébranle jusqu'à la justice elle-même : Richard Kimble va être le sauveur de Sam Sheppard. Le 16 juillet 1964, un juge fédéral libère ce dernier, au motif qu'il n'a pas bénéficié d'un procès équitable, allant jusqu'à parler d'une « parodie de justice » et, deux ans plus tard, la Cour suprême des États-Unis confirme ce jugement. Selon ses attendus, « le procès de 1954 a eu lieu dans des conditions dignes d'un carnaval, les jurés ont été sous l'influence constante de la presse, le juge non seulement n'a pas maîtrisé les débats, mais a bafoué les droits de la défense pour satisfaire ses ambitions électorales ».

Grâce à cette décision de la plus haute juridiction du pays, le docteur Sheppard obtient un second procès, normal celui-là, à l'automne 1966. Inutile de dire que les débats sont suivis avec autant de passion que la première fois. Les journalistes sont plus nombreux encore, mais leur état d'esprit est totalement inverse. Et lorsque, le 16 novembre, le jury déclare Sam Sheppard non coupable, c'est une immense ovation qui éclate dans la salle !

Sam Sheppard est libre, il est innocenté, mais il n'est pas vraiment sauvé. Le drame l'a trop fortement ébranlé, et surtout la célébrité qui l'entoure est impossible à supporter. Il tente de refaire sa vie. Il se remarie avec une jeune Allemande qui lui écrivait en prison et il reprend ses activités de médecin, mais sa vie quotidienne s'avère vite intolérable. Il ne peut sortir de chez lui sans être reconnu. Sa personnalité est totalement écrasée par celle de son double de fiction : le médecin de Cleveland a disparu, il n'y a plus que le « toubib de la télé ». De plus, à cause du *Fugitif*, les gens s'imaginent qu'il croule sous les dollars et il est assailli par toutes sortes de quémandeurs. Or, les producteurs de la série, qui ont toujours nié s'être inspirés de son histoire, ne lui ont pas versé un centime. Il se met à boire, épisodiquement au début, puis de plus en plus, comme s'il voulait se détruire. Il se brouille avec son fils, qui est pourtant son meilleur soutien... Dès lors, il part à la dérive. Il renonce à la médecine et traîne une existence dérisoire. Pour se faire quelque argent, il accepte de devenir catcheur professionnel. C'est bien entendu un échec. Il divorce et se marie une troisième fois avec la fille d'un manager, mais il n'est plus qu'un être en sursis, qui sombre dans l'alcoolisme. Il meurt d'une cirrhose, le 6 avril

1970, à l'âge de quarante-six ans. Il est enterré à quelques kilomètres du pénitencier de Colombus.

Est-ce que l'affaire est enterrée elle aussi ? Pendant très longtemps, il semble que oui. La curiosité qui l'entourait est retombée : le docteur a été innocenté, n'est-ce pas le principal ? Bien sûr, le vrai coupable n'a pas été retrouvé, mais il ne faut pas trop en demander...

Les choses semblent devoir en rester définitivement là, jusqu'à ce qu'un nouveau rebondissement survienne en 1993, trente ans après la diffusion du premier épisode du *Fugitif*, quarante-quatre ans après le meurtre de Marylin Sheppard...

Cette année-là, Hollywood décide de porter l'histoire du médecin de Cleveland au cinéma. Harrison Ford devient à son tour Richard Kimble, tandis que le policier est interprété par Tommy Lee Jones. De nouveau, Kimble se bat avec le mystérieux manchot lors de la nuit tragique et se met à sa poursuite, pourchassé lui-même par la police. Le film est un succès dans le monde entier et il a pour effet de relancer l'intérêt pour l'affaire Sheppard, ce qui va contribuer d'une manière décisive à résoudre l'énigme.

Car il y a un homme qui n'a jamais cessé de rechercher la vérité, c'est Sam Sheppard Junior. Il est alors âgé de cinquante et un ans et vit en célibataire dans un studio d'Oakland, près de San Francisco. Toujours aussi attachant et étonnant qu'à vingt ans, il a hérité de l'anticonformisme de son père, même si, à la différence de ce dernier, il manifeste un mépris total de l'argent. Il est bouddhiste, musicien amateur de talent, passionné de Baudelaire et milite activement contre la peine de mort. Il n'a jamais voulu avoir de voiture, n'a pas son permis et se déplace à bicyclette...

Sam Sheppard ne travaille pas ou très peu, juste ce qu'il faut pour subvenir à ses besoins, qui sont modestes. Il consacre pratiquement tout son temps à l'affaire Sheppard et, après l'acquittement et la réhabilitation de son père, il n'a plus qu'un seul objectif : venger sa mère. Le docteur Sheppard a obtenu justice, pas elle : son meurtrier n'a jamais été retrouvé. Alors, il va le faire. En définitive, c'est lui qui joue le rôle de Richard Kimble, que son père, brisé par le drame, n'a pas pu tenir. Il s'est mis à la poursuite du criminel et s'est juré, tout comme le héros de fiction, de le retrouver et de le démasquer. Or, en cette année 1993, il a la certitude d'avoir réussi. Il sait qui est le coupable ! À vrai dire, la solution était évidente et il a fallu que la police, certaine qu'elle était de la culpabilité du docteur, fasse preuve d'un aveuglement incroyable pour ne pas la découvrir.

Le coupable, c'est Richard Eberling, bien sûr, le laveur de carreaux arrêté en 1954 en possession d'une des bagues de Marylin. Ce que Sam Sheppard Junior découvre à son sujet, en enquêtant sur place et en recoupant les divers témoignages, est proprement ahurissant. Richard Eberling était employé par ses parents, non seulement pour laver les carreaux, mais pour divers travaux domestiques. Il connaissait parfaitement la maison : la cave, les chambres, la porte donnant sur la plage. Or, à cette époque, sa réputation était mauvaise dans Bay Village. On lui reprochait des chapardages et les habitants du riche faubourg de Cleveland l'avaient les uns après les autres congédié. Et, semble-t-il, les Sheppard s'apprêtaient eux aussi à le faire. Un des collègues d'Eberling, que Sam Junior retrouve en Floride, lui apprend qu'il avait eu une vive discussion avec Marylin Sheppard peu avant le meurtre. Cette dernière lui reprochait un vol et avait décidé de le renvoyer... Bien mieux, Richard Eberling avait été interrogé par la police en juillet 1949 dans le cadre de l'enquête, et il portait alors des coupures au visage et aux mains. Il avait déclaré qu'il s'était coupé en cassant une vitre lors de son travail. Les enquêteurs s'étaient satisfaits de cette explication et n'avaient pas insisté.

Qu'est-il devenu depuis ? Sam Sheppard Junior se met sur ses traces et ne tarde pas à le retrouver. Eberling est en prison où il purge une peine à perpétuité pour le meurtre d'une vieille dame ! Il s'agit d'un crime crapuleux et sanglant très semblable à celui de Bay Village. Ce n'est pas tout... À cette occasion, Sam Sheppard Junior peut recueillir d'autres témoignages accablants. Une infirmière employée chez la vieille femme assassinée affirme que Richard Eberling s'est vanté en sa présence d'avoir tué Mme Sheppard. Un autre familier de la victime indique que le laveur de carreaux portait un intérêt quasi obsessionnel au crime du 4 juillet 1949, qu'il collectionnait les coupures de journaux à ce sujet et ne cessait de les relire..

Alors, le fils Sheppard n'hésite pas. Il entre en contact avec Richard Eberling. Il lui écrit, sous le prétexte qu'il voit en lui un témoin pouvant l'aider à découvrir la vérité, et ce dernier lui répond. Les deux hommes n'échangent pas moins de deux cents lettres, jusqu'au jour où le détenu accepte de le recevoir dans sa prison de l'Ohio. Pour Sam, le moment est terrible : l'homme est le meurtrier de sa mère, il le sait, mais il doit continuer à cacher ses sentiments. Eberling se révèle violent et instable, un mythomane avide de publicité. Il prétend avoir des informations explosives concernant la femme du maire et dénonce ce dernier comme le coupable. Sam l'écoute sans rien laisser paraître. Il essaie de glisser dans la conversation des questions pour l'amener à se contredire et à faire des révélations...

Voilà où en est Sam Sheppard Junior en cette année 1993, au moment où sort la version cinématographique du *Fugitif*. Dans le livre qu'il publie alors, *Parodie de justice*, il décrit le travail qu'il a accompli et annonce les conclusions auxquelles il a abouti. En temps normal, son ouvrage n'aurait eu qu'une audience limitée, mais avec le succès du film, c'est aussitôt un best-seller et, tout comme pour la série télévisée trente ans plus tôt, cette soudaine publicité est telle qu'elle ébranle la justice : quarante-quatre ans après les faits, elle décide de rouvrir le dossier...

Cette fois, l'heure de la vérité va sonner, car on dispose désormais d'une preuve scientifique inconnue en 1949 : les empreintes génétiques, ce qui va permettre de résoudre le problème des taches de sang. Ce point est crucial. On avait retrouvé dans la maison de nombreuses taches sanglantes, en particulier dans l'escalier. Les enquêteurs avaient reconnu que ce ne pouvait pas être le sang du docteur puisque ce dernier ne saignait pas, mais ils avaient conclu qu'il s'agissait de celui de son épouse. En quittant la chambre pour descendre vers le salon, le mari aurait emporté l'arme du crime encore dégoulinante. Les avocats avaient objecté qu'un objet imprégné de liquide ne pouvait pas en laisser tomber une quantité aussi importante, mais on ne les avait pas écoutés.

Parmi les différentes pièces qui sont encore conservées dans les archives judiciaires, trois sont considérées comme encore exploitables : un prélèvement vaginal effectué sur Marylin Sheppard, une tache de sang relevée sur le pantalon de son mari et un fragment de bois, également taché de sang, provenant de l'escalier. Il restera ensuite à comparer le tout avec l'ADN d'Eberling.

Ces expertises sont confiées à Muhammad Tahir, un éminent spécialiste. Ce dernier rend sa réponse le 4 février 1997 : le sang de l'escalier n'est pas celui de Marylin Sheppard. Comme il ne peut s'agir de celui de son mari, il y avait bien quelqu'un d'autre sur les lieux du meurtre. Muhammad Tahir apporte une précision supplémentaire : il a décelé du sperme dans le prélèvement vaginal. Or, l'ADN de ce sperme est le même que celui du sang de l'escalier. Cela signifie que le coupable a violé Marylin Sheppard avant de s'enfuir. Reste Richard Eberling. À son sujet, le spécialiste se montre plus prudent. Il conclut son examen en ces termes : « Compte tenu de l'état des échantillons examinés, on peut déclarer que les résultats obtenus sur l'ADN convergent vers Eberling, sans qu'il soit possible de désigner ce dernier avec une absolue certitude. »

Richard Eberling meurt peu après, dans sa prison, en juillet 1998, ce qui est l'occasion de recueillir un ultime témoignage contre lui. L'un de ses compagnons de cellule déclare aux enquêteurs que, peu avant de mourir, Eberling lui a avoué avoir tué Marylin Sheppard. Coiffé d'une perruque, il l'a violée, avant de se battre avec le mari et de prendre la fuite.

Malgré tous ces arguments, le procureur chargé du dossier refuse de croire à la fiabilité d'analyses faites sur des échantillons vieux de près de cinquante ans et c'est la Cour suprême de l'Ohio qui est chargée de trancher. Le mercredi 2 décembre 1998, dans un jugement définitif, elle donne raison à

Sam Sheppard Junior. Son père n'était pas le meurtrier de Marylin Sheppard ; il s'agissait, selon toute vraisemblance, de Richard Eberling. Toutefois, sa mort éteint l'action judiciaire à son encontre...

Voilà, cette fois l'affaire Sheppard est définitivement terminée. Comme au cent vingtième épisode de la série télévisée, comme à la fin du film, le fugitif a démasqué le criminel. Marylin Sheppard peut reposer en paix, tout comme son mari innocenté. C'est d'ailleurs ce qu'a écrit Sam Sheppard Junior. Au bas de la photo de sa mère, posant, radieuse, aux côtés de son époux, dans tout l'éclat de leur jeunesse et de leur bonheur, il a noté quatre vers de Baudelaire, extraits d'« Une martyre ». Dans cette pièce, le poète décrit une femme assassinée retrouvée nue dans sa chambre et lui adresse ces mots en guise d'adieu :

Loin du monde railleur, loin de la foule impure
Loin des magistrats curieux
Dors en paix, dors en paix, étrange créature
Dans ton tombeau mystérieux.

L'enfant B.

— Je me sens fatiguée, maman.

Nancy Bowen a l'impression de se glacer des pieds à la tête, mais elle se force à sourire. Elle contemple sa fille, qui vient de rentrer de l'école, son cartable sur le dos.

— Ça va passer, ma chérie. Tu n'es pas fatiguée au point de ne pas faire tes devoirs, quand même ?

— Non maman, ça ira.

— Alors, va vite les faire dans ta chambre !

La fillette disparaît avec son cartable. Dès qu'elle a quitté la pièce, Nancy Bowen saute sur le téléphone pour appeler son mari à son travail. L'attente est longue. Lorsqu'elle l'obtient enfin, elle prononce à voix basse, sur un ton tragique :

— Jaymee vient de me dire qu'elle était fatiguée.

Au bout du fil, il y a un douloureux silence, et puis deux mots :

— Mon Dieu !...

Malgré les apparences, M. et Mme Bowen sont des parents comme les autres, ni spécialement inquiets ni spécialement pessimistes. Ce sont des gens simples qui habitent Cambridge, dans le sud de l'Angleterre ; lui est magasinier dans une grande surface, elle est secrétaire au chômage. Mais malheureusement pour eux, c'est leur fille Jaymee, dix ans, qui n'est pas comme les autres.

Tout a commencé cinq ans plus tôt... La fillette se plaignait déjà d'être fatiguée. Au début, ses parents n'y ont pas prêté attention, et puis ils ont consulté un médecin, qui a fait faire des examens. Le résultat a été terrible : Jaymee Bowen souffrait de la maladie de Hodgkin, une forme particulièrement grave de leucémie. À partir de là a commencé son calvaire. Admise à l'hôpital de Cambridge, elle a dû subir une chimiothérapie qui a duré pas moins de deux ans. Alors qu'elle semblait guérie, quinze mois plus tard elle s'est plainte de nouveau de fatigue et tout a recommencé. Transportée à l'hôpital, elle a reçu un greffon de moelle osseuse de sa sœur, puis un long et douloureux traitement...

On était alors au mois de septembre 1992. La fillette est entrée pour la première fois à l'école, ce qui lui avait été impossible jusque-là en raison de son état de santé, et, à partir de ce jour, tout a semblé aller pour le mieux. Jaymee était gaie, alerte. Non seulement elle travaillait bien en classe, mais elle avait insisté pour faire du sport et avait manifesté des dons tout à fait remarquables en natation. D'après son professeur, elle avait même l'étoffe d'une championne ! Pendant deux ans, M. et Mme Bowen ont pu croire le mal vaincu, le cauchemar oublié, mais voici qu'en ce jour de décembre 1994, leur fille vient de nouveau de prononcer la phrase fatidique : « Je me sens fatiguée. » Il va falloir faire d'urgence de nouveaux examens, en priant le ciel pour que le pire n'arrive pas...

Jaymee va passer ces examens à l'hôpital de Cambridge dont le chemin lui est, hélas, familier, et c'est l'attente angoissée qui commence. Elle dure longtemps, plus d'une semaine. Enfin, le téléphone sonne chez les Bowen. Nancy est seule, sa fille est à l'école, son mari à son travail. Au bout du fil, une voix féminine.

— Madame Bowen ? Ici l'hôpital de Cambridge. Le directeur aimerait vous voir avec votre mari...

— Le directeur ! Mais pourquoi ?

— Il vous l'expliquera... C'est assez urgent. Est-ce que ce serait possible demain ?

— Oui, bien sûr. Mon mari prendra un congé...

Nancy raccroche, bouleversée et, le lendemain, son époux et elle arrivent au rendez-vous, dans l'état d'esprit qu'on imagine. Ils sont prêts au pire, pourtant ils n'ont pas idée de ce qui les attend.

Le directeur les reçoit la mine fermée. Il les prie de prendre place. Il est lugubre et semble terriblement mal à l'aise...

— Il va vous falloir beaucoup de courage.

— La maladie est revenue ?

— Oui, mais ce n'est pas la même chose.

— C'est pire ?

— Bien pire. Cette fois, la progression est foudroyante.

— Jaymee est condamnée ?

— Elle a six semaines à vivre, peut-être huit. Soyez courageux...

Nancy Bowen, effondrée, éclate en sanglots, mais son mari ne veut pas s'avouer vaincu.

— Il y a sûrement un traitement.

— Cela ne servirait à rien...

— Il faut l'essayer quand même. Même s'il n'y a qu'une seule chance, il faut l'essayer !

— C'est impossible. Ce ne serait pas raisonnable.

M. Bowen tape du poing sur la table.

— Je me moque de ce qui est raisonnable ! Je vous demande de sauver notre enfant !

Le directeur de l'hôpital semble de plus en plus gêné.

— Moi, je ne peux pas m'en moquer. Les crédits qui me sont alloués par le gouvernement sont très limités. Je dois les répartir au mieux et calculer au plus juste. Le traitement dont vous parlez est évalué à 60 000 livres. C'est beaucoup trop...

— Mais Jaymee a déjà été soignée dans votre hôpital et elle a déjà subi des traitements aussi chers, non ?

— Tout à fait. Plus coûteux, même, mais ce n'était pas la même chose.

— Comment cela ?

— Votre enfant avait à ce moment-là de réelles chances de guérison et je pouvais justifier ces dépenses auprès du ministère, tandis que maintenant ses chances sont trop faibles, on m'accuserait de gaspillage.

— Alors, vous allez laisser mourir Jaymee sans soins ? Vous la condamnez à mort ?

Le directeur évite de regarder ses interlocuteurs.

— Je suis tenu par le service public de santé. J'obéis aux ordres du ministre, je ne suis qu'un exécutant. Et puis, il vous reste le secteur privé.

— Là, ils soigneront Jaymee ?

— Certainement. Mais évidemment, vous ne serez pas remboursés.

— Je suis magasinier et ma femme est au chômage. Où voulez-vous que nous trouvions 60 000 livres ?

— Je suis désolé, sincèrement désolé...

M. Bowen n'en entend pas davantage. Il sort en claquant la porte. Sa femme l'interroge d'une voix blême :

— Qu'est-ce que nous allons faire ?

— Nous battre !

Et les Bowen se battent. Aidés par leur entourage, ils font connaître ce qui arrive à leur fille et la décision qu'a prise le directeur de l'hôpital de Cambridge. Le cas est suffisamment douloureux pour alerter la presse locale, bientôt relayée par les médias nationaux. Pour que l'histoire ne vienne pas aux oreilles de la petite fille, son nom n'est pas cité. On se contente de l'appeler « l'enfant B. ».

Les médias font également le procès du système de santé. Les cotisations de Sécurité sociale sont beaucoup plus faibles en Angleterre que chez nous et la médecine publique, qui n'a qu'un tout petit budget, doit réduire ses dépenses au minimum, à la différence du secteur privé, qui fait ce qu'il veut. Il y a donc une médecine à deux vitesses, une pour les riches et une autre pour les pauvres. Les médias citent à ce sujet un autre scandale récent. Un homme qui était condamné sans une opération à cœur ouvert s'est vu refuser l'intervention à l'hôpital public sous le prétexte qu'il fumait et qu'il était responsable de son état. Il a dû arrêter la cigarette pour obtenir gain de cause.

Mais il était trop tard : il est mort le jour fixé pour son opération...

Le directeur de l'hôpital de Cambridge s'était montré trop pessimiste dans ses pronostics : les semaines, les mois passent et Jaymee Bowen ne meurt pas, même si, en l'absence de traitement, ses jours sont comptés. Elle est bien sûr dans un état de faiblesse extrême, incapable d'aller à l'école, voire de quitter son domicile. Là, elle dort ou écoute la télévision.

C'est un matin de début mars 1995, alors que le poste diffuse les informations, qu'elle entend citer son cas. Bien sûr, le présentateur ne dit pas son nom et ne donne aucune indication de lieu, il parle simplement de « l'enfant B. », sans plus de précisions. Jaymee appelle sa mère en pleurant.

— Maman, il y a une petite fille qui va mourir de leucémie parce qu'on ne veut pas la soigner !

Nancy Bowen arrive à ses côtés, tremblant qu'elle ne fasse malgré tout le rapprochement. Mais il n'en est rien. Lorsque le sujet est terminé, Jaymee conclut au contraire :

— C'est sûrement une petite fille qui vit à l'étranger. Si elle était anglaise, on ne laisserait pas faire ça !

Bouleversés par cette réflexion, les parents de Jaymee décident de se battre plus encore. Avec le soutien financier de quelques amis, ils engagent un avocat qui décide de porter le cas devant la haute cour de Londres. Normalement, cet organisme ne peut être saisi aussi facilement et ses délais d'intervention sont très longs, mais étant donné le côté dramatique de l'affaire et son urgence, l'homme de loi a bon espoir d'aboutir. Il ne se trompe pas : la haute cour donne son accord pour trancher le litige. Elle se réunit pour une seule séance, le 15 mars 1995, à onze heures. Dans une salle lambrissée et chargée d'histoire, M. et Mme Bowen voient les trois juges en robe rouge et perruque blanche prendre place sur leur estrade. Leur avocat plaide d'une manière dramatique :

— L'enfant B., s'écrie-t-il, est un petit être qui veut vivre, pas un dossier médical, pas un stade d'évolution d'une maladie ! S'il y a une chance, une seule, qu'il soit guéri grâce à ce traitement, il faut le tenter.

Les trois juges ont écouté, impassibles. Ils se retirent pour délibérer et reviennent une heure plus tard avec leur verdict :

— C'est une décision pénible à prendre, toutefois nous ne pouvons pas autoriser les médecins de l'hôpital de Cambridge à contrevenir aux directives du gouvernement. Le budget de la Santé est limité.

Les parents sont emmenés en état de choc. Mais le cas de l'enfant B. est maintenant connu de toute l'Angleterre, qui est bouleversée. Une souscription est lancée pour couvrir les frais du traitement, une somme importante aux alentours de 100 000 euros. Les petits dons affluent, un riche donateur anonyme fournit le restant et, un beau jour de juin 1995, Jaymee Bowen franchit le seuil d'une clinique londonienne privée. Là, elle commence son traitement. Il est long et douloureux, mais c'est une réussite sur toute la ligne et, quelques mois plus tard, elle sort d'un pas alerte et décidé devant les photographes et les caméras.

Comme trois ans plus tôt, Jaymee Bowen a retrouvé toute sa vitalité. Rien ne la distingue d'une petite fille ordinaire. Le cauchemar semble de nouveau oublié. Et cette fois, elle ne consacre pas ses forces retrouvées à la natation. Elle décide de s'engager pour témoigner et essayer de faire changer cet état de chose injuste. Elle a toujours été combative et les épreuves l'ont fait mûrir prématurément. Sur la première chaîne de la BBC, les téléspectateurs voient arriver une petite bonne femme au chapeau de dentelle bleu et blanc pour dissimuler sa calvitie provoquée par la chimiothérapie, et ils l'entendent déclarer :

— Si jamais je rencontre le directeur de l'hôpital, eh bien, je lui colle mon poing sur la figure !

Et Jaymee continue, devant le présentateur ahuri :

— C'est trop facile de décréter que quelqu'un ne peut pas être soigné ! Moi qui n'ai que onze ans et qui ai des tas de choses à vivre, j'aimerais regarder ces messieurs en face et leur dire : « Vous aviez une chance de me guérir et vous ne l'avez pas tentée. »

Enfin, elle adresse un message à tous ceux qui sont dans son cas :

— Ne perdez pas espoir avant d'avoir épuisé la dernière goutte de vie en vous...

Jaymee Bowen est morte le 21 mai 1996, juste avant de fêter ses douze ans. Le traitement de la clinique privée lui a accordé un sursis d'un an. C'est bien peu, mais il reste son cri de révolte et d'espoir qui contribuera peut-être un jour à l'établissement d'un système plus juste et plus humain.

Une étoile venue d'Orient

Il fait particulièrement beau sur Marseille ce samedi 25 mai 1720 et c'est un spectacle magnifique de voir les trois mâts du *Grand-Saint-Antoine* se détacher sur les roches blanches de l'île de Pomègues, au large de la ville. Le *Grand-Saint-Antoine*, navire marchand sous les ordres du commandant Chataud, revient d'un périple en Méditérranée orientale, au cours duquel il a embarqué une cargaison de textile. Mais avant d'entrer dans le grand port provençal, il doit faire, comme les autres, escale à l'île de Pomègues pour l'inspection sanitaire. S'il y a le moindre danger, les autorités prononceront la mise en quarantaine. C'est que la peste est endémique dans la région du Levant d'où vient précisément le navire et cette maladie, la plus terrifiante de toutes à l'époque, fait encore des ravages.

Le capitaine Blaize, responsable du port de Pomègues, ne peut cacher son inquiétude en s'approchant du quai : le *Grand-Saint-Antoine* bat pavillon jaune, ce qui signifie « maladie contagieuse à bord », et c'est d'autant plus surprenant qu'aucune épidémie n'a été signalée... Un peu plus tard, le commandant Chataud vient à sa rencontre.

— Que se passe-t-il, commandant ? Vous avez rencontré une épidémie ?

Le commandant Chataud lui tend une liasse de documents.

— Non. Toutes mes patentes sont nettes, comme vous pourrez le constater. Mais la maladie est à bord quand même.

— C'est grave ?

— Six hommes sont morts et trois matelots sont atteints. Ils sont très mal, pour tout dire ils sont mourants.

Le commandant Chataud baisse la voix.

— Je crois que c'est... la peste !

C'est le 29 juillet 1719, dix mois plus tôt, que le *Grand-Saint-Antoine*, affrété par Jean-Baptiste Estelle, armateur et premier échevin de Marseille, a quitté son port d'attache. Marseille est alors une ville de quatre-vingt-dix mille habitants en constante et rapide expansion. Elle doit sa richesse au commerce maritime, entre les mains de quelques dizaines de vieilles familles, parfois anoblies, qui sont également à la tête de la municipalité. Mais, depuis peu, Marseille est en train de devenir aussi une cité industrielle. C'est notamment la capitale française du savon.

Le *Grand-Saint-Antoine* quitte donc Marseille pour Smyrne et y arrive un mois plus tard. Il y charge une cargaison d'étoffes, puis fait escale à Seyde où il embarque cinq cents sacs de cendre pour servir de lest. Dans chacune de ces villes, il reçoit une patente nette, document sanitaire indiquant qu'aucune épidémie ne règne dans le port de départ. Ce système des patentes a été imaginé pour enrayer la propagation de la peste en Méditerranée. Si un navire provient d'une zone contaminée, il reçoit une patente dite « brune » et il ne peut plus accoster nulle part sans subir une quarantaine...

Depuis Seyde, le *Grand-Saint-Antoine* poursuit sa route sans problème. Il se dirige vers Sour, pour charger le reste de la cargaison, principalement des soieries précieuses, et se rend ensuite à Tripoli, dans l'actuel Liban. Là, comme sa cargaison est complète, il embarque des passagers pour rentabiliser sa traversée : cinq Turcs, deux Arméniens, un Grec, plusieurs Français et des prêtres étrangers. Nous sommes alors le 25 mars 1720. Avant de partir, le commandant Chataud reçoit encore une patente nette, signée par le vice-consul de France, M. Monhenault. Le navire peut regagner Marseille, et le drame commencer...

Le 5 avril, un des Turcs meurt brusquement. Puis ce sont

quatre matelots, puis le chirurgien de bord. Au large du cap Corse, trois marins donnent des signes du même mal. Cette fois, c'en est trop ! Normalement, il n'y a pas d'escale avant Marseille, mais comme, en plus, la tempête menace, le commandant Chataud décide de s'arrêter à Livourne, en Italie, pour consulter les autorités sanitaires.

Celles-ci mettent le *Grand-Saint-Antoine* à l'écart et font examiner les trois marins malades. Le médecin, sans oser prononcer le mot « peste », diagnostique « une fièvre maligne pestilentielle ». Les responsables remettent au commandant Chataud une patente nette, puisqu'il n'y a pas d'épidémie à Livourne, mais inscrivent au dos de celle-ci : « Que ceci serve d'avis à quiconque, afin que soient prises les précautions et les mesures qui seront estimées nécessaires pour le bon gouvernement de la santé publique. »

Tel est le texte qu'a sous les yeux le capitaine Blaize, ce samedi 25 mai 1720... Il affiche une mine très sombre.

— Tout cela me semble effectivement inquiétant. Je suis obligé de prononcer la quarantaine. Je dois la faire confirmer par les autorités, mais je suis sûr de leur décision.

Le commandant Chataud lui tend encore un document.

— J'en aurais fait autant à votre place. Je vous remets aussi mon journal de bord. Vous y verrez que je ne cache rien de la situation et que je fais part de mes soupçons, pour ne pas dire mes certitudes, au sujet de la peste.

Le responsable du port de Pomègues remercie le commandant de sa franchise et de son sens des responsabilités. Il fait placer une escouade de soldats sur le quai où est accosté le *Grand-Saint-Antoine*, avec ordre de ne laisser approcher ou sortir quiconque. Après quoi, tous les papiers que lui a remis le commandant Chataud en poche, il se hâte d'aller prévenir les autorités de Marseille...

C'est le premier échevin lui-même, Jean-Baptiste Estelle, qui le reçoit. Il a tenu à le faire lorsqu'il a appris qu'il s'agissait d'un navire dont la cargaison lui appartenait, et il est de fort mauvaise humeur.

— Qu'est-ce que j'apprends ? Vous avez mis en quarantaine le *Grand-Saint-Antoine* sans m'en avertir !

— Mesure d'urgence dictée par les circonstances, monsieur le premier échevin. Il y a eu six morts à bord et peut-être bientôt neuf. Lisez ceci, vous comprendrez...

Jean-Baptiste Estelle compulse nerveusement les documents.

— Je ne comprends rien, justement ! Toutes les patentes sont nettes.

— Oui, mais il y a cette mise en garde au dos de celle de Livourne où on parle de fièvre pestilentielle.

— Fièvre pestilentielle, ce n'est pas la peste.

— Dans son journal de bord, le commandant Chataud parle de peste.

— De quoi se mêle-t-il ? Il est marin, pas médecin. Ce n'est pas à lui de faire ce genre de diagnostic. Si cela se trouve, il s'agit d'une simple intoxication alimentaire. On ne décrète de quarantaine qu'en cas de patentes brunes, sinon où irait-on ? Il n'y aurait plus de commerce !

Le commerce : telle est, en effet, l'unique préoccupation de Jean-Baptiste Estelle en cet instant, et non la sécurité, voire la vie des Marseillais, dont il est le premier échevin, c'est-à-dire le maire. La cargaison qui repose dans les cales du *Grand-Saint-Antoine* représente une fortune, au bas mot 100 000 écus. Or, si elle subissait une quarantaine, ce serait financièrement parlant catastrophique. Elle doit être vendue à la foire de Beaucaire, qui a lieu un mois plus tard. Passé ce délai, elle devrait être écoulée dans des conditions bien moins avantageuses. D'autre part, les soieries sont fragiles, elles craignent l'air marin et doivent être débarquées dans les meilleurs délais...

Estelle tape du poing sur son bureau de premier magistrat de la ville.

— Une quarantaine avec des patentes nettes, on n'a jamais vu cela !

— Il fallait tenir compte des circonstances... Faites au moins examiner les malades par un médecin.

Jean-Baptiste Estelle acquiesce de mauvaise grâce.

— Soit. Je vais envoyer le chirurgien Guérard. C'est un homme d'expérience.

Et il signifie au capitaine Blaize que l'entretien est terminé...

Honoré Guérard, qui se présente le lendemain sur le quai où est amarré le *Grand-Saint-Antoine*, ne manque pas de qualités, tant sur le plan humain que professionnel. En tant que chirurgien des hôpitaux de Marseille, c'est un praticien chevronné qui a plus d'une opération délicate à son actif. En outre, c'est un parfait honnête homme, qui allie beaucoup de culture à une totale intégrité. En fait, il est tout sauf ce qu'a dit de lui le premier échevin : un homme d'expérience en matière de peste.

Il faut préciser que si la peste a laissé de terribles souvenirs en Europe occidentale, si elle hante les imaginations et les cauchemars, elle ne se manifeste que très rarement, à cause précisément des mesures sanitaires qui sont prises. La plupart des médecins accomplissent toute leur carrière sans la rencontrer une seule fois et c'est le cas du chirurgien Guérard. Il sait d'elle ce qu'il en a lu dans les livres : que le principal symptôme sont les bubons, ces grosseurs noires qui apparaissent à l'aine ou aux aisselles. Mais il ignore que ceux-ci ne sont pas toujours présents...

Lorsqu'il monte à bord, le commandant Chataud l'informe qu'un des trois marins qui avait contracté la maladie vient de mourir. Il l'examine et constate qu'il ne porte pas de bubons. Il est donc rassuré : il ne peut pas s'agir de *la* maladie. Mais le docteur Guérard est consciencieux. Il tient à examiner les deux autres malades. Ils sont, de toute évidence, mourants, mais ne présentent pas de bubons. Pourtant la situation est préoccupante. Sans doute s'agit-il d'une intoxication due à de la nourriture avariée, comme l'affirme le premier échevin, mais mieux vaut être prudent. Dans son rapport à ce dernier, tout en affirmant qu'il ne s'agit pas de la peste, Honoré Guérard recommande une période d'observation.

Bien que furieux de ce contretemps, Jean-Baptiste Estelle est obligé de se soumettre, mais il ne cesse de presser le médecin pour qu'il l'autorise à mettre fin à la quarantaine. Ce dernier retourne à plusieurs reprises sur le *Grand-Saint-Antoine*. Il constate la mort des deux autres marins, sans que des bubons soient apparus. Et comme aucun autre cas ne se manifeste, il finit pas donner son accord. On est alors le 12 juin. La quarantaine est levée : elle n'a duré que dix-huit jours. Immédiatement, poussant un soupir de soulagement, le premier échevin fait débarquer sa précieuse cargaison. Tout va bien, elle pourra être vendue à la foire de Beaucaire et les soieries ne sont pas endommagées ! Deux jours plus tard, les passagers du *Grand-Saint-Antoine* sont autorisés à leur tour à débarquer...

La rue de la Belle-Table, au cœur du vieux Marseille, porte bien mal son nom. C'est une ruelle si étroite qu'on n'y voit pas le soleil, même lorsqu'il est resplendissant comme en cette période de solstice d'été. Les immeubles lépreux qu'elle abrite, mal construits et chancelants, se touchent presque à leur dernier étage. Ce sont évidemment de bien pauvres gens qui y habitent : des ouvriers, des portefaix, qui vont travailler sur le port tout proche.

Marie Dauphan agonise en pleine rue ce 22 juin 1720. Elle se tord sur le pavé, prise de terribles vomissements. On la connaît dans le quartier : elle est un peu mendiante, un peu prostituée. Dès qu'elle a rendu le dernier soupir, ses voisins vont porter son corps à l'église Saint-Martin, de la paroisse, pour que le curé l'ensevelisse. Il n'y a ni lamentations ni pleurs inutiles : c'est une scène quotidienne ou presque, rue de la Belle-Table, c'est la routine des pauvres gens.

Le curé de Saint-Martin ne tarde pas pour se mettre à l'ouvrage : par ces temps de fortes chaleurs, il ne faut pas traîner. Une fois sa tâche achevée, il consigne sur son registre : « Le 22 juin, nous avons enterré gratis Marie Dauphan, d'environ cinquante-huit ans. » Il ne se doute pas qu'il vient d'inscrire pour l'histoire le nom de la première victime de la peste de Marseille.

Six jours plus tard, le 28 juin, Michel Cresp, quarante-cinq ans, tailleur place du Palais, est frappé d'une brusque fièvre qui l'emporte en quelques heures. On l'enterre sans attendre. En rentrant du cimetière, sa femme meurt à son tour du même mal.

Pourtant, personne ne s'inquiète. Le bruit court qu'une tarentule est tombée dans l'eau que buvaient les Cresp et qu'ils ont été empoisonnés. Voilà une mort, certes peu ordinaire, mais nullement inquiétante.

Trois jours plus tard encore, rue de L'Échelle, une autre artère proche du port, deux femmes meurent d'une fièvre soudaine et, cette fois, des bubons sont apparus. Mais on ne s'affole toujours pas. Il ne peut s'agir de la peste : la maladie ne s'est pas manifestée en France depuis des années. La seule voie de contamination possible serait la mer, mais tous les navires sont rigoureusement soumis à la quarantaine, alors...

Alors, un homme est soucieux, en ces chaudes premières journées de juillet : Honoré Guérard, que l'affaire du *Grand-Saint-Antoine* préoccupe toujours, continue à surveiller l'état sanitaire du port de Marseille. N'a-t-il pas fait preuve de précipitation ? N'aurait-il pas dû être plus prudent ? Or, justement, on vient de lui signaler qu'un portefaix vient de mourir brutalement après une courte fièvre. Il examine le corps et, sur l'aine du mort, découvre un énorme bubon.

Le chirurgien Guérard se sent pris à la fois d'horreur et d'angoisse. Il faut absolument qu'il se renseigne ! Par chance, il rencontre peu après le capitaine Blaize, qui, terriblement inquiet de la situation lui aussi, ne cesse de faire des allers et retours entre le port et l'île de Pomègues. Le médecin l'interroge :

— Savez-vous si cet homme a débarqué la cargaison du *Grand-Saint-Antoine* ?

Le capitaine hoche la tête sombrement.

— Je viens de me renseigner : il faisait partie de l'équipe. Mais il y a pire encore !

— Pire ?

— Un navire vient d'arriver de Tripoli avec des patentes brunes. La peste a éclaté là-bas. Elle s'est déclarée deux semaines après le passage du *Grand-Saint-Antoine*. Enfin, elle s'est déclarée officiellement...

En quittant le port, Honoré Guérard voit tout se troubler autour de lui. Un souvenir lui revient, la prophétie de Nostradamus, qu'il connaît comme tout Marseillais cultivé, bien qu'elle soit vieille de plus d'un siècle et demi : « Une étoile venue d'Orient apportera la mort à Marseille. » Tout coïncide : le *Grand-Saint-Antoine* venait d'Orient ; quant à l'étoile, c'est la signification du nom « Estelle », dont la cargaison mortelle risque d'anéantir la ville. Il faut absolument qu'il aille trouver les échevins pour leur expliquer la gravité de la situation !

Mais le chirurgien Guérard n'ira jamais trouver Estelle et ses collègues. Il se sent si mal qu'il rentre chez lui pour s'aliter. Il mourra cinq jours plus tard, après avoir contaminé sa famille, qui périra tout entière avec lui...

Cette fois, la peste est là et bien là. Pratiquement en même temps que les Guérard, d'autres bourgeois, les Peysonnel, sont frappés par la maladie et ils alertent les échevins. Il est impossible à ces derniers de ne pas réagir.

Pourtant, leurs premières mesures sont discrètes, voire confidentielles. Elles ont autant pour but d'éviter la contagion que de cacher l'épidémie : on place des gardes à la porte des maisons où il y a eu des malades et on fait enlever les cadavres de nuit. Morts et mourants sont transportés hors de la ville, à Arenc.

Cela n'empêche pas la rumeur d'enfler et de s'étendre à toute la région : « Il y a la peste à Marseille ! » Mais les autorités municipales ne s'en laissent pas conter. M. Estelle et les siens sont tous armateurs ou négociants, et un tel bruit, c'est la fin du commerce assurée, la ruine pour eux tous ! Au moment même où les cas se multiplient un peu partout dans la ville, touchant non plus les seules couches pauvres mais toutes les classes de la société, ils publient cette lettre circulaire destinée aux grands ports d'Europe : « La santé est bonne à Marseille. Il y a de la contagion dans nos infirmeries, lesquelles sont séparées de la ville et avec lesquelles la cité n'a aucune communication. Il y a, pour cela, des ordres très sévères, que nous faisons observer inviolablement. »

Le 15 juillet, alors que les morts se comptent par dizaines et que la réalité de la peste ne peut plus être mise en doute, les autorités municipales continuent à parler d'« incident ». Elles envoient un médecin, un certain Bouzon, faire un rapport sur les malades hospitalisés à Arenc. Ce dernier se garde bien d'entrer dans le mortel lieu d'infection et, après avoir observé les bâtiments de loin, déclare dans son compte-rendu qu'il ne s'agit nullement de la peste, mais d'une « fièvre vermineuse ». À la suite de quoi le premier échevin Estelle adresse cette proclamation à tous ses collègues de France et d'Europe : « Dans notre ville, la santé est fort bonne. »

Pourtant, même les pires obstinés, même les pires aveugles volontaires ne peuvent cacher éternellement la réalité aux autres et à eux-mêmes. Dans la nuit du 21 juillet, un terrible orage tombe sur Marseille, mêlant pluie et grêle au milieu d'un déchaînement de tonnerre et d'éclairs. Cette fois, c'est comme un voile qui se déchire. Un tel phénomène naturel est considéré par tous, dans la mentalité d'alors, comme une manifestation divine. Oui, la peste est bien là, c'est Dieu en personne qui le proclame et qui rappelle à l'ordre les impies qui osent le nier ! Avec un mois de retard, délai qui va s'avérer irréparable, Jean-Baptiste Estelle prend enfin des mesures sérieuses contre le fléau. On séquestre les malades et on les expédie à Arenc, on plonge les cadavres dans de la chaux vive. Mais la quarantaine n'est toujours pas proclamée. Le 29 juillet, on entre et on sort librement de Marseille. La maladie est cachée aux communes avoisinantes pour ne pas les effrayer mais aussi pour qu'on puisse continuer à commercer avec elles.

Le 30 juillet, les échevins prennent leur première mesure d'importance : les trois mille miséreux de Marseille sont chassés de la ville, ils ont vingt-quatre heures pour la quitter. À l'époque, on ne sait rien des causes de la peste, mais on n'ignore pas qu'elle se transmet par contagion et c'est la raison des mesures de quarantaine. En chassant de Marseille les miséreux, qui sont les plus atteints par la maladie, les échevins ont donc pris sciemment une décision proprement criminelle : c'est comme s'ils avaient jeté autant de torches au milieu d'une forêt. Les malheureux vont contaminer toute la région, voire toute la France. C'est peut-être le début d'une calamité aussi épouvantable que la Peste noire du XIVe siècle, qui avait tué le tiers de l'humanité.

Mais heureusement, Jean-Baptiste Estelle et son entourage ne sont plus maîtres des événements. Au-dessus d'eux, il y a le

Parlement de Provence, qui siège à Aix et qui, devant la gravité de la situation, réagit avec vigueur. Par un arrêt du 31 juillet, il est fait « défense aux Marseillais de sortir des limites de leur terroir, aux habitants de toute ville de Provence de communiquer avec eux, aux voituriers, muletiers et tous autres de venir à Marseille sous quelque prétexte que ce soit et ce sous peine de la vie ». Les trois mille Marseillais miséreux ne quitteront pas leur ville, pas plus que les autres. Marseille est coupée du monde et le restera jusqu'à la fin de la maladie. C'est le véritable début de la peste de Marseille...

Maintenant qu'ils n'ont plus le choix et qu'ils sont enfermés dans la ville en compagnie de leurs administrés, les échevins emploient toute leur énergie à lutter contre l'épidémie. Ils convoquent M. Sicard et son fils, réputés comme les meilleurs médecins de toute la Provence, et leur demandent ce qu'il faut faire pour enrayer le fléau. Tous les moyens seront mis à leur disposition... M. Sicard père n'hésite pas.

— La peste est due à l'infection de l'air. Ce qu'il faut, c'est le purifier des miasmes qui l'empoisonnent.

— De quelle manière ?

— Par le feu, c'est le plus sûr. Mais il faut qu'il prenne dans tous les endroits de la ville en même temps, pour que la pestilence n'ait nulle part où se réfugier.

Estelle suit immédiatement cet avis et les choses ne traînent pas ! Les habitants reçoivent l'ordre de mettre devant leur porte tout ce qu'ils ont de bois de chauffage et autres combustibles, tandis que les soldats, les employés municipaux et autres employés requis, comme les portefaix au chômage depuis la fermeture du port, se voient confier la tâche de déboiser la colline qui est actuellement celle de Notre-Dame-de-la-Garde.

Toute la journée du 2 août est consacrée à ce travail et le soir, à vingt et une heures précises, sur ordre du premier échevin, tout s'embrase en même temps. Comme il y a des bûchers partout, dans toutes les rues, jusque dans la moindre ruelle, sur toutes les places, c'est un brasier d'apocalypse qui se déchaîne immédiatement et qui dure tard dans la nuit...

Faut-il dire que l'initiative démente des Sicard père et fils ne fait qu'ajouter au calvaire de la ville ? Elle a pour résultat la mort de plusieurs personnes par asphyxie et brûlures et hâte la fin de nombreux pestiférés qui ne résistent pas aux suffocations provoquées par la fumée, bilan bien léger en comparaison de ce qui aurait pu se produire. Si, par malheur, le mistral s'était levé, Marseille aurait été purement et simplement rayée de la carte !

Quant aux miasmes, on peut s'apercevoir dès le lendemain qu'ils ont fort bien résisté à la fournaise. Jamais la peste n'a été aussi virulente et elle fait plus de victimes que la veille. Les Sicard père et fils s'en aperçoivent eux aussi et ils décident de ne pas insister. Le 3 août, les « meilleurs médecins de Provence » quittent Marseille pour ne plus y revenir. Comment ont-ils fait, puisque, selon l'arrêt d'Aix, nul ne peut en sortir « sous peine de la vie » ? On ne le sait pas avec certitude, mais comme ils étaient très riches et qu'ils se sont enfuis avec toute leur fortune, la réponse n'est pas difficile à deviner...

À partir de ce moment, Marseille entre dans l'horreur et ne va plus en sortir pendant des mois. La quarantaine est le seul moyen de lutter efficacement contre la peste, de protéger les populations non contaminées, mais à l'intérieur de la zone interdite, elle crée l'enfer.

Par malheur pour elle, la ville possède un habitat très dense et la contagion atteint des proportions incroyables. Il meurt bientôt cent, puis cinq cents, puis mille personnes par jour. Plus un signe de vie ne se manifeste dans la population. Les habitants se barricadent chez eux, volets fermés, et quand la maladie vient malgré tout les atteindre, ils jettent les corps par les fenêtres. Les rues sont parsemées de cadavres, qui pourrissent de place en place, sous l'accablante chaleur de l'été.

Pourtant, les rues ne sont pas vides de toute vie. Quelques personnes n'hésitent pas à braver la mort pour combattre le fléau. Les échevins, d'abord, se rachetant ainsi en partie de leurs fautes passées. Jean-Baptiste Estelle en tête, ils tiennent à s'assurer personnellement de l'exécution des décisions qu'ils ont prises, notamment l'enlèvement des cadavres et leur regroupement dans des fosses communes où ils sont recouverts de chaux vive. Et parmi les autres Marseillais courageux qui se distinguent alors, on doit citer en premier lieu monseigneur Belsunce et le chevalier Roze.

Henri François-Xavier de Belsunce de Castelmoron est évêque de Marseille au moment où éclate la peste et, durant toute l'épidémie, il se dépense sans relâche pour soulager les misères tant physiques que morales de ses concitoyens. Au début de la maladie, il fait preuve de la plus grande justesse dans son jugement. Alors que son clergé le presse de toutes parts d'organiser une grande cérémonie publique pour conjurer le mal, il décide, au contraire, de supprimer la procession de la Sainte-Vierge-du-Carmel, normalement prévue, afin d'éviter les risques de contagion forcément multipliés lorsque des foules se rassemblent. Plus tard, au contraire, alors que le mal est partout et qu'il n'est plus question d'essayer de l'éviter, monseigneur Belsunce tient à apporter solennellement à tous les secours de la religion. En novembre, il guide, pieds nus, une procession à travers la ville jonchée de cadavres et consacre la ville au Sacré-Cœur pour « apaiser l'ire de Dieu ». À côté de ceux qui ont combattu directement le mal, monseigneur Belsunce a aidé les Marseillais à traverser leur terrible épreuve et son nom, aujourd'hui encore, n'est pas oublié.

Il en va de même du chevalier Roze. Nicolas Roze, ancien militaire et diplomate, qui a connu la peste en Orient, est alors à la retraite dans sa bastide de Bonneveine, à l'extérieur de la ville. Mais, alors qu'il lui serait possible d'y attendre en toute sécurité la fin de l'épidémie, dès qu'il entend parler de la maladie, il rentre à Marseille et prend la tête des galériens qui ensevelissent les morts. Il organise le ravitaillement, dans une ville soumise au blocus et où la plupart des boulangers sont morts. Il est partout où il y a besoin de bonnes volontés, partout où il y a du danger. Tout comme monseigneur Belsunce, son souvenir est toujours vivant...

Et les médecins dans tout cela ? S'ils ne pouvaient pas grand-chose en raison de l'ignorance qui était celle de leur époque, ils ont fait courageusement leur devoir. Beaucoup en sont morts, faisant oublier la lâcheté des Sicard père et fils. Et certains ont fait mieux encore, comme Jacques Daviel, assurément l'une des plus nobles figures suscitées par cette tragédie.

À l'été 1720, Jacques Daviel se trouve bien loin de Marseille, précisément à l'Hôtel-Dieu de Paris où il occupe un poste de chirurgien. C'est à l'époque un jeune diplômé de vingt-sept ans, qui manifeste les dons les plus brillants et compte se spécialiser dans les maladies de l'œil. Mais quand il entend parler de peste à Marseille, il n'hésite pas. Accompagné d'une vingtaine d'autres chirurgiens volontaires, il traverse toute la France pour se rendre dans la capitale de la Provence... S'il est interdit de quitter Marseille et d'avoir des contacts avec ses habitants, il n'est pas défendu d'y entrer à condition que ce soit pour ne plus en ressortir. C'est ainsi que début septembre, effectuant le parcours inverse des Sicard, Daviel et les vingt chirurgiens franchissent le cordon de soldats qui gardent les remparts.

Là, jusqu'à la fin de l'épidémie, ils soignent les malades dans l'étrange équipement qu'on met au point pour cette circonstance et qui est resté dans les mémoires, en raison de son aspect particulièrement sinistre : un chapeau à large bord, un masque muni d'un long bec d'oiseau recourbé, une chasuble en toile cirée noire qui descend jusqu'à terre, des gants de cuir et une tige de fer terminée par un scalpel pour inciser les bubons à distance. Ce surprenant attirail destiné à les protéger de la contagion n'empêche pas nombre d'entre eux d'être atteints. Mais c'est alors que Daviel et les siens vont faire une rencontre inattendue, l'une des plus étonnantes qu'ait provoquées la peste de Marseille.

Antoine Maille, tout aussi jeune que Jacques Daviel, avait fondé une petite entreprise de vinaigre juste avant l'épidémie et il va proposer ses services aux médecins de la ville. Ceux-ci l'en remercient, sans bien voir en quoi il pourrait leur être utile.

— C'est que, leur répond-il, le vinaigre est la seule protection efficace contre les miasmes pesteux. Tous ceux qui connaissent la maladie vous le confirmeront. Aspergez de vinaigre votre chasuble, mettez-en sur votre masque et vos gants, vous ne craindrez plus rien. Je peux vous en fournir autant que vous en voudrez...

Nicolas Roze, le seul qui ait déjà affronté la peste, confirme ce fait, même s'il demeure inexplicable, et décision est prise qu'Antoine Maille fournira les équipes de santé en vinaigre... Aujourd'hui, on a l'explication scientifique du phénomène : l'agent de la peste est non pas le rat, comme on le croit souvent, mais la puce du rat, qui s'attaque à l'homme. Or, cet insecte est éloigné par l'odeur du vinaigre.

Grâce à Antoine Maille, la mortalité décline notablement parmi les médecins. Au sortir de l'épidémie, il y gagnera une soudaine célébrité, qui sera suivie d'une brillante réussite : il deviendra vinaigrier du roi et fondera la société de condiments qui porte encore aujourd'hui son nom...

Jacques Daviel connaîtra par la suite une tout aussi brillante carrière. Après la peste de Marseille, il se spécialisera, ainsi qu'il en avait l'intention, dans l'étude de l'œil, il réalisera la première opération de la cataracte et sera le fondateur de l'ophtalmologie moderne.

La peste de Marseille finit par s'éteindre début 1721, après avoir sévi pendant plus de six mois. C'est l'heure du bilan et il est effroyable. La moitié de la ville a péri, soit environ quarante-cinq mille habitants sur quatre-vingt-dix mille. Comme cela s'était produit après la Peste noire, les survivants se marient aussitôt avec frénésie et font des enfants à un tel rythme que les contemporains assurent que si le temps de gestation était raccourci, la ville serait bientôt repeuplée.

Une question se pose évidemment aux Marseillais : qui est le responsable de cette terrible catastrophe ? Tous les regards se tournent vers le commandant Chataud, car il est avéré que c'est le *Grand-Saint-Antoine* qui a apporté la maladie dans la ville. Chataud se trouve alors incarcéré dans le donjon du château d'If, sur ordre des autorités. Mais il sera libéré en juin 1723, après deux ans et onze mois d'incarcération, sans qu'aucune charge soit retenue contre lui ; il apparaît, au contraire, que son comportement a été digne d'éloges.

Et l'enquête s'arrêtera là ! Jamais le rôle de Jean-Baptiste Estelle et la contamination par la cargaison ne seront évoqués.

Mais ce n'est pas, contrairement à ce qu'on pourrait croire, parce que le premier échevin a exercé des pressions, en profitant de ses fonctions. En réalité, ses contemporains n'ont retenu que son comportement une fois la peste déclarée et, pour eux, il était absolument insoupçonnable : Estelle, l'étoile de mort venue d'Orient, était au-dessus de toute accusation. Ce n'est que plus tard, grâce aux travaux des historiens, que la vérité sera connue...

Aujourd'hui, ainsi qu'il a été dit, le souvenir de la peste de Marseille n'est pas effacé et les principaux protagonistes se sont vu récompensés par une rue dans la ville : le cours Belsunce est une des plus belles artères de la cité, Nicolas Roze y a sa rue et même Daviel, l'homme du Nord, n'a pas été oublié. Mais le plus extraordinaire, c'est qu'il y a aussi une rue Estelle à Marseille, en plein centre-ville, non loin de la Canebière ! Certes, la chose a dû se faire peu après la peste, au moment où on ignorait ses responsabilités exactes, mais il n'est venu à l'idée d'aucune des équipes municipales qui se sont succédé depuis près de trois siècles de débaptiser la rue Estelle. Si vous allez sur place, vous pourrez le vérifier par vous-même : Estelle, ce criminel, qui n'a pas hésité à sacrifier à l'appât du gain quarante-cinq mille personnes placées sous son autorité et sa protection, continue d'être honoré par ses victimes !

La séropositive

Simone Louvier n'a pas trop à se plaindre de l'existence. En cette année 1987, celle de ses trente ans, elle a même tout pour être heureuse. Son mari André, ingénieur chimiste, gagne plus qu'honnêtement sa vie. Après huit ans de mariage, leur entente est parfaite. Deux beaux enfants, Pierre et Marguerite, sont venus consacrer leur union et ils habitent un grand appartement au centre de Versailles. Elle-même travaille. Ce n'était pas indispensable, vu le salaire d'André, mais elle y tient. Elle a toujours été dynamique, elle adore rencontrer des gens. C'est ainsi qu'elle s'est fait embaucher dans une agence immobilière, activité modérément lucrative, mais qui lui permet de nombreux contacts humains.

Simone Louvier avait pourtant connu un ennui passager, mais banal au possible : une opération de l'appendicite. Il faut dire que tout ne s'était pas passé au mieux durant l'intervention : elle avait perdu pas mal de sang et on avait été obligé de lui faire une transfusion. Mais à présent, ce petit tracas est oublié. Elle doit juste retourner à la clinique, lui a-t-on dit, pour prendre les résultats des examens qu'elle a faits quelque temps après l'opération.

Le médecin qui la reçoit est une jeune femme qu'elle ne connaît pas. Simone est agacée de ce déplacement qu'elle trouve inutile et elle le dit d'emblée à son interlocutrice :

— Ne pouvait-on pas m'envoyer les résultats par la poste au lieu de me faire venir ?

C'est alors qu'elle se rend compte que le visage du médecin est grave, très grave.

— Asseyez-vous, madame, je vous en prie...

— Quelque chose ne va pas ?

— Oui. Il s'agit du test pour le sida. Il est... malheureusement positif. Vous êtes séropositive.

Simone Louvier est sonnée, hébétée. Tout s'écroule à la fois : le mari, les enfants, le bonheur, la vie elle-même ! Et surtout, elle ne comprend pas. Pour attraper le sida, il faut avoir des relations sexuelles avec quelqu'un qui est malade ou se droguer et s'infecter avec une seringue contaminée. Or, elle est bien placée pour savoir qu'elle n'a fait ni l'un ni l'autre... Elle le dit à la jeune femme qui est en face d'elle, elle le crie, elle le hurle :

— Ce n'est pas vrai ! Ce n'est pas possible ! C'est une erreur !

— Une erreur est effectivement toujours possible. On a pu intervertir vos résultats avec ceux de quelqu'un d'autre. Nous faisons toujours un deuxième examen. Si, comme vous le dites, vous n'aviez aucune raison d'attraper la maladie, le second test sera forcément négatif...

Simone Louvier passe ce second test et s'en va, accablée... L'insupportable attente dure une semaine. Elle la vit seule, car elle n'a rien voulu dire à son entourage, pas même à son mari. Ce n'est pas la peine de provoquer un drame alors qu'il n'y a rien. Tout va rentrer dans l'ordre et ce ne sera qu'un affreux souvenir !

Mais lorsque le moment fatidique arrive, lorsqu'elle se retrouve devant la même jeune femme médecin, rien qu'à son regard, elle comprend. Celle-ci, d'ailleurs, préfère ne pas tergiverser. Elle lui déclare immédiatement :

— Les résultats sont les mêmes. Vous êtes séropositive.

Simone est blême. Elle est incapable de prononcer le moindre mot... Le docteur continue à parler :

— Je sais ce que vous m'avez dit la dernière fois et je vous crois. C'est sans doute que la maladie peut s'attraper d'une manière que nous ignorons pour le moment.

Et le médecin continue avec les phrases rassurantes qu'on dit en pareil cas :

— Être séropositif ne veut pas dire avoir le sida. La maladie met parfois longtemps avant de se déclarer. Et d'ici là, on aura peut-être trouvé un remède. Des quantités de chercheurs travaillent dans le monde entier. Il faut garder espoir, madame Louvier...

Quelques heures plus tard a lieu, pour Simone Louvier, la seconde terrible épreuve de cette journée : annoncer la nouvelle à son mari. Elle le lui dit tout en pleurant et elle se jette dans ses bras. André est évidemment bouleversé, mais il a une réaction qu'elle n'attendait pas : la peur, avec, lui semble-t-elle, une soudaine hostilité. Il se dégage de son étreinte. Son visage se ferme.

— Comment est-ce arrivé ?

— Je ne sais pas. Le docteur dit qu'il y a des manières de contracter la maladie qu'on ne connaît pas.

André fait oui de la tête, mais son regard ne trompe pas : il exprime la jalousie et la colère. Il n'ose pas lui poser la question, mais il est clair qu'il a envie de lui demander : « Avec qui as-tu attrapé cela ? Avec qui m'as-tu trompé ?... » Il finit par déclarer, d'une voix étonnamment froide :

— Il va falloir prendre des précautions pour les enfants. Il serait bon que tu ne les approches plus et qu'à la maison tu mettes des gants.

— Bien sûr... Tu as raison.

André Louvier détourne le regard.

— Et puis aussi, il vaut mieux faire chambre à part...

Le calvaire de Simone Louvier ne fait hélas que commencer. Le fait de ne plus approcher ses enfants est une épreuve terrible, pour elle aussi bien que pour eux. Pierre et Marguerite ont sept et cinq ans. Elle leur a dit sans plus de précisions qu'elle était malade, mais ils ne comprennent pas : elle n'est pas couchée, elle n'a pas mauvaise mine, ils ne cessent de la réclamer.

Simone Louvier franchit une étape de plus dans son cauchemar lorsqu'elle se résout à avouer la vérité à sa meilleure amie,

Odette, qui est en même temps une de ses collègues à l'agence immobilière. Elle a longuement hésité avant de prendre cette décision, mais elle n'en peut plus. À part son mari, personne n'est au courant. Elle n'en peut plus de vivre seule avec son secret, il faut qu'elle parle !

Odette est charmante, elles s'adorent toutes les deux, mais elle est un peu vieux jeu, c'est son principal défaut. À peine Simone a-t-elle commencé sa confidence, qu'elle le regrette. Elle voit le visage de son amie exprimer de la stupeur. Odette a un mouvement de recul instinctif, comme si elle se trouvait en présence d'un animal venimeux.

— Tu ne vas pas me dire que c'est vrai ?

— J'aimerais que cela ne le soit pas, je t'assure !

— Comment as-tu pu faire une chose pareille ?

— Quelle chose ?

— Le sida, cela ne s'attrape pas tout seul !

— Si. Le docteur m'a dit que c'était peut-être possible...

Mais Odette ne l'écoute pas. C'est incroyable, mais c'est ainsi. En cet instant précis, tout comme André, elle n'éprouve que deux sentiments : la peur et le dégoût. Elle pense à la contagion possible et elle est scandalisée de l'écart de conduite qui est à l'origine de cette situation. Pas une seconde, il ne lui vient à l'esprit que sa meilleure amie va mourir d'une manière atroce à trente ans... D'ailleurs, elle conclut :

— Je pense que tu vas donner ta démission de l'agence.

— Mais pourquoi ?

— Tu ne peux pas continuer à fréquenter des clients dans ton état. C'est beaucoup trop dangereux.

Odette ne le dit pas, mais en lui conseillant de quitter son travail, elle souhaite sans doute ne plus la voir elle-même. Simone Louvier n'ajoute rien et la quitte, désespérée...

Elle ne suit pas le conseil de sa « meilleure amie », qui, à partir de ce moment, la fuit ouvertement : elle ne donne pas sa démission. Car si elle n'avait pas son travail, que lui resterait-il ? À la maison, la vie est devenue impossible, les rapports avec son mari se tendent chaque jour davantage et, au bout de deux mois, ce qu'elle sentait arriver se produit : André demande le divorce. Il a préparé tout un discours :

— Ce n'est pas que je te croie coupable de quoi que ce soit, mais c'est pour les enfants, tu comprends... Le danger est vraiment trop grand pour eux. Je suis certain que tu seras de mon avis.

Simone baisse la tête.

— Oui, bien sûr...

— Évidemment, tu ne peux pas en avoir la garde, ce serait encore pire. Tu es d'accord ?

Oui, Simone est d'accord. Elle souhaite même en finir très vite. Cette cohabitation avec Pierre et Marguerite sans pouvoir les voir vraiment n'était plus tenable. Elle accepte tout ce que lui demande son mari : elle prendra les torts à sa charge, elle s'arrangera pour ne pas être seule avec les enfants lorsqu'elle exercera son droit de visite. De toute façon, elle va mourir bientôt, alors...

Elle est en pleine procédure de divorce, lorsque survient un nouveau coup, que, cette fois, elle n'attendait pas. À la fin d'une de ses journées de travail — un travail qui n'est plus un simple passe-temps, mais qui va lui devenir indispensable, maintenant qu'elle va vivre seule —, son patron la prend à part.

— Simone, je suis désolé, mais j'ai une mauvaise nouvelle pour vous : je ne vais pas pouvoir vous garder.

— Vous me renvoyez ?

— Je suis malheureusement dans l'obligation de le faire... Je n'ai rien à vous reprocher. La clientèle vous apprécie toujours autant, votre rendement est excellent, mais nous devons faire une compression de personnel.

— Je ne comprends pas. L'agence n'a jamais aussi bien marché.

— Pas si bien que cela, détrompez-vous... Et, si vous êtes d'accord, je vous propose de ne pas faire votre préavis : il vous sera payé en même temps que vos indemnités.

Et le directeur de l'agence conclut :

— Ce n'est pas la peine de revenir demain.

Simone Louvier le regarde avec horreur... Il est interdit de renvoyer quelqu'un parce qu'il a le sida, il ne peut donc pas le lui dire, mais c'est la vraie raison, la seule raison de son licenciement. Et comment son patron le sait-il ? Elle ne lui a rien dit, elle ne lui a même pas parlé de son divorce. Il n'y a qu'une réponse : quelqu'un lui a parlé et ce quelqu'un, c'est Odette, la si chère Odette, qui s'est empressée de lui rapporter sa confidence !

Cette fois, tout est bien fini. Sans famille, sans emploi, Simone Louvier, qui n'avait connu jusque-là que l'aisance et la facilité, bascule brusquement dans une autre existence. Terminé, le luxueux apparemment du centre de Versailles. Elle est tout heureuse de trouver un F2 dans une HLM de la périphérie et, pour vivre, elle fait des ménages au noir, en cachant soigneusement son état, car, sinon, personne ne voudrait d'elle...

Ce sont des jours gris, des jours uniformes, les semaines succèdent aux semaines, les mois aux mois. Elle vit seule, elle ne s'attache à personne, à aucun homme, surtout, dans son état il lui est interdit d'y penser. Un an passe ainsi et c'est alors que survient enfin, dans ce qui ressemblait jusque-là à une chute interminable et inexorable, un élément positif.

Simone a laissé la télévision allumée et c'est l'heure du journal télévisé. D'habitude, elle ne le regarde pas. Ce qui se passe dans le monde ne l'intéresse plus, ce sont des histoires de gens bien portants, ce n'est pas pour elle... Mais soudain, elle dresse l'oreille, car elle entend un mot : « sida » et le présentateur est en train de dire quelque chose d'incroyable :

— Parlons maintenant du sang contaminé. Il semblerait que, dans les années qui viennent de s'écouler, un certain nombre de personnes auraient pu être victimes du sida, à cause d'une transfusion qu'elles auraient subie...

Pour Simone Louvier, tout s'explique enfin ! La transfusion à l'occasion de son appendicite, c'est comme cela qu'elle a attrapé la maladie ! À l'époque, on ne savait pas que c'était possible, maintenant on le sait. Le médecin de la clinique avait parfaitement raison.

Mais alors, cela change tout ! Il faut qu'elle le dise immédiatement à son ex-mari. Peut-être qu'en apprenant cela, André acceptera, non pas de reprendre la vie commune, elle n'y croit pas, mais de lui rendre justice... Elle l'appelle à l'appartement qui fut autrefois aussi le sien, chose qu'elle ne fait que très rarement. Mais c'est à peine s'il l'écoute. Une fois qu'elle a terminé, il lui répond très froidement :

— J'étais au courant. J'ai écouté les nouvelles.

— Et cela ne te soulage pas ? Maintenant, tu sais que je ne t'ai pas trompé...

— Ce n'est pas la question. Ce n'est pas pour cela que nous avons divorcé, c'est pour les enfants, tu le sais parfaitement.

— Mais André...

— N'insiste pas. Le passé est le passé. Tout cela n'a plus d'importance.

Et pour bien mettre les choses au point, il ajoute :

— D'ailleurs, j'ai quelqu'un.

C'est cette dernière désillusion qui a raison de la résistance de Simone Louvier. Cette fois, c'en est trop : elle craque. Elle fait une dépression, s'en remet, en fait une seconde, s'en remet encore, mais le ressort est brisé. Elle est désormais incapable de travailler. Elle vit grâce au RMI. Vivre pourquoi, d'ailleurs ? Vivre pour qui ? Elle se trouve plusieurs fois à deux doigts de commettre l'irréparable, mais elle le ne commet pas et une nouvelle année s'écoule ainsi.

Et c'est alors, au printemps 1989, qu'elle se fait une réflexion qui, curieusement, dans cette succession de drames, ne lui était pas venue à l'esprit : elle est séropositive, mais elle n'a toujours pas le sida. Elle a, bien sûr, lu toutes sortes d'articles sur la maladie, mais elle doit bien reconnaître qu'elle n'en présente aucun symptôme. Qu'est-ce que cela signifie ? Elle décide d'en parler au médecin qui l'a soignée pour ses dépressions. Ce dernier est de son avis. Il trouve cela étrange.

— La maladie est parfois longue à se déclarer, mais le mieux est de repasser le test.

— Cela ne sert à rien, puisque je l'ai passé deux fois.

— Il y a deux ans, les tests n'étaient pas entièrement fiables. Une erreur, même deux fois de suite, est possible.

C'est exactement ce qui s'était produit. Le contre-examen a révélé qu'elle n'était pas séropositive et qu'elle ne l'avait jamais été. C'était une erreur. Sa vie familiale, professionnelle et sa santé avaient été brisées à cause d'une erreur. Par la suite, elle a attaqué la clinique en justice et elle a obtenu des dommages et intérêts. À quoi bon en préciser la somme ? Elle n'avait, de toute manière, aucune signification.

La thalidomide

« Qu'aurions-nous fait à leur place ? » C'est ce que nous nous demandons en voyant comment ont réagi des gens aux prises avec des circonstances particulièrement dramatiques, mais jamais peut-être cette question n'a pris un tour aussi aigu que lors de l'affaire de la thalidomide. Car il s'agissait non seulement d'un cas d'euthanasie, mais d'une euthanasie de nouveau-né.

Rappelons les faits. C'est en 1954 qu'une société suisse met au point une substance médicamenteuse, la thalidomide. Les expérimentations sur les animaux n'étant pas concluantes, elle renonce à aller plus avant, ce qui n'empêche pas une firme allemande de commercialiser, début 1961, le médicament, qui possède de remarquables propriétés tranquillisantes. Vendu en Allemagne et bientôt en Belgique, il est recommandé aux femmes enceintes pour lutter contre les nausées des trois premiers mois. Dès la fin 1961 apparaissent les premiers bébés monstrueux : malformations intestinales et absence de membres, avec, en particulier, les mains directement implantées sur les épaules. L'alerte est donnée. En décembre, le médicament est interdit en Allemagne et en Belgique, mais il est trop tard pour beaucoup de femmes qui vont accoucher...

C'est en Belgique, à Liège, qu'éclate l'affaire qui va émouvoir le monde entier. Il a fallu pour cela l'intervention de trois médecins, qui ont agi tous les trois selon leur conscience, de manière d'ailleurs différente et même contradictoire. Sans eux, la thalidomide aurait continué de provoquer un terrible drame humain touchant des milliers de familles ; à cause d'eux, peut-être grâce à eux, elle a donné lieu à un débat philosophique et moral qui reste aujourd'hui encore exemplaire.

Le premier de ces trois médecins, le docteur Casters, habite un quartier populaire de Liège, tout en haut de la ville, sur un boulevard nommé précisément le boulevard des Hauteurs. C'est une figure dans son quartier, le type même du praticien généreux et idéaliste, dévoué à ses malades jusqu'au sacrifice. Ce 23 mai 1962, il se prépare à prendre enfin un mois de vacances, mais le destin va en décider autrement.

À sept heures du matin, on sonne à sa porte, alors qu'il prend son petit déjeuner en compagnie de son épouse. Une femme fait irruption. Il la connaît : c'est Monique de La Mark, une de ses patientes. Visiblement bouleversée, elle ne peut que répéter :

— C'est un malheur ! Un grand malheur !...

Le docteur Casters s'efforce de la calmer et la fait entrer dans son cabinet. Là, elle lui fait effectivement le plus dramatique des récits...

Le 19 mai, Suzanne Vandeput, sa sœur, est entrée à la maternité. Elle a accouché le 23. La délivrance a été difficile, il a fallu l'endormir et c'est leur mère, Mme Erna, présente à l'accouchement, qui a découvert l'atroce réalité. L'enfant, une petite fille prénommée Corinne, présentait deux difformités : elle n'avait pas de bras, ses mains étaient directement rattachées à ses épaules, et elle avait, semble-t-il, une imperforation de l'anus. À ses questions horrifiées, l'accoucheur a répondu de manière catégorique :

— C'est la thalidomide, il n'y a rien à faire !

Mme Erna est allée aussitôt prévenir son autre fille, Monique, en lui demandant d'aller trouver son médecin, dont elle connaissait la réputation.

Ce dernier a tout écouté sans un mot. Il est blême.

— Mais me trouver pourquoi ? L'accoucheur a raison : il n'y a rien à faire.

— Si. Ma mère m'a chargée de vous demander un produit pour faire éventuellement... le nécessaire.

Voilà... La demande terrible a été formulée. Nul ne sait ce que pense le docteur Casters en cet instant. Peut-être revoit-il ces photos horribles parues dans la presse : ces nourrissons aux mains pareilles à des nageoires collées aux épaules, baptisés avec une ironie atroce par le monde scientifique les phocomèles, c'est-à-dire les « enfants phoques ». Peut-on vivre ainsi ? De toute manière, l'imperforation de l'anus va entraîner la mort de Corinne... Le docteur Casters quitte sa patiente et revient avec plusieurs ampoules de barbituriques. Monique de La Mark remercie et s'en va...

À la clinique, le drame suit son cours. Deux jours plus tard, le médecin accoucheur annonce à Mme Vandeput, qui n'a toujours pas vu sa fille, que celle-ci présente des « petites anomalies ». Et le lendemain, c'est l'affreuse présentation de Corinne à sa mère. C'est insupportable, insoutenable ! Non seulement ses mains sont directement rattachées à ses épaules, mais l'une a quatre doigts, dont deux palmés, et l'autre n'a que deux doigts.

Le jour même, dans la chambre de la clinique, Suzanne Vandeput, Jean-Noël, son mari, sa sœur, son beau-frère et sa mère prennent la décision de mettre fin à l'existence de Corinne. Pour cela, on mettra dans le biberon les barbituriques fournis par le docteur Casters. Suzanne tient absolument à se charger elle-même de la terrible besogne.

Le 29 mai 1962, elle rentre chez elle avec l'enfant et demande à tout le monde de partir. Jean-Noël Vandeput, qui préférerait que l'enfant vive, parlemente quelque temps avec elle, mais finit par céder et Suzanne Vandeput donne à Corinne son dernier biberon...

C'est à ce moment qu'entre en scène le second médecin, le docteur Herpin, qui soigne depuis de nombreuses années la famille. Appelé pour constater le décès du bébé, il croit d'abord à un étouffement, puis, pris d'un doute, il demande à s'entretenir seul à seul avec Jean-Noël Vandeput, qui est un de ses vieux amis. Ce dernier, que sa conscience torture, lui avoue aussitôt la vérité. Très embarrassé, le docteur Herpin lui dit de passer à son cabinet l'après-midi pour chercher le certificat de décès. À son tour, il est la proie d'un douloureux débat de conscience, à tel point qu'il éprouve le besoin de consulter un de ses confrères plus âgé. Nul ne sait ce qu'ils se disent. En tout cas, lorsqu'il retrouve Jean-Noël, sa décision est prise. Sur le certificat de décès, il a inscrit : « Mort violente. »

Une telle mention entraîne automatiquement l'intervention de la justice. Pourtant, le parquet de Liège, mis au courant des faits, ne réagit pas, comme décidé à passer l'affaire sous silence. C'est alors qu'intervient le troisième médecin, le pédiatre de la maternité, le docteur Gotschalk, qui signale par un coup de téléphone anonyme aux autorités que la vie de Corinne Vandeput semble menacée par ses parents...

À la clinique les choses se sont en effet mal passées entre la famille Vandeput et le personnel médical. L'établissement, tenu par des catholiques, a, dès le départ, été soucieux avant tout d'empêcher un acte d'euthanasie. Et lorsqu'il est apparu que telle semblait bien l'intention des parents, de vives discussions se sont produites entre les uns et les autres.

Quoi qu'il en soit, après le coup de téléphone du pédiatre, la justice est bien obligée d'agir. Le geste mortel étant avéré, le docteur Casters, Suzanne et Jean-Noël Vandeput ainsi que Monique de La Mark sont arrêtés. L'affaire de Liège est commencée, elle ira jusqu'au bout...

L'enquête n'apporte rien de nouveau, si ce n'est des éléments en faveur des prévenus. Les Vandeput sont des employés municipaux irréprochables. Ils ressemblent à tout sauf à des bourreaux d'enfants. Ils avaient joliment décoré la chambre du bébé pour l'accueillir et se préparaient à partager leur joie avec leur entourage. Les psychiatres qui les examinent les trouvent parfaitement sains d'esprit et dotés d'un solide sens moral. Quant au docteur Casters, c'est une sorte de saint laïque vénéré par tout son quartier.

Cela n'empêche pas la procédure de suivre son cours. Bien que les accusés n'aient jamais nié quoi que ce soit, le juge d'instruction croit bon de procéder à une reconstitution. La mère, conduite chez elle, mime donc la préparation du biberon fatal.

Toutes les personnes présentes ne peuvent s'empêcher d'éprouver un malaise. L'opérateur de l'identité judiciaire chargé de prendre les photos déclarera plus tard : « L'ambiance n'était pas habituelle. Elle n'était pas celle de la reconstitution d'un crime. »

En fait, tout cela ne mène nulle part. Sur le plan matériel, le dossier n'a rien à apprendre. C'est ailleurs, sur le plan moral et philosophique, que se situe le débat. Comment adapter le code pénal à un cas aussi terrible et imprévisible ? Fallait-il laisser vivre un enfant sans bras ? Ces questions, ce sera au procès d'y répondre et, plus précisément, aux jurés, dont personne ne voudrait prendre la place.

Le procès s'ouvre le lundi 5 novembre 1962. Dire que le public va le suivre avec passion est au-dessous de la vérité. Le drame des Vandeput a bouleversé l'opinion. Elle est particulièrement scandalisée qu'on juge les victimes avant les coupables. Car ce n'est pas le procès de la thalidomide, de ceux qui l'ont inventée et qui l'ont commercialisée, qui s'ouvre, c'est celui de malheureux parents accablés par le sort. À Liège, en Belgique et bien au-delà, tout le monde est derrière les accusés...

Les accusés, les voilà qui prennent place dans le box et chacun peut les découvrir. Ce sont des gens simples qui inspirent spontanément confiance. Suzanne Vandeput est une grande jeune femme de vingt-cinq ans, ni laide ni jolie. Elle ressemble étonnamment à Monique de La Mark, sa sœur, et à Fernande Erna, sa mère. Jean-Noël, son mari, au visage orné d'une petite moustache, semble plus effacé qu'elle. Quant au docteur Casters, il est jeune, distingué, il présente bien.

Le président de la cour, Paul-Émile Trousse, procède au tirage au sort des douze jurés. Le ministère public, représenté par le procureur général Capuyns, récuse, ainsi qu'il en a parfaitement le droit, la seule femme tirée au sort : le jury sera donc exclusivement masculin.

Après la lecture de l'acte d'accusation, écouté dans un silence pénible, le président Trousse entame, avec beaucoup d'humanité, l'interrogatoire des accusés. Il s'adresse d'abord à Suzanne Vandeput.

— Vous avez bien, madame, ramené votre enfant chez vous dans le but délibéré de le faire mourir ?

— Ce petit être était une vision d'horreur, répond Suzanne Vandeput.

— Vous avez conçu votre projet dès que vous l'avez vu ?

— J'ai pensé qu'on ne pouvait pas la laisser vivre dans cet état-là, elle n'aurait jamais été heureuse. Les greffes, les prothèses étaient sans espoir. On m'a proposé de la placer dans une institution. Si j'avais été égoïste, c'est la solution que j'aurais adoptée.

Dans un geste bouleversant, Suzanne Vandeput se touche les épaules.

— Ses mains étaient là, monsieur le président, accrochées on ne sait comment. Que vouliez-vous que nous fassions ?

Le président ne prolonge pas le calvaire de la maman. Il s'adresse à Mme Erna, la grand-mère.

— Vous saviez que vous seriez poursuivie ?

— Cela m'était égal. Rien ne pouvait m'arriver de pire...

Après son interrogatoire, le président passe à celui du mari, Jean-Noël Vandeput, et celui-ci fait une révélation. L'accoucheur de la clinique, le docteur Weerts, lui aurait dit : « On ne fait rien pour aider à mourir ces sortes d'enfants. Mais on ne fait rien non plus pour les aider à vivre. Habituellement, on ne les réanime pas. Mais celui-ci a crié tout de suite... »

Au docteur Casters, enfin, le président demande :

— À quoi pensiez-vous quand les Vandeput sont venus vous trouver avant de faire votre ordonnance ?

— Cela se passait le 23 mai, répond le médecin. Je ne les ai pas revus jusqu'au 29, mais j'avoue que l'idée de cet enfant hantait mes nuits.

Un incident dramatique marque le début de la deuxième journée du procès. Me Mottard, avocat du docteur Casters, se lève :

— Le pénible événement que je vais annoncer à la cour, dit-il, n'a pas de rapport avec le procès, mais il est en relation avec les événements qui nous ont conduits ici. Il est bon que messieurs les jurés sachent l'épreuve supplémentaire que subit en ce moment mon client, le docteur Casters. Sa belle-sœur a accouché hier d'un enfant atteint de malformations. Ses mains sont atrophiées, repliées sur elles-mêmes, et ses membres inférieurs d'une longueur insuffisante. Ces difformités sont dues au fait que sa mère a absorbé de la thalidomide pendant la sixième semaine de sa grossesse.

Un cri étouffé de douleur et de compassion se fait entendre dans le public, mais les débats doivent suivre leur cours et on passe à l'audition du personnel de la clinique où a accouché Suzanne Vandeput. Ainsi que chacun le sait et que la presse s'en est fait l'écho, ses rapports avec la famille Vandeput ont été mauvais. Dans cet établissement religieux, on considérait l'apparition d'un enfant monstrueux comme une épreuve envoyée par Dieu, qu'il fallait accepter sans protester. Le médecin accoucheur, le docteur Weerts, et le pédiatre, le docteur Gotschalk, se sont surtout inquiétés de l'éventualité d'une suppression du bébé par les parents et du bon renom de la clinique. Quant à la religieuse qui s'occupait de Suzanne Vandeput, sœur Philomène, elle lui a répété avec force que Dieu seul donnait et pouvait reprendre la vie, et s'est refusée à entendre ce qu'elle appelait ses blasphèmes...

C'est le docteur Weerts qui paraît le premier à la barre. Le praticien raconte dans quelles conditions il a procédé au difficile accouchement de Suzanne Vandeput. On évoque alors le propos que lui prête Jean-Noël Vandeput, mais le docteur Weerts nie farouchement avoir prononcé cette phrase, qui constituerait une sorte d'accord moral avec le geste des accusés.

Il ressort en outre de sa déposition qu'il a bien dit aux Vandeput que le bébé souffrait d'une imperforation de l'anus, malformation qui devait entraîner la mort à brève échéance. En réalité, il n'en était rien, mais cette erreur de diagnostic fut lourde de conséquences : la famille a légitimement pensé que le bébé était condamné et cela a certainement pesé dans la décision du docteur Casters...

Le témoin suivant est le docteur Gotschalk, pédiatre de la clinique. Comme chacun sait, c'est à cause de lui et de son coup de téléphone que cette affaire et ce procès ont lieu. Dans sa tranquille assurance et son refus complet de la réalité, sa déposition laisse tout le monde pantois.

— Comment était l'enfant ? lui demande le président Trousse.

— Il était tout à fait normal, monsieur le président, sauf qu'il n'avait pas de bras et, semble-t-il, pas d'anus. Mais il se portait à merveille. Il prenait bien ses biberons. Il était parfaitement viable.

— Dans ces conditions, pourquoi l'avez-vous placé dans un incubateur ?

— Nous le faisons toujours avec les enfants qui présentent de petites anomalies. Mais en fait, c'était surtout pour le protéger. Nous avions l'impression que sa vie était menacée. C'est d'ailleurs pourquoi j'ai prévenu anonymement le procureur du roi...

Sœur Philomène, l'infirmière qui s'occupait de Suzanne, est du même avis. Après le pédiatre, elle répète que Corinne « se portait parfaitement à part de petites anomalies » et elle ne comprend pas pourquoi sa mère s'est révoltée quand elle a voulu la persuader que tout allait bien.

— Elle s'est fâchée, je me suis fâchée. Tout cela n'a pas beaucoup d'importance aux yeux du Seigneur, conclut-elle...

On passe ensuite au professeur Hoët, titulaire de la chaire d'embryopathologie à l'Université catholique de Louvain. Cet éminent savant plonge les acteurs du procès et le public dans l'horreur, en faisant l'historique des ravages de la thalidomide.

— Les cas d'implantation directe des mains sur le torse étaient autrefois pratiquement inexistants, dit-il, puis brusquement, on les a vus se multiplier dans des proportions alarmantes. On en a observé jusqu'à un pour cent dans certaines régions d'Allemagne. Des médecins allemands ont d'abord pensé au tabac, puis au rouge à lèvres, avant de découvrir que la cause en était la thalidomide, un sédatif spécialement étudié pour les femmes enceintes... Du reste, ajoute le professeur Hoët, j'ai rapporté d'Allemagne une série de documents qui vont vous donner une idée de la question.

On déploie un écran à côté du box des accusés et le professeur fait défiler ses diapositives. C'est une galerie de monstres d'autant plus insoutenable qu'il s'agit d'enfants. On voit se succéder des petits êtres sans bras, sans jambes et pourtant avec un gentil visage de nourrisson. Dans le box, les trois femmes se cachent les yeux de leurs mains.

À la reprise, voici l'épouse du docteur Casters, Marie-Louise. Visiblement bouleversée, la jeune femme devra interrompre à plusieurs reprises sa déposition.

— C'est moi qui ai ouvert à Monique de La Mark, le matin du 23 mai, déclare-t-elle, elle s'est précipitée comme une folle dans le cabinet de mon mari. En ressortant, elle m'a raconté le malheur qui venait d'arriver aux Vandeput.

— Votre mari vous a-t-il dit ce qu'elle lui demandait ? demande le président Trousse.

— Elle était encore dans son cabinet quand il est venu me voir. Il était nerveux. Il marchait de long en large en répétant : « Que dois-je faire ? » Moi, j'avais peur des conséquences. Je lui ai dit : « Toi aussi, tu as un gosse. » Mais il ne m'a pas écoutée !

Me Henry, au nom de la défense, interroge à son tour Marie-Louise Casters :

— Qu'avez-vous fait, madame, pour expliquer à votre petit garçon l'absence de son papa ?

— Notre petit Philippe a cinq ans. À cet âge, on croit qu'il n'y a que les malfaiteurs qui vont en prison. Je lui ai dit que son papa était à l'hôpital, mais l'autre jour, un de ses camarades d'école lui a jeté à la figure que son père était en prison. C'est affreux !...

C'est encore du docteur Casters qu'il est question avec les témoins suivants, ses malades et les habitants de son quartier, qui viennent tous lui exprimer leur admiration et leur reconnaissance. Une femme raconte comment il s'est dérangé, une nuit de Noël, pour accourir au chevet de son mari ; une infirmière révèle qu'il a prêté de l'argent à un malade pour lui permettre de subir une intervention chirurgicale. Les mains sur le front, l'intéressé se dissimule le visage pour masquer son émotion...

Il n'était pourtant pas le médecin de la famille Vandeput, qui consultait d'ordinaire le docteur Herpin, ami de collège de Jean-Noël. Celui-ci vient raconter à la barre ce que chacun sait déjà : appelé après le décès de Corinne, il a d'abord cru à un étouffement, mais Jean-Noël lui a tout dit, à la suite de quoi, ayant pris conseil auprès d'un confrère plus âgé, il a délivré un certificat portant la mention « mort violente ».

Sa déposition semble donc sans surprise, mais dès qu'il en a terminé, l'un des avocats de la défense, Me Derwael, lui pose cette question :

— Qu'auriez-vous fait si M. Vandeput ne vous avait pas spontanément avoué la vérité ?

Le témoin réfléchit un instant et répond d'une voix posée :

— Dans ce cas, j'aurais déclaré une mort naturelle. Connaissant l'état du bébé, si j'avais été le seul à savoir la vérité, j'aurais estimé que ce n'était pas à moi d'être le point de départ d'une action judiciaire.

L'assistance, unanimement favorable aux accusés, éclate en applaudissements. Le président Trousse fait immédiatement évacuer la salle et la troisième audience se poursuit à huis clos...

La cour d'assises de Liège est une ancienne salle capitulaire prolongée par un cloître. Devenue vide, elle paraît tout à coup immense et c'est dans un silence proprement religieux qu'on entend les autres dépositions. Il s'agit à présent de parents et d'amis de Suzanne Vandeput venus la voir à la clinique. Elle a accouché le 23 mai et elle a été mise en présence de son enfant le 26. Entre ces deux dates, elle a reçu de nombreux visiteurs. Parmi eux, ceux qui savaient devaient feindre la joie pour ne pas alerter la mère. Ainsi, une amie de Suzanne a apporté une brassière pour Corinne, l'enfant sans bras... « Que c'est joli ! s'est écriée Suzanne. Comme elle sera mignonne avec ça ! » Et ceux qui savaient se sont retournés pour cacher leurs larmes...

Un parent des Vandeput, encore bouleversé, vient dire à la barre, avec son accent liégeois :

— On ne savait trouver aucun mot. Jamais de ma vie je n'ai vécu une telle chose. Jamais le temps ne m'a paru aussi long.

Mais la salle est vide. Il n'y a personne pour entendre ces témoignages poignants.

Le jeudi 8 novembre, la parole est donnée à l'accusation et à la défense. Le réquisitoire du procureur général Capuyns est en tout point remarquable de mesure et d'humanité.

— Je sais, commence-t-il, que j'ai à faire face à toute une partie de l'opinion qui s'est prononcée avant même de connaître le dossier. Mais l'opinion a abordé cette affaire d'une manière passionnelle et nous, qui sommes la justice, avons à élaborer des solutions raisonnables...

« Comme tout le monde, poursuit le procureur Capuyns, j'éprouve de la pitié pour ceux que vous allez avoir à juger. Cela ne m'empêche pas de vous dire qu'ils sont les seuls à avoir choisi la solution du désespoir, la solution du crime, tandis que, partout ailleurs, des milliers de mères ont fait preuve d'un amour à la mesure de l'infortune de leur enfant...

« Vous ne pouvez donc répondre que oui à la question de la culpabilité de Suzanne Vandeput. Pour les quatre autres accusés, je vous demande de déclarer qu'ils sont complices. Si vous répondez oui aux questions qui vous sont posées, un nouveau débat s'ouvrira sur la fixation de la peine et je ne serai pas le dernier à y faire entendre la voix de la pitié.

« Demain, conclut l'avocat général, quand on fera le procès de la thalidomide, c'est Suzanne Vandeput qui sera la victime. Mais gardez-vous de substituer un procès à un autre. Je vous demande de déclarer les accusés coupables, sous peine de créer un précédent terrible. Répondre non, ce serait répondre non aux milliers de parents frappés d'un malheur similaire et qui continuent à lutter...

Par sa modération même, le discours du procureur Capuyns a produit la plus grande impression, une impression que doit maintenant s'efforcer de dissiper Me Derwael, qui parle au nom de Suzanne Vandeput.

Dans une plaidoirie très sensible, Me Derwael retrace le calvaire moral de la mère de Corinne. Après l'accouchement, on ne lui dit rien. Ce n'est qu'au bout de trois jours qu'on lui parle de « petites anomalies », sans lui révéler lesquelles. Le quatrième jour, enfin, on la conduit à la pouponnière comme on conduirait un condamné au supplice. C'est alors l'horrible révélation et on la ramène à sa chambre où on lui administre un calmant.

— Ce calmant, s'écrie Me Derwael, n'était pas une solution, quand la malheureuse aurait eu besoin qu'un médecin la réconfortât. C'est dans le secours moral qu'il aurait fallu puiser les véritables calmants. On vous a dit que ce jour-là s'était tenu, à la clinique même, un conseil de famille qui aurait prononcé une condamnation sans appel. Non, c'était simplement la réunion de gens en plein désarroi et qui essayaient de se consoler mutuellement... On avait offert à Suzanne de placer son enfant dans une institution, poursuit l'avocat. C'était une solution pour les parents, ce n'en était pas une pour l'enfant !

Enfin, Me Derwael rappelle que le droit belge n'accorde pas de sursis dans les procès criminels. Si les accusés sont reconnus coupables, ils sont obligatoirement condamnés à la prison ferme.

— Puisque vous ne pouvez prononcer une condamnation symbolique, s'écrie-t-il, vous ne pouvez qu'acquitter !

Le lendemain, 9 novembre, Me Paulus, avocat de Jean-Noël Vandeput, s'efforce de réfuter l'un des arguments du procureur général :

— Je ne vois pas, dit-il, ce qui permet de dire que les inculpés soient les seuls à avoir choisi la solution qui les fait comparaître devant vous. Qui nous dit que, dans d'autres villes, sous d'autres cieux, des parents n'ont pas agi dans le même sens sans qu'on l'ait appris ? Après tout, il s'en est fallu de bien peu que cette affaire ne voie jamais le jour... Il suffisait que mon client s'abstienne de sa confidence au docteur Herpin. Celui-ci, en effet, a eu la loyauté de vous dire que, sans cette confidence, il aurait conclu à la mort naturelle.

« Je ne vous demande pas de dire, poursuit-il, que les membres de la famille Vandeput sont des héros. Je ne vous demande pas d'approuver la terrible décision qu'ils ont prise. Le monde entier comprendrait que vous prononciez qu'ils ont commis une erreur. Ce qu'il ne comprendrait pas, c'est que vous disiez qu'ils sont des criminels...

Me Rozet plaide ensuite pour Fernande Erna et Monique de La Mark. Il terminera son discours en larmes. Suit la dernière plaidoirie du jour, celle que Me Henry, un ami d'enfance du docteur Casters, doit prononcer pour ce dernier.

L'avocat retrace d'abord la vie de ce petit médecin de quartier plus soucieux de soulager ses contemporains que de faire fortune, et il en arrive au drame :

— Le 23 mai à sept heures du matin, dit-il, lorsque Monique de La Mark vient frapper à sa porte, il reçoit en charge toute la souffrance d'une famille. On vous a dit qu'il avait transgressé les règles de la morale traditionnelle, mais y a-t-il une tradition qui fasse naître les enfants sans bras ? Dans *La Peste*, de Camus, on demande au médecin quelle est sa morale, et il répond : « La compréhension. » Cette morale, c'est celle du docteur Casters. Il a choisi une voie plus difficile que celle qui consistait à refuser ou à répondre : « Faites donc ça vous-mêmes. » Si vous voulez rester en paix avec votre conscience, vous direz qu'il est innocent...

Le samedi 10 novembre 1962, dernier jour du procès, les deux avocats des accusés qui ne se sont pas encore exprimés parlent à leur tour. Dans la salle et autour du palais de justice, l'émotion est à son comble. C'est tout à l'heure que sera prononcé le verdict et, si c'est une condamnation, ce sera l'émeute. Des forces de police considérables ont pris position dans la ville de Liège...

Me Jeunhomme, second défenseur de Suzanne Vandeput, parle le premier. Le moment le plus fort de sa plaidoirie est la citation qu'il fait d'une lettre que vient de lui adresser un professeur de la Sorbonne, lui-même père d'une fille infirme de quinze ans : « Ce ne sont pas, écrit ce professeur, quelques sourires, de plus en plus rares avec le temps, qui peuvent calmer une aussi longue souffrance. Quoi qu'on en dise, un peu d'affection ne suffit pas à rendre un enfant heureux... Ne nous cherchons pas d'excuses à nous, qui avons fait de petits martyrs, ni aux médecins qui nous ont aidés. Qu'on nous pardonne d'avoir manqué de courage et d'avoir allongé implicitement la liste des martyrs, mais qu'on ne condamne pas — ce serait un comble — les parents et le médecin qui ont eu cette lucidité et ce courage. »

C'est à Me Mottard, défenseur du docteur Casters, qu'il revient de conclure et il adresse aux jurés un vibrant appel à la clémence.

— Je vous dis d'être sans inquiétude : votre verdict négatif concernant la culpabilité ne légitimera pas le crime, il ne suscitera pas des vocations criminelles. Vous pouvez à la fois proclamer le droit à la vie et faire que le docteur Casters rentre chez lui ce soir !...

Tout est dit ou du moins devrait l'être, car, par une démarche tout à fait inhabituelle, le ministère public demande un droit de réponse, qui lui est accordé.

Le procureur général Capuyns reprend l'argumentation qu'on connaît, mais alors qu'il a fait preuve jusque-là d'une parfaite mesure, il lance brutalement en conclusion :

— Je ne connais qu'un seul décret légitimant la suppression d'un être humain. Il est daté du 1er septembre 1939, et porte la signature d'Adolf Hitler !

Dans la salle, c'est un tumulte indescriptible. Dominant le vacarme, Me Mottard se dresse et s'écrie :

— Je suis indigné qu'on nous assimile à Hitler ! Sachez, messieurs les jurés, que le père de Suzanne et Monique, de même que le père de M. Casters, sont morts en déportation !...

Cette fois les débats sont clos. Le président Trousse demande aux accusés s'ils ont quelque chose à ajouter pour leur défense. Tous se contentent d'un signe de dénégation et le jury se retire.

Il délibère pendant une heure trois quarts, dans l'impatience, l'effervescence, l'angoisse du public. Enfin, les douze hommes regagnent leur banc. Le président du jury, son papier en main, énonce la réponse aux questions. C'est non à la première et, avant même qu'il continue, le public éclate en applaudissements. Le président Trousse suspend l'audience et fait évacuer la salle. Il faut près de vingt minutes pour rétablir l'ordre. Enfin, la lecture du verdict est reprise : non à toutes les autres questions, c'est l'acquittement. Le président Trousse se tourne vers les accusés pour prononcer la formule consacrée :

— Vous êtes libres, si vous n'êtes pas retenus pour d'autres causes.

Joie, embrassades. À Liège, on fera la fête toute la nuit...

Ainsi s'est terminé ce dramatique et douloureux procès et il faut revenir à présent sur ce qu'il a de plus remarquable : son verdict. Les jurés ont répondu non à toutes les questions, même à la première : « La petite Corinne est-elle morte de mort violente ? », ce qui est en totale contradiction avec les aveux des accusés et le certificat de décès signé par le docteur Herpin. Mais cette réponse en apparence absurde est, au contraire, le fruit d'une longue réflexion. Selon la loi belge, comme la loi française, un jury a tous les droits, y compris de nier l'évidence, y compris de bafouer la logique. En affirmant que Corinne Vandeput était morte de mort naturelle, les jurés liégeois ont purement et simplement supprimé le crime. De la sorte, le procès ne pourra pas servir de jurisprudence à d'autres cas d'euthanasie plus contestables. Les Vandeput ne sont pas innocents parce qu'on a le droit de supprimer un enfant difforme, ils sont innocents parce qu'ils n'ont pas tué. Point final.

C'est d'ailleurs ce qu'a déclaré le docteur Casters aux innombrables journalistes venus l'interroger :

— Le verdict qui nous a tous libérés ne fait pas jurisprudence. Je suis avant tout un médecin, j'espère pouvoir continuer à me consacrer à atténuer la souffrance et protéger la vie.

Une erreur d'univers

Juin 1885. Dans son appartement du boulevard Saint-Germain, le docteur Casimir Legrand travaille. Il est neuf heures du soir. Le docteur Legrand travaille comme toutes les nuits depuis quinze ans, penché sur ses éprouvettes, ses cornues et son microscope...

Le docteur Casimir Legrand n'est pas un médecin comme les autres. En cette fin du XIXe siècle, un médecin parisien est un homme important, vivant dans l'aisance, souvent décoré. Le docteur Legrand, soixante-quinze ans, lui, n'est pas loin d'être dans la misère ; son appartement est dans un total état de décrépitude. Mais Casimir Legrand s'en moque. Ses clients l'ont abandonné les uns après les autres, il s'en moque ! Il a mauvaise réputation dans son immeuble et dans son quartier, il s'en moque !

À la lueur de l'unique lampe à gaz, son visage reflète une intense concentration, une tension extrême. Avec ses lorgnons et sa barbichette, il a quelque chose de Zola. Il n'y a qu'un détail qui tranche avec le reste : une profonde et affreuse cicatrice qui lui barre la lèvre supérieure. C'est un souvenir de l'année 1851 où Casimir Legrand était allé sur les barricades pour s'opposer au coup d'État de Louis-Napoléon Bonaparte.

Des souvenirs de ce genre, le docteur en a bien d'autres : la Révolution de 1830, celle de 1848, la Commune. Car il a toujours été un farouche défenseur des opprimés, républicain, socialiste et même anarchiste. Avec l'âge, le docteur Legrand n'a rien perdu de sa fougue, de son idéalisme. Seulement, depuis la Commune, il consacre ses forces à une autre forme de lutte sociale : il veut trouver le remède de la tuberculose.

La tuberculose est un épouvantable fléau, en cette fin du XIXe siècle. Elle frappe plus particulièrement les malheureux, et cela, le docteur Legrand ne l'admet pas.

Depuis quinze ans, il a déclaré la guerre à la tuberculose comme il l'avait fait à Louis-Philippe, à Napoléon III et à Thiers. Mais la maladie est plus tenace que les régimes. Depuis quinze ans, elle est là qui lui résiste, cachée dans ses cornues et ses éprouvettes...

La sonnette arrache le docteur à sa concentration. À cette heure-ci ce ne peut être qu'une urgence... Il se hâte d'aller ouvrir. Sur le seuil s'encadre le concierge. Il est mal à l'aise, comme chaque fois qu'il se trouve en présence du docteur. Il n'a jamais su comment se comporter avec lui, partagé entre le respect que lui inspire sa position sociale et la réprobation qu'il a pour ses idées.

— C'est le portier de l'hôtel d'en face qui vient de me prévenir. Il y a une dame qui est au plus mal. Il faut y aller tout de suite.

Une minute plus tard le docteur Casimir Legrand, sa mallette à la main, traverse le boulevard Saint-Germain. « L'hôtel d'en face », comme dit le concierge, est un palace parisien en vogue. Les calèches, les équipages de toutes sortes stationnent devant ses salons brillamment illuminés. Un autre monde, une autre vie... Il faut bien l'obligation professionnelle la plus impérative pour que le docteur accepte de pénétrer dans cet univers. Et pourtant, s'il avait su, jamais il n'y serait allé. Il aurait inventé n'importe quoi : qu'il était malade, qu'il était appelé ailleurs. Il aurait donné le nom du confrère le plus proche...

Le docteur Legrand, indifférent au luxe de la suite où il vient de pénétrer, accourt au chevet de la malade. C'est une jeune femme brune de trente-cinq ans environ, qui doit être très belle. Mais à cet instant, la malheureuse est l'image même de la douleur. Ruisselante de sueur, les cheveux collés, les joues en feu, elle est secouée de quintes de toux et retombe sur son oreiller en poussant de petits râles.

Le docteur fait une grimace. Sa vieille ennemie est peut-être là. Il ne l'a quittée dans ses éprouvettes que pour la retrouver sur ce lit d'une chambre d'hôtel. Il commence l'auscultation...

Il est surpris par une voix dans son dos.

— Alors, docteur, votre avis ?

La voix est douce, mélodieuse, avec un léger accent allemand. Casimir Legrand se retourne. Un homme se tient debout près de lui. Il était certainement dans la pièce quand il est entré mais il ne l'avait pas remarqué, uniquement préoccupé qu'il était par la malade. L'homme a trente-cinq ans peut-être, il est élégant, distingué, cheveux et favoris blonds, fleur à la boutonnière.

Le docteur l'entraîne dans la pièce voisine. Il essuie ses lorgnons à l'aide de son mouchoir et dit à voix basse :

— Ça n'est pas la tuberculose. Juste une mauvaise bronchite. Elle va guérir rapidement. Soyez sans crainte.

L'homme pousse un soupir de soulagement, mais reprend son air soucieux :

— Vous en êtes certain ? Il ne faut prendre aucun risque. Je vous remercie d'être venu si vite, mais je vais faire venir un spécialiste, un professeur...

Le docteur Legrand toise son interlocuteur :

— Je suis spécialiste de la tuberculose !

L'homme ne répond pas. Il est en train de regarder son habit élimé, ses mains tachées d'acide, aux ongles crasseux, l'affreuse cicatrice de la lèvre supérieure et les chaussons qu'il a gardés aux pieds.

Casimir Legrand continue d'une voix véhémente :

— Ah, bien sûr, je ne suis pas un médecin mondain, je n'ai pas la Légion d'honneur ! Mais il y a quinze ans que j'ai pratiquement abandonné ma clientèle pour me consacrer à la recherche sur la tuberculose.

Du coup le ton de son interlocuteur change :

— Excusez-moi, docteur. Je ne savais pas... J'ai la plus

grande admiration pour les savants. C'est le ciel qui vous a envoyé ici.

Il lui tend la main :

— Je ne me suis pas présenté... Baron von Kollendorf. Je tiens à ce que ce soit vous et vous seul qui soigniez ma femme.

Il glisse dans la main du médecin un napoléon d'or.

— Revenez aussi souvent que vous pourrez. Je vous le demande comme une prière. Et dès que vous aurez un instant, nous parlerons de vos recherches. C'est un sujet qui me passionne...

Le docteur vient de prendre brusquement conscience du cadre dans lequel il se trouve : les tentures, les glaces, les tapis. Après un salut gauche, il se retire, tenant son napoléon à la main...

Dès qu'il est parti, le baron se précipite vers le lit de sa femme. Il s'agenouille près d'elle :

— Julia, tu n'as pas la tuberculose. Tu vas guérir ! Le docteur va te sauver... et nous apporter la fortune. Tu m'entends, Julia ? La fortune !

Quinze jours plus tard le baron von Kollendorf est assis sur une chaise bancale, dans la pièce aux papiers peints décollés, qui sert de laboratoire au docteur Legrand. Son habit de soie et sa chemise parme sont pour le moins insolites dans un pareil cadre. Mais il n'a pas l'air d'y prêter attention. Il prend la parole d'un ton chaleureux :

— Merci d'avoir sauvé Julia, docteur ! Nous n'oublierons jamais ce que vous avez fait. J'ai tenu à vous voir ici car j'ai toujours rêvé de pénétrer dans l'antre d'un savant.

Il jette un regard circulaire sur la pièce, cherchant visiblement ses mots.

— C'est... impressionnant ! Mais je suis là pour parler de vos recherches.

Le docteur Casimir Legrand, jusque-là intimidé par la personnalité inhabituelle, pour ne pas dire incongrue de son visiteur, s'anime en entendant parler du seul sujet qui lui tient à cœur :

— Voyez-vous, monsieur, la tuberculose est le premier fléau de ce siècle, avant même la misère et l'ignorance. On n'y pense pas assez mais elle représente l'injustice la plus odieuse. La tuberculose frappe d'abord, et par milliers d'individus, les classes les plus défavorisées. Trouver son remède serait la plus grande victoire sociale de ce siècle.

Le baron von Kollendorf hoche la tête avec gravité.

— C'est un homme comme vous qui peut remporter cette victoire, docteur Legrand. Où en êtes-vous de vos recherches ?

Le médecin jette un regard sur les innombrables feuillets couverts de pattes de mouche qui encombrent sa table.

— Hélas ! Depuis quinze ans, je crois chaque soir être sur le point d'aboutir mais l'énigme demeure. Toutefois je ne désespère pas...

Son interlocuteur acquiesce :

— Je sais, docteur. Ce n'est pas le courage qui vous manque ni la science. Mais à mon sens, il vous manque quand même quelque chose et une chose importante : l'argent.

Casimir Legrand contemple son visiteur de ses yeux bleus candides. C'est la première fois que les choses lui apparaissent sous cet aspect. L'argent pour lui, jusqu'à présent, c'était l'idole haïe, la base de l'inégalité, le ferment de l'injustice. Mais effectivement, l'argent, ce peut être aussi un microscope plus perfectionné, des instruments nouveaux, une table de dissection, un vrai laboratoire. L'argent, ce peut être l'arme contre la tuberculose !

Le baron von Kollendorf s'exprime d'une voix douce, persuasive :

— Quoique d'une ancienne famille allemande, je me trouve à présent dans une situation médiocre. Mais, tant par reconnaissance d'avoir sauvé Julia que pour vous aider dans votre croisade, je veux faire quelque chose. Or j'ai un moyen d'avoir beaucoup d'argent...

Le docteur Legrand ne comprend pas bien. Il écoute. Le baron reprend avec aisance :

— J'ai l'intention de souscrire une assurance sur ma vie de 300 000 francs. Vous en seriez, si vous êtes d'accord, bénéficiaire pour la moitié et ma femme pour l'autre moitié. Dans une grande ville comme Paris il ne doit pas être difficile de trouver un pauvre bougre sans famille à la dernière extrémité, surtout pour un médecin. J'ai une maison à Meudon. Une fois que vous avez trouvé la personne en question, vous la conduisez là-bas. Après son décès, vous signez le certificat au nom du baron von Kollendorf. Moi, je disparais. Je change de nom... Enfin, ce n'est pas un problème. Et Julia et vous, vous partagez l'assurance.

Le docteur Casimir Legrand se lève d'un bond.

— Mais monsieur, c'est de l'escroquerie caractérisée ! Je suis pauvre, mais honnête. J'ai des principes, au nom desquels toute ma vie...

— Je connais vos principes, docteur. Je les admire. Je dirais même plus : je les vénère. Mais il faut considérer la fin et les moyens. La fin, c'est la victoire contre la tuberculose.

Le mot magique opère sur le médecin. Il répète à mi-voix :

— La tuberculose...

— Quant aux moyens, qui sera lésé dans cette affaire ? Une compagnie d'assurances ? Vous n'allez pas me dire que vous portez un attachement bien vif à ce genre d'industrie ?

Les arguments ont porté. Le docteur Legrand est ébranlé mais il ne veut pas céder encore.

— De toute manière, ce n'est pas possible. Légalement, un médecin traitant ne peut être bénéficiaire d'une assurance contractée par son malade.

Le baron sourit.

— Vous trouverez un prête-nom... Je reviendrai demain chercher votre réponse. Je suis sûr qu'elle sera positive. Vous me direz oui, pour la science...

Resté seul, le docteur Casimir Legrand se prend la tête entre les mains. Des visions passent devant ses yeux : des rangées d'éprouvettes, des entrelacs de cornues, des microscopes, des instruments de chirurgie, des lapins, des cobayes arrivant par camions entiers, des masures silencieuses où l'on n'entendrait plus jamais cette toux saccadée qui lui déchire le cœur...

Le docteur ne réfléchit plus. Il ne se dit pas qu'il est surprenant qu'un baron de vieille noblesse allemande ait recours à de tels procédés. Il ne songe pas que, par l'intermédiaire de sa femme, von Kollendorf va empocher lui aussi 150 000 francs, pour un usage qui n'a certainement rien de philanthropique.

Le vieil idéaliste, le rêveur impénitent, vient de succomber à son tour au mirage de l'argent. L'argent à sa manière, c'est-à-dire désintéressée. Cette fois, les dés sont jetés...

Casimir Legrand commence par contacter un de ses compagnons d'autrefois : un pharmacien anarchiste de Belleville, un certain Honoré Martineau, à qui il expose toute l'affaire et demande de lui servir de prête-nom. Martineau n'émet aucune objection. Au contraire, il est enthousiaste. Et, quelques jours plus tard, le baron von Kollendorf souscrit son assurance-vie sur la tête de sa femme Julia et d'Honoré Martineau pour moitié chacun.

C'est également Martineau qui procure l'acteur indispensable à la machination : un pauvre bougre sans femme ni enfant, dont personne ne connaît vraiment le nom. Il est en train de mourir dans un taudis de Belleville et, par une triste ironie, de tuberculose.

Le docteur Casimir Legrand se rend au chevet du malade. Celui-ci est allongé à même le sol, roulé dans une couverture, dans une pièce minuscule et sans carreaux. En le voyant arriver, il ouvre de grands yeux :

— Qu'est-ce que vous voulez ?

— Je suis docteur, mon ami. Je viens vous soigner...

Le moribond a un petit rire, qui déclenche une quinte de toux.

— Je n'ai jamais vu un docteur de ma vie. Et maintenant ce n'est plus la peine. Je sais bien que je vais mourir. J'ai la tuberculose... Vous savez ce que c'est la tuberculose ?

Le docteur Legrand ne lui répond pas. Il s'efforce de sourire pour cacher son émotion :

— Je vais vous emmener chez moi et vous soigner. J'ai une maison à Meudon. Je vous guérirai.

Quelques heures plus tard le malheureux est emmené dans

la calèche des Kollendorf entre Julia et le docteur et tous trois arrivent dans la maison de Meudon.

Pendant trois semaines, Casimir Legrand se rend tous les jours dans la maison de banlieue. Son malade tarde à mourir, il s'accroche à la vie. C'est en partie, peut-être, à cause des soins qu'il lui procure. Car le docteur Legrand multiplie les efforts pour le sauver. Quand il est à son chevet, il oublie tout de la machination en cours, il oublie que la fortune dépend de la mort du malheureux. Il ne voit qu'un malade qu'il doit sauver.

Pourtant, malgré sa science et son acharnement, Casimir Legrand ne parvient pas à sauver son moribond anonyme. Il meurt le 20 août 1885... Lorsque le docteur se rend à l'hôtel de ville de Meudon pour porter le certificat de décès au nom du baron von Kollendorf, il ne tremble pas. La tuberculose vient encore de remporter une victoire, mais c'est l'une de ses dernières. Bientôt, grâce à cette mort, elle sera à jamais vaincue !

Les obsèques du baron von Kollendorf ont lieu dans l'intimité la plus stricte, on pourrait même dire confidentielle. Seules deux personnes suivent le cercueil du défunt : sa veuve et son médecin. Dans le cimetière de Meudon, le disparu est inhumé sous une simple plaque tombale portant un nom et deux dates...

Quinze jours plus tard, au siège social d'une importante compagnie d'assurances parisienne, se déroule la formalité prévue au contrat. Julia von Kollendorf et le pharmacien Honoré Martineau touchent chacun les 150 000 francs du contrat souscrit. Le jour même, le pharmacien anarchiste remet la totalité de la somme à son compagnon et ami...

Le docteur Casimir Legrand reste la nuit entière à contempler cette masse de billets. Ses lorgnons s'embuent, son regard bleu se voile, sa cicatrice est toute gonflée. Il essaie mentalement de convertir tout cela en équipement médical. Il n'y parvient pas... C'est trop ! Il faut qu'il mette de l'ordre dans ses pensées. Il va procéder avec méthode, dresser une liste de ce qui lui est nécessaire ; ensuite, il trouvera les différents fabricants, il fera ses comptes et il passera commande.

Tout cela lui prend deux bonnes semaines. Il est encore penché sur ses calculs, un matin de septembre 1885, lorsque l'on sonne avec insistance. Il va ouvrir en bougonnant, pensant à une visite intempestive du concierge ou à un malade inattendu...

Ce n'est pas le concierge et l'homme qui s'encadre à sa porte n'a pas l'air malade. D'ailleurs il est accompagné de deux sergents de ville. Il s'adresse à lui d'un ton bref :

— Docteur Casimir Legrand ? J'ai un mandat d'arrêt contre vous.

La surprise est tellement forte que le docteur ne peut prononcer un mot ni faire aucun geste. Le policier entre dans l'appartement sordide. Il apprécie son état de délabrement avec un air entendu.

— Bien sûr, je comprends... Dans la situation où vous êtes, on comprend que vous en soyez arrivé là.

Le policier pénètre dans le bureau et avise la liasse de billets. Son ton se fait ironique.

— On vous connaît, docteur ! Vous avez été arrêté après la Commune. Vous avez évité de peu le peloton. C'est normal, tout ça... Les escrocs et la canaille ont toujours fait bon ménage !

La suite, le docteur Legrand l'apprend dans le bureau du juge d'instruction. Après avoir touché la prime d'assurance, Julia Petit, femme d'Edouard Petit, escroc bien connu de la police dont « von Kollenforf » n'était qu'une des identités d'emprunt, a quitté son mari et a disparu avec la totalité de la somme. La police a été prévenue peu après, sans doute par Edouard Petit lui-même, furieux d'avoir été joué par sa femme. Julia a été retrouvée rapidement, elle a tout avoué et elle a donné le nom du docteur, leur complice. Quant à Edouard Petit, alias baron von Kollendorf, dont le pseudonyme figure encore sur la tombe du défunt anonyme, il n'a pas été retrouvé. Il court toujours.

Le vieux docteur comprend enfin dans quelle aventure, dans quel piège il s'est lancé tête baissée, comme un enfant, comme un vieux fou, aveuglé par sa passion. Il a beau dire qu'il ne voulait pas un sou pour lui, qu'il a fait tout cela pour la science, pour le bien de l'humanité, le juge ne le croit pas. Son passé plaide contre lui. Et de toute manière, la loi est là : il s'est bel et bien rendu coupable d'escroquerie caractérisée.

Le procès de Julia Petit et Casimir Legrand s'ouvre aux assises de Paris, le 11 février 1886. Le pharmacien Martineau, qui est lui aussi dans le box, fait figure de comparse. Quant à Edouard Petit, toujours introuvable, il est jugé par contumace.

Les débats sont passionnés. L'illustre avocat Me Demange, qui sera dix ans plus tard l'avocat de Dreyfus, a tenu à assurer la défense du docteur. Mais malgré sa brillante plaidoirie, Casimir Legrand est reconnu coupable par les jurés. Avec les circonstances atténuantes qui lui sont accordées, il écope de huit ans de prison. Après l'énoncé du verdict, on entend le condamné murmurer :

— Pour moi, c'est la perpétuité.

Oui, la perpétuité... Le docteur Casimir Legrand est mort deux ans plus tard, à soixante-dix-huit ans, dans sa prison. Non pas de tuberculose, mais tout simplement d'une mauvaise grippe. De remords aussi, peut-être, pour s'être aventuré dans un monde qui n'était pas le sien, alors qu'il aurait dû rester dans sa misère et ses principes, et pour s'être, au soir de sa vie, trompé d'univers.

La vieille dame de Merida

Merida, au centre du Venezuela, n'est vraiment pas un lieu où flâner au cœur de l'été. Dans cette ville proche de l'équateur, c'est la fournaise et bien rares sont les passants qui s'aventurent dans les rues aux alentours de midi.

C'est pourtant le cas de cette petite dame aux cheveux blancs qui vient de sortir de la cathédrale, un édifice baroque et monumental sur la place principale de la ville. La piété lui a donné le courage de braver la canicule. Mais il est visible qu'elle est incommodée par le soleil. Elle plisse douloureusement les yeux, remet dans son petit sac noir le chapelet qu'elle tenait à la main et traverse la place à pas pressés. Arrivée de l'autre côté, elle prend une rue, puis une autre, en ayant toujours soin d'emprunter le trottoir à l'ombre. À présent, elle se prépare à traverser, mais sans doute prise d'un étourdissement dû à la chaleur, elle s'immobilise sur la chaussée. C'est précisément à cet instant qu'une Cadillac noire surgit, roulant à tombeau ouvert. On entend un hurlement de freins et un cri. La vieille dame, touchée de plein fouet, s'envole et retombe au milieu de la rue déserte. La Cadillac remet alors les gaz et disparaît comme une flèche.

Maria Duarte vient tout juste d'être engagée comme infirmière à la clinique de la Fonction publique de Merida après avoir travaillé à l'Hôpital civil. Les cliniques de la Fonction publique sont une création récente, en ce milieu des années 50.

Comme leur nom l'indique, elles sont réservées aux fonctionnaires ainsi qu'aux membres de certaines professions qui ont signé des accords avec elles. De plus, les particuliers peuvent s'y inscrire moyennant une contribution. Incontestablement, les cliniques de la Fonction publique bénéficient d'une qualité de soins supérieure à celle du secteur public. Comme elles sont récentes, leurs installations sont modernes et, offrant des salaires plus élevés, elles attirent les meilleurs médecins comme les meilleures infirmières. Seuls quelques établissements privés de haut standing leur sont supérieurs.

Bien sûr, Maria Duarte est heureuse de sa nouvelle affectation, puisque maintenant elle gagne mieux sa vie, mais elle ne peut pas dire que cette première journée à la clinique l'ait remplie d'enthousiasme. Il lui a semblé que les médecins et ses collègues infirmières avaient un esprit étroit et rigide. D'ailleurs, le directeur, en l'accueillant brièvement dans son bureau, a tenu à lui préciser :

— Ici, le maître mot, c'est discipline !

Mais après tout, se dit Maria, ce n'est peut-être qu'une impression. Il faut attendre avant de juger... Elle en revient à son travail qui, dans l'immédiat, consiste à ne rien faire. Pour son premier jour, on l'a mise au service des urgences et, pour l'instant, il n'y en pas eu une seule.

Mais justement en voici une. Ce n'est pas, comme on aurait pu le croire, une ambulance sirène hurlante qui vient de s'arrêter, mais deux jeunes garçons portant une dame âgée et inanimée perdant son sang. Ils poussent la porte tant bien que mal. Maria se précipite et les aide à la placer sur un brancard.

— Mettez-la ici. Doucement.

Les deux gamins s'exécutent de leur mieux et posent à côté d'elle un petit sac à main noir.

— Qu'est-ce qui s'est passé ?

— On l'a trouvée sur la chaussée rue Laredo. Comme c'était tout près, on s'est dit que cela irait plus vite si on la portait nous-mêmes.

Maria Duarte s'abstient de faire des reproches aux deux jeunes, mais ils ont eu tort d'agir ainsi. Il ne faut jamais transporter un blessé, il faut, au contraire, appeler les secours et attendre. Enfin, ils ont cru bien faire et, de toute manière, il est trop tard... Maria se penche sur l'accidentée. Elle est sans connaissance et respire avec difficulté : sans doute un enfoncement thoracique, peut-être aussi un problème cardiaque, quoi qu'il en soit, c'est grave.

Sans perdre un instant elle court vers l'escalier, car on lui a dit que le médecin de garde se trouvait au premier étage, dans le laboratoire d'analyses. Elle le trouve en train de manipuler des flacons. C'est un homme de grande taille, aux tempes grisonnantes et à la mine austère, pour ne pas dire revêche.

— Docteur, on vient d'amener à l'instant une femme accidentée.

Le médecin ne lui adresse pas un regard et continue ses manipulations.

— Elle a des papiers d'identité avec elle ?

Maria repense au sac à main laissé près d'elle.

— Je crois que oui, mais...

— Alors, vérifiez et allez voir au fichier.

— Je ne comprends pas. Que voulez-vous que j'aille voir au fichier ?

Pour la première fois, son vis-à-vis lève les yeux de ses flacons et la considère d'une manière excédée.

— Vous êtes nouvelle, vous ?

— Oui, c'est mon premier jour.

— Alors, apprenez que nous ne pouvons accueillir que ceux qui font partie de notre clientèle. Nous avons des ordres.

— Mais c'est très grave. Elle est dans le coma !

— Raison de plus pour ne pas perdre de temps. Si c'est oui, nous la prenons, si c'est non, dirigez-la vers l'Hôpital civil.

Abasourdie, Maria Duarte redescend à toute allure l'escalier et va s'emparer du petit sac à main noir. Elle le renverse sur une table. Il en tombe quelques menus objets, témoins d'une vie discrète, peut-être en train de s'achever : un chapelet de nacre, un mouchoir, quelques photos, qu'elle n'a ni le temps ni la curiosité de regarder, un porte-monnaie, enfin, qu'elle s'empresse d'ouvrir. Il contient effectivement une carte d'identité au nom de Consuela Sanchez... Maintenant, vite, il faut aller au fichier !

Fébrilement, elle court au classeur et sort le tiroir de la lettre S. Des Sanchez, il n'en manque pas, ce nom étant l'un des plus courants au Venezuela. Elle espère de toutes ses forces y trouver une Consuela, mais non, rien... Elle doit se résoudre à envoyer la pauvre femme à l'Hôpital civil, avec tous les risques que comporte ce délai, sans compter les dangers d'un transport supplémentaire.

C'est à ce moment qu'une sirène retentit à l'extérieur. Elle reconnaît, à travers la porte vitrée, une ambulance de la clinique. C'est une autre urgence, une vraie si l'on peut dire, une urgence officielle, réglementaire... Peu après, elle voit arriver une femme emmenant un garçonnet en train de hurler.

— Qu'est-ce qu'il se passe ?

— Il s'est brûlé la main. Regardez !

Maria examine la brûlure. C'est un bobo que la mère aurait pu soigner elle-même.

— Je m'occupe de lui dans un instant.

— Pourquoi dans un instant ? Mon mari est fonctionnaire. Nous avons droit aux soins dans cette clinique !

— Vous ne voyez pas qu'il y a une femme gravement blessée ?

La mère, qui, effectivement, n'avait pas vu la vieille dame sur son brancard, bredouille quelques mots inaudibles et se tait. Maria Duarte se tourne vers le chauffeur et l'infirmier de l'ambulance, présents dans la pièce. Elle leur désigne l'accidentée.

— Malheureusement, on ne peut pas la soigner ici : elle n'est pas sur le fichier. Il faut la conduire à l'Hôpital civil.

Mais à sa surprise, les deux hommes ne bougent pas. Le chauffeur finit par demander :

— En quoi cela nous regarde ?

— Eh bien, emmenez-la !

— Si elle n'est pas sur le fichier, on ne peut pas. Il faut appeler une ambulance municipale.

— Mais elle est en danger de mort. Chaque minute compte !

Le chauffeur ne perd pas sa placidité.

— Nous, on ne fait qu'obéir au règlement. Allez demander si vous voulez au médecin de garde, mais je suis sûr de sa réponse...

Une seconde fois, Maria Duarte gravit à toute allure l'escalier, elle pousse la porte du laboratoire et se retrouve en présence du docteur grisonnant et revêche, maniant ses éprouvettes. Cette fois, ce dernier lève les yeux sur elle, mais le regard qu'il lui adresse n'a rien d'amical.

— Qu'est-ce que c'est encore ?

— Il y a une ambulance de la clinique en bas. Est-ce qu'elle peut conduire l'accidentée à l'Hôpital civil ?

— Le chauffeur ne vous a pas dit que c'était impossible ?

— Si, mais...

— Alors, pourquoi venez-vous me trouver ?... Et cette ambulance, elle n'emmenait pas quelqu'un inscrit chez nous pour une urgence ?

— Ce n'est rien du tout. Cela peut attendre.

— Ce n'est pas à vous d'en juger. Vous êtes là pour donner des soins, un point c'est tout !

Il s'approche d'elle en hochant la tête. Son regard est devenu, cette fois, franchement désagréable.

— Pour votre première journée, on ne peut vraiment pas dire que vous vous distinguiez. Si vous voulez rester chez nous, il vous faudra faire un effort, mademoiselle !

Maria Duarte redégringole l'escalier et retourne en trombe dans la salle des urgences. La vieille dame est toujours inconsciente, elle respire en haletant et saigne abondamment. Le gamin à la brûlure, terrifié par le spectacle, en oublie de pleurer. Maria se précipite sur le téléphone pour appeler une ambulance municipale. Le chauffeur de la clinique a un sourire ironique.

— Qu'est-ce que je vous avais dit ?...

Deux heures de l'après-midi, salle des urgences de l'Hôpital civil. Un médecin jeune et d'allure sportive est en train d'examiner la blessée qu'on vient d'amener : une vieille dame renversée par une auto. Il se redresse, laissant tomber son stéthoscope sur sa poitrine, et s'adresse à l'infirmière qui se tient à ses côtés, avec un carnet et un stylo.

— Écrivez : attaque cardiaque, état comateux préagonique.

Il pousse un soupir.

— Elle a aussi trois côtes cassées. Naturellement, c'est moins grave. Elle vient de la clinique de la Fonction publique, disiez-vous ?

— Oui. Ils l'ont refusée. L'infirmière des urgences était catastrophée. Elle a dit qu'elle avait des ordres.

Le médecin casse une ampoule et aspire le liquide avec sa seringue.

— Essayons un tonicardiaque, mais c'est sans espoir. En fait, elle a trop attendu. Si on avait agi tout de suite, elle avait de bonnes chances de s'en sortir. La famille est en droit d'attaquer la clinique en justice. Non-assistance à personne en danger, cela existe.

Le jeune docteur regarde l'infirmière d'un air déterminé.

— Et s'il y a une enquête, je dirai ce que je pense, faites-moi confiance !

La mère et son fils à la brûlure sans gravité sont partis depuis longtemps des urgences de la clinique de la Fonction publique et Maria Duarte est de nouveau seule, repensant sans cesse aux faits scandaleux dont elle a été témoin. Elle est en train de se demander si elle ne ferait pas mieux d'aller tout de suite chez le directeur pour lui donner sa démission, lorsqu'elle voit arriver le médecin de garde. Il n'a plus du tout la même allure que dans la salle d'analyses. Tout pâle, il descend l'escalier en s'appuyant lourdement sur la rampe, il titube presque. Elle se précipite.

— Cela ne va pas, docteur ?

— Laissez-moi ! Cette femme, tout à l'heure...

— Celle que vous n'avez pas voulu hospitaliser ?

— Oui. Vous vous souvenez de son nom ?

— Vous pensez bien que je ne l'ai pas oublié. Elle s'appelle Consuela Sanchez.

Le docteur se laisse tomber sur une chaise. Il est devenu livide.

— L'Hôpital civil vient de m'appeler pour me dire qu'elle était morte.

Il a l'air tout à coup si désemparé, presque au bord des larmes, que Maria Duarte ne peut s'empêcher de le prendre en pitié. Elle lui demande d'une voix douce :

— Vous avez peur qu'ils vous fassent des ennuis ? Qu'il y ait une enquête ?

Le médecin de garde lève les yeux sur elle. Ils sont effectivement remplis de larmes.

— Ce n'est pas cela. C'était ma mère.

Maman loup

Odile Vernin regarde sa montre : il est juste minuit. Elle vient de prendre son poste au service des urgences à l'hôpital des Enfants-Malades, à Paris.

À vingt-huit ans, cela fait déjà six ans qu'Odile Vernin est infirmière. Mais malgré l'expérience qu'elle a acquise, elle n'aime pas le service des urgences aux Enfants-Malades. Pour la plupart, il s'agit d'accidents souvent dramatiques et la vue de ces petits êtres souffrants ou sur le point de mourir, accompagnés des parents bouleversés, est difficilement supportable. Non, décidément, Odile ne s'y fait pas et elle a la certitude qu'elle ne s'y fera jamais. Ses collègues, d'ailleurs, sont comme elle : quand il s'agit d'enfants, on ne peut pas s'habituer. C'est impossible.

Odile Vernin saute de son siège. Le bruit caractéristique d'un avertisseur d'ambulance retentit. L'instant d'après, deux infirmiers accourent, portant un brancard sur lequel on distingue à peine une toute petite tête blonde et terriblement blanche. Il s'agit d'un gamin de sept-huit ans. Derrière, un homme et une femme d'une trentaine d'années : les parents. Odile n'a guère le temps de les détailler davantage. L'interne de garde s'approche d'elle.

— Appendicite aiguë avec péritonite. Il faut le préparer tout de suite pour l'intervention !

Odile Vernin accomplit rapidement les gestes nécessaires et elle voit peu après le petit corps disparaître sur le chariot, vers le bloc opératoire.

L'intervention doit être grave car elle dure pas loin de quatre heures. C'est le lendemain qu'Odile revoit le garçon. Ce jour-là, elle n'est plus aux urgences mais dans le service où précisément il a été installé. Le gamin s'appelle Michel Fournier et il a sept ans. Odile Vernin s'approche du lit. L'enfant somnole. Il est un peu moins pâle, mais bouillant de fièvre. Il a dû sentir sa présence et s'écrie :

— Je veux voir mon papa !

Odile est surprise. D'habitude, ce ne sont pas leur père que les enfants réclament, mais leur mère. Or, Michel a bien une mère. Elle se souvient avoir vu ses deux parents lorsqu'il a été amené.

— Ton papa va venir et ta maman aussi.

Le petit Michel secoue la tête. Malgré sa fièvre et sa douleur, il a un regard d'une dureté inimaginable.

— Je veux voir papa tout seul, pas maman !

Odile ne répond rien. Elle s'en va sur la pointe des pieds. Il ne faut pas que le petit malade s'agite. Il est encore dans un état critique. Mais toute la journée elle ne peut s'empêcher de penser à lui et à ce regard comme elle n'en a jamais vu... Quelle blessure, quel drame a pu endurcir à ce point un enfant de cet âge ? Elle est sûre que Michel a un secret et peut-être peut-elle faire quelque chose.

Trois jours ont passé. Volontairement, Odile Vernin n'a plus reparlé avec Michel. Elle s'est contentée des soins et des paroles banales qu'elle échange avec les autres petits malades. Vu son état, il ne fallait à aucun prix le contrarier.

C'est ce qu'a jugé aussi le père de Michel, M. Fournier. Il est venu avec sa femme la première fois, mais la réaction du gamin a été tellement vive qu'il a décidé, depuis, de venir seul.

C'est le matin. Odile s'approche du petit lit. Michel a bien meilleure mine. Maintenant, plus de doute : il est tiré d'affaire. C'est le moment... Elle parle de choses et d'autres avec lui, lui demande le nom de ses nounours, ses émissions préférées à la télé et elle se décide :

— Dis-moi, Michel, pourquoi est-ce que tu ne veux pas voir ta maman ? Elle est très malheureuse de ne pas venir, tu sais ?

Le visage de l'enfant se ferme brusquement. La même expression dure de la première fois apparaît. Il semble d'un seul coup être plus âgé.

— Pourquoi me parles-tu d'elle ?

— Parce que c'est ta maman.

— Non, ce n'est pas ma maman !

— Allons, Michel, c'est toi-même qui l'appelles « maman ».

— Je l'appelle comme ça parce que mon père m'y oblige. Mais ce n'est pas ma mère. C'est seulement sa femme. Ma mère est morte quand j'avais trois ans.

Odile Vernin reste un instant silencieuse. Cet enfant n'est décidément pas comme les autres. Il a des mots, des tournures de phrases, des attitudes d'adulte, mais en même temps, il paraît terriblement fragile, avec ses joues creuses et ses cheveux d'un blond très pâle coupés en brosse...

— Il y a longtemps que ton papa s'est remarié ?

— Deux ans.

— Et elle n'est pas gentille avec toi, ta belle-maman ?

— Elle m'offre des jouets.

— Eh bien alors ?

— Je les range dans mon coffre et je n'y touche pas. Il est plein. Tu vois tous mes nounours qui sont sur le lit ? Ce sont les nounours d'avant, les vrais...

Odile s'efforce de sourire, mais elle est émue par ce drame de l'enfance.

— Tu sais ce qui se passe, Michel ? Tu as eu beaucoup de chagrin à la mort de ta maman et tu ne veux pas qu'une autre prenne sa place auprès de ton papa. Mais cela s'arrangera petit à petit.

Michel la regarde dans les yeux. Elle est, encore une fois, surprise par cet air incroyablement sérieux.

— Tu te trompes ! Je ne lui reproche pas d'être à la place de maman, ni d'être méchante. Je ne l'aime pas, c'est tout. Je n'en veux pas comme maman.

— Je suis sûre que tu ne voudrais de personne.

— Si, je voudrais bien de toi...

Odile Vernin, qui s'était assise sur le lit, se lève, beaucoup plus troublée qu'elle ne le voudrait.

— Il ne faut pas dire de bêtise, Michel... Maintenant, je dois faire mon travail. Tu n'es pas le seul petit garçon, ici.

En s'éloignant, Odile est traversée par une idée absurde : elle aussi aimerait bien avoir Michel comme enfant. Elle n'en a pas eu et elle ne se voit pas près d'en avoir. Elle a divorcé depuis deux ans. Une expérience très pénible. Elle en a gardé une grande méfiance et presque un dégoût des hommes.

Dix jours ont passé. Son traitement terminé, le petit Michel Fournier est en mesure de rentrer chez lui. Son père vient le chercher, toujours seul. Avant de s'en aller, il demande à parler à Odile, qui a été de nouveau changée de service.

M. Fournier est un homme élégant et distingué : visiblement, quelqu'un d'important dans la vie. Mais devant Odile, il semble tout timide.

— Je ne sais comment vous remercier, mademoiselle...

— Me remercier de quoi ?

— De ce que vous avez fait pour Michel. À chaque visite, il me parle de vous. Grâce à vous, son séjour à l'hôpital s'est admirablement passé.

— J'ai été avec Michel comme avec les autres.

— Certainement pas. Il s'est passé quelque chose entre vous deux. C'est peut-être parce que vous ressemblez... à ma première femme...

Odile Vernin ne répond pas tout de suite. Elle finit par déclarer avec une brusquerie qui la surprend elle-même :

— Excusez-moi. Je dois vous quitter. J'ai du travail.

Quatre mois ont passé. Odile Vernin est de nouveau au service des urgences à l'hôpital des Enfants-Malades. Elle rentre juste de vacances, des vacances calmes qu'elle a passées chez ses parents. Elle est détendue. Elle ne s'attend absolument pas à ce qui va suivre...

Une sirène d'ambulance retentit. Deux infirmiers accourent,

portant un brancard. Elle s'approche... Non, ce n'est pas possible ! Cette petite tête blonde et terriblement blanche... L'enfant a un faible sourire.

— Tu vois : je suis revenu...

De nouveau, l'interne de service lance un ordre bref :

— On va pratiquer une intervention. Préparez-le !

Odile Vernin fait rapidement le nécessaire et envoie un baiser à Michel, qui disparaît vers le bloc opératoire... Son père, qui était là, mais auquel elle n'avait pas prêté attention, s'adresse à elle, l'air désemparé :

— Je ne comprends pas ! Michel allait si bien... Le médecin ne comprend pas non plus. Il dit que ce genre de rechute est exceptionnel.

Odile se croit obligée de dire quelque chose.

— Cela va bien se passer, j'en suis sûre.

M. Fournier se met à la regarder avec une sorte de désespoir.

— Quand il sera rétabli, je voudrais que vous lui parliez. Il n'y a que vous qu'il écoutera.

— Pourquoi moi ?

— Parce que c'est vous... Je ne peux pas vous dire autre chose : parce que c'est vous.

Le père de Michel se tait. Odile ne dit rien non plus. Ils attendent ensemble que l'enfant sorte de la salle d'opérations. C'est alors seulement qu'elle prend conscience que la femme de M. Fournier n'est pas là... Que s'est-il donc passé depuis le départ de Michel ?

Trois jours ont passé depuis l'opération du petit Michel Fournier pour la rechute de sa péritonite. L'intervention s'est déroulée aussi bien que possible et Odile Vernin s'est occupée de lui de son mieux. Elle n'a pas voulu parler au gamin des problèmes qu'il pouvait avoir tant que son état restait préoccupant. Michel, de son côté, ne semblait pas désireux de parler non plus. Il se contentait de lui sourire et, malgré ses souffrances, il avait l'air heureux.

Mais aujourd'hui, il va de toute évidence beaucoup mieux. Quand Odile Vernin entre dans sa chambre, elle le trouve assis sur son lit, en train de dessiner. Elle se penche par-dessus son épaule. Michel explique :

— Tu vois, là, c'est le petit loup. Il est malade. Là, c'est le papa loup et là, c'est la maman loup.

Odile Vernin ressent intérieurement un grand soulagement.

— Alors, tu vois que tu l'aimes bien ta maman, puisque tu la mets sur ton dessin...

L'enfant reste un instant silencieux et, brusquement, de tout son être, il éclate en sanglots.

— Ce n'est pas elle la maman loup, c'est toi ! Je ne veux pas te quitter. Je ne veux pas m'en aller de l'hôpital !

Odile est devenue toute pâle.

— Tu n'as pas le droit de dire des choses pareilles ! Tu rentreras chez toi quand tu seras guéri et tu retrouveras ta belle-maman.

Michel arrête de pleurer. Il a un sourire de triomphe.

— Non, je ne la retrouverai pas. Elle est partie !

— Comment ?

— Elle s'est disputée avec papa et elle est partie de la maison.

— Mais pourquoi ?

— Parce que je répétais tout le temps que je voulais te voir. Alors un jour elle a crié, mais papa a crié plus fort et elle est partie... Même qu'elle ne reviendra jamais. Elle a emporté toutes ses affaires dans des valises.

Odile Vernin est bouleversée... Ainsi, elle est indirectement responsable d'un divorce. Elle a, sans le vouloir bien entendu, brisé une famille. Bien sûr, elle n'est pas réellement coupable, pas plus que Michel, qui a agi avec l'égoïsme des enfants... Elle lui demande :

— Et après, qu'est-ce qu'il s'est passé ?

— Après, je suis allé en vacances tout seul avec papa. Je me suis ennuyé. Je lui disais tout le temps que je voulais retourner à l'hôpital. Mais à chaque fois, il me grondait. Et puis on est rentrés il y a une semaine...

— Et tu allais bien à ce moment-là ?

— Oui. Et ça m'embêtait. Parce que je me disais que je ne pourrais plus retourner à l'hôpital.

L'enfant se tait. Odile pousse un cri.

— Michel ! Qu'est-ce que tu as fait ?

— Je me suis souvenu de ce que m'avait dit le docteur. Il m'avait dit : « Si tu veux guérir, il ne faut pas te fatiguer. Surtout, tu ne dois pas courir, ni sauter. » Alors, comme on habite une grande maison et que j'étais tout seul pendant que papa était au travail, ç'a été facile...

Odile se prend la tête dans les mains.

— Michel !

— Avec mes sous, je me suis acheté une corde à sauter. J'ai fait de la corde à sauter dans ma chambre tous les jours. Et après j'allais courir dans le jardin... Ça me faisait mal au ventre, mais j'étais content !... Pourquoi tu pleures comme ça ? Il ne faut pas pleurer. Je ne voulais pas te faire de la peine.

C'est M. Fournier qui a fait les premiers pas. En venant reprendre Michel à sa sortie des Enfants-Malades, il a demandé à Odile Vernin, toujours du même ton timide :

— Pourriez-vous venir de temps en temps chez nous ? Cela ferait tellement plaisir à Michel...

Odile a accepté. Elle est venue plusieurs fois et les choses ont évolué comme on pouvait s'y attendre. Entre elle et M. Fournier, il a bientôt été question de mariage.

Celui-ci a eu lieu six mois plus tard. À la cérémonie, Michel, en garçon d'honneur, était rayonnant. Et il y avait de quoi, c'était son œuvre, son chef-d'œuvre : papa loup avait épousé maman loup !

Le repas du crotale

La bête est là, enroulée sur elle-même, adoptant une forme ronde presque parfaite ; l'harmonie de ses tons gris et jaunes évoque une œuvre d'art. Mais ce n'est pas un objet et son immobilité actuelle peut faire place à une détente d'une rapidité foudroyante.

Gilbert Rousseau le sait parfaitement, tandis qu'il soulève avec douceur le couvercle de verre du vivarium. Tous les serpents sont dangereux, mais le crotale durissus est celui avec lequel il faut prendre le plus de précautions. Les crotales ou serpents à sonnette, ainsi appelés parce qu'ils ont au bout de la queue une sorte de grelot qui sonne quand ils attaquent, possèdent un des venins les plus redoutables de toutes les espèces. Et leur morsure est imparable : même la peau la plus dure ne peut pas résister à leurs crocs biseautés, pointus comme des seringues et durs comme l'acier.

Cela n'empêche pas Gilbert Rousseau d'aimer les crotales, comme tous ses semblables : les vipères, les cobras, et d'en faire l'élevage dans le pavillon qu'il possède en région parisienne. C'est ainsi depuis qu'il est tout jeune : il a la passion des serpents venimeux. Malgré les mises en garde de son entourage et l'hostilité de ses voisins, rien n'a pu le détourner de son insolite et dangereux violon d'Ingres...

Il est dix heures du matin, ce 15 décembre 2000 : c'est le moment où il nourrit ses pensionnaires. Il commence toujours par le repas du crotale, car c'est avec lui qu'il doit faire le plus attention ; les autres, il ne les craint absolument pas, il lui arrive même de les prendre dans la main.

Il n'éprouve pourtant, en cet instant, aucune appréhension particulière : cela fait des années qu'il donne quotidiennement sa pitance au crotale et il n'est jamais rien arrivé. L'animal sait qu'il est nourri par lui et tolère cette intrusion dans son espace vital. Comme tous ses semblables, il ne frappe que pour manger ou s'il se sent menacé. Ce serait le cas si on faisait en sa présence un geste brusque, mais tant qu'on agit avec lenteur, on ne risque rien...

Gilbert Rousseau dépose sur le sable du vivarium les petits morceaux de viande destinés au reptile et c'est alors que l'incident se produit. Le téléphone sonne brusquement. Ce bruit, au moment où il était extrêmement concentré, provoque chez lui un léger sursaut. Ce n'est qu'un mouvement presque imperceptible, mais cela suffit pour que le serpent prenne peur. Il y a un bruit de grelots et une flèche jaune et grise jaillit. Gilbert retire vivement sa main, mais c'est trop tard. Il ressent comme un coup de marteau sur son doigt, tandis qu'il pousse un cri de douleur et d'horreur : il vient d'être mordu par l'un des animaux les plus dangereux qui existent dans la nature...

Il sait qu'il est pratiquement perdu. Il a étudié depuis longtemps dans les livres le mécanisme implacable du poison. Celui-ci va épaissir son sang, ce qui conduira immanquablement à l'embolie fatale. L'issue survient, selon les cas, entre deux et trois heures après la morsure.

Comme la plupart des éleveurs de serpents dangereux, il ne possède pas de sérum : ce sont des produits extrêmement toxiques et se les administrer sans contrôle médical serait prendre un risque mortel. Il regrette pourtant, en cet instant, de n'avoir pas acheté un vaccin contre le crotale durissus dans un des pays où il sévit, afin de le donner à ceux qui vont le secourir. Car il ne sait pas s'il existe en France un seul endroit où trouver le produit.

L'heure n'est pourtant pas aux regrets, mais à l'action. Et agir consiste d'abord à retrouver son calme. Si le venin du crotale peut mettre entre deux et trois heures pour tuer, c'est que de nombreux facteurs entrent en jeu, comme le siège de la morsure ou la température ambiante. Mais le plus important d'entre eux est le rythme cardiaque : plus le cœur bat vite, sous l'effet de l'affolement par exemple, plus il diffuse rapidement le sang infecté et le poison dans l'organisme. Gilbert Rousseau, au prix d'un terrible effort de volonté, parvient à se contrôler. Son cœur qui, un instant plus tôt, lui martelait la poitrine à grands coups retrouve presque une allure normale...

Le téléphone sonne toujours, il se dirige dans sa direction en prenant bien soin de ne pas courir. Il décroche et dit avant d'avoir entendu quoi que ce soit :

— Raccrochez, j'ai été mordu par un serpent, je dois appeler des secours !

Au bout du fil, le correspondant obtempère immédiatement. Gilbert Rousseau ne saura jamais qui c'était et il s'en moque bien. Toujours avec le plus de calme possible, il appelle les pompiers. L'urgence de son cas n'est pas bien difficile à comprendre et ceux-ci arrivent en un temps record. De là, ils l'amènent, sirène hurlante, à l'hôpital Lariboisière qui, leur a-t-on dit, était le seul établissement parisien équipé pour traiter ce genre de cas.

Lorsqu'il arrive à destination, à 10 h 30, Gilbert Rousseau est couvert de sueur, blanc comme un linge, il respire avec difficulté et il est agité de tremblements convulsifs : visiblement, les effets du venin se font sentir plus rapidement que prévu... Le responsable du service antipoisons, le professeur Janvier, affiche une mine sinistre en apprenant qu'il s'agit d'une morsure de crotale durissus. Il n'a aucun sérum à sa disposition, pas plus, d'ailleurs, que contre les autres espèces de l'animal, et il sait qu'il en est de même dans tous les établissements de la région parisienne. Il fait mettre la victime sous assistance respiratoire et lui administre un traitement à base d'anticoagulants pour lutter contre l'épaississement du sang. L'état de l'accidenté s'améliore immédiatement. D'autre part, celui-ci continue à faire preuve du plus grand calme, ce qui retarde d'autant l'échéance fatale. Il faut garder espoir.

Tandis qu'il surveille personnellement le malade, le professeur demande à ses services d'appeler le centre antipoisons de Marseille, qui se trouve être le plus grand de France. Sur les bords de la Méditerranée, la situation est malheureusement la même :

— Non, nous n'avons pas cela. Nous ne sommes pas équipés contre les piqûres de durissus.

Pourtant, les spécialistes de Marseille laissent entrevoir un espoir :

— Vous devriez appeler le Samu 22, celui des Côtes-d'Armor.

— Pourquoi les Côtes-d'Armor ?

— Parce que c'est là que sont concentrés les éleveurs de serpents venimeux de France. On n'en a jamais su la raison, mais c'est ainsi. Eux ont peut-être ce que vous cherchez...

L'instant d'après, le centre antipoisons de Lariboisière est en ligne avec le Samu 22 et, effectivement, ce dernier a peut-être une solution :

— Oui, nous avons eu un cas de ce genre il y a six mois : un éleveur de serpents qui a été mordu par un crotale. On lui a fait une piqûre de sérum.

— Alors vous en avez ?

— Pas nous, lui. Il en possède une provision. Il nous a appelés pour qu'on lui fasse l'injection. Nous allons essayer de le contacter. Nous vous rappellerons...

Renseignement pris, l'éleveur en question s'appelle Jacques Duprat. Il tient un vivarium réputé à Guingamp où sont montrés derrière des vitres, dans un environnement naturel reconstitué, toutes sortes de serpents : des boas, des anacondas, des vipères et, bien sûr, des crotales... Le joindre n'est pas long. Malheureusement, il y a un problème :

— Ce n'est pas un crotale durissus qui m'a mordu, c'est un crotale horridus. J'ai bien du sérum mais uniquement pour cette espèce.

— C'est très différent ?

— J'aurais tendance à dire que non. Les deux serpents sont

très proches. De toute manière, je ne pense pas qu'il y ait une seule dose de vaccin contre le durissus en France.

— Alors, on arrive chez vous pour le prendre.

— Je vais l'apporter moi-même. Cela ira plus vite. Je suis en moto. Où voulez-vous que je l'apporte ?

— À la gendarmerie de Guingamp. Merci pour votre aide...

Dès lors, c'est une terrible course contre la montre qui commence. Il est près de 11 heures. Il y a un peu plus de trois quarts d'heures que Gilbert Rousseau a été mordu. Le plan mis au point par le Samu 22 et la gendarmerie consiste à apporter le sérum sur le vol régulier Quimper-Paris d'Air Littoral, qui part dans une heure. Or, Quimper est à cent vingt kilomètres. Un motard de la gendarmerie peut faire facilement le trajet dans les délais et l'avion décollera aussitôt pour atterrir à Orly à 12 h 45. Il restera un quart d'heure pour rallier l'hôpital Lariboisière. Cela pourra suffire, mais tout juste !

Pendant ce temps, au chevet du malade, l'atmosphère ne reflète pas cette tension. Gilbert Rousseau fait toujours preuve d'un calme stupéfiant. Son état reste, d'ailleurs, aussi satisfaisant que possible, sous l'effet du traitement provisoire que lui administre le professeur Janvier, en attendant le sérum. Le médecin, pour ne pas l'alarmer, lui donne de fausses nouvelles rassurantes :

— Le vaccin est en route. On en a trouvé en région parisienne. Il sera là dans quelques minutes. Ne vous inquiétez pas.

— Je ne m'inquiète pas.

Effectivement, sur le moniteur cardiaque branché à côté du lit, les battements affichent un rythme parfaitement régulier. La partie semble bien engagée. Reste à savoir si les effets du vaccin pour le crotale horridus conviendront pour le durissus. Le professeur Janvier, à qui on a communiqué l'information, doit humblement reconnaître qu'il n'en a pas la moindre idée. Il est alors midi : dans un peu moins d'une heure, on sera fixé...

Hélas, non ! L'attente va être plus longue, à cause d'un contretemps totalement imprévu. Les conditions météo, déjà mauvaises en ce 15 décembre, s'aggravent brusquement : le brouillard se lève sur Orly, rendant impossible l'atterrissage. Un dialogue dramatique s'engage entre le pilote et les aiguilleurs du ciel, qui veulent dérouter l'appareil sur Bruxelles.

— J'ai une dose de sérum pour quelqu'un qui a été mordu par un serpent. Je demande l'autorisation de me poser quand même.

— Totalement exclu : c'est trop dangereux. D'ailleurs, les pistes sont fermées.

— Une vie est en jeu !

— Il y a peut-être une possibilité de vous faire atterrir à Roissy. On va voir...

Peu après, les contrôleurs rappellent l'avion : c'est d'accord pour Roissy.

Atterrir à Roissy fait augmenter la durée de vol de vingt minutes environ, sans compter le trajet pour gagner Paris. Jusque-là, on était juste dans les temps, maintenant, la course contre la mort semble perdue : il y aura au bas mot une demi-heure de retard, le venin du crotale durissus va accomplir son œuvre...

Dans la chambre de l'hôpital Lariboisière règne une atmosphère d'angoisse. Chacun, l'œil fixé sur sa montre, a commencé un terrible compte à rebours : plus qu'une demi-heure, un quart d'heure, cinq minutes... Lorsque arrivent les treize heures fatidiques, on apprend que l'avion vient tout juste d'atterrir à Roissy, tout est perdu !

Et pourtant, peut-être pas... Car, au chevet de l'accidenté, la situation n'est pas si mauvaise que cela. Certes, Gilbert Rousseau n'est pas dans une forme olympique, mais il est loin de se trouver à l'article de la mort : sa respiration est plus régulière, on a même débranché l'assistance respiratoire.

C'est une demi-heure plus tard que le sérum arrive enfin et que se produit le coup de théâtre. Lorsqu'il a en main la précieuse ampoule contenant le remède contre le crotale horridus, le professeur Janvier fait cette déclaration stupéfiante :

— Je crois que je ne vais pas l'utiliser.

Et, devant ses collaborateurs médusés, il commente sa décision :

— L'état général du patient est bon et un sérum est toujours dangereux, d'autant qu'il ne s'agit pas exactement du produit approprié. Les anticoagulants devraient suffire...

C'est exactement ce qui s'est passé : Gilbert Rousseau s'est rétabli rapidement et complètement grâce au seul traitement de substitution mis en place à l'hôpital Lariboisière. Tous les efforts déployés à travers la France, de Paris à Marseille, de Marseille à Guingamp, de Guingamp à Roissy, à moto, en avion, n'ont servi à rien. Ils étaient, en fait, inutiles.

Alors, cela voudrait-il dire que le reptile jaune et gris à sonnette n'est pas si dangereux qu'on le prétend ? Peut-être, mais il n'est pas recommandé de tenter l'expérience.

Le hasard choisit les siens

Le printemps est précoce à Londres, en cette année 1906 : début avril, les marronniers de la clinique Sainte-Marie sont déjà tous en fleur. Les marronniers sont, à vrai dire, le seul élément de gaieté dans la clinique, un ensemble de bâtiments vétustes, aux façades noires de poussière et de fumée. Malgré tout, l'établissement est réputé sur le plan médical et même à la pointe du progrès, en ce début de XXe siècle. C'est, en particulier, un des seuls endroits d'Angleterre où l'on pratique la vaccination contre la typhoïde.

Mais la clinique Sainte-Marie n'est pas seulement un lieu où l'on traite les malades, elle abrite aussi un laboratoire de recherche. Celui-ci est à l'image de l'établissement, c'est-à-dire à la fois rébarbatif par son décor et remarquable par ses méthodes et ses résultats.

Ce jour-là, dans le laboratoire, deux hommes discutent avec animation. Le premier, une sorte de colosse au teint coloré et à la barbe noire taillée en carré, est Almroth Wright, le directeur. C'est une personnalité connue dans tout Londres. Il est célèbre pour sa faconde, ses éclats de voix, ce qui ne l'empêche pas d'être un spécialiste incontesté en bactériologie, discipline toute nouvelle à l'époque. Le second, Jeremy Freeman, est son assistant. Longiligne, distingué, il a tout à fait l'allure qu'on peut attendre d'un jeune Anglais de bonne famille. Almroth Wright s'adresse à lui de sa voix bien timbrée :

— Alors, vous l'avez trouvé, cet oiseau rare ?

— Non seulement je l'ai trouvé, mais je l'ai convoqué. Il ne va pas tarder à arriver. Il s'appelle Alexander Fleming. C'est un excellent tireur. Il a été le champion de son régiment pendant la guerre des Boers...

Il faut préciser, en effet, que Freeman s'est mis en tête de fonder un club de tir à la clinique. À l'époque, le sport règne en maître dans la société britannique et on embauche souvent plus en fonction des résultats dans telle ou telle discipline sportive qu'en raison des aptitudes professionnelles proprement dites... Le directeur de la clinique Sainte-Marie a une exclamation de surprise après ce qu'il vient d'entendre :

— La guerre des Boers ! C'est un soldat ou un médecin ?

— C'est un original, surtout... Il a d'abord travaillé dans un bureau, il s'est engagé dans l'armée sur un coup de tête et, au retour, il a commencé des études de médecine. Mais il très doué, très brillant même. Vous allez pouvoir en juger...

Et, quelque temps plus tard, Alexander Fleming se trouve dans les locaux exigus et sombres du laboratoire de la clinique Sainte-Marie, aux paillasses encombrées de cornues, d'alambics et de récipients de toutes sortes. On se demande en le voyant comment il a bien pu embrasser, ne serait-ce que provisoirement, la carrière militaire. C'est un grand jeune homme qui garde un reste de l'enfance. Ses yeux bleus rêveurs, ses cheveux blonds lui donnent quelque chose de fragile et d'inspiré ; incontestablement, il a des allures d'artiste... Almroth Wright l'interroge avec autorité :

— Savez-vous ce que nous faisons ici, monsieur ?

— Je l'ai entendu dire : des recherches bactériologiques.

— Et la bactériologie vous attire ?

— À vrai dire, je comptais me spécialiser en chirurgie, mais cela ne fait rien, j'aime l'imprévu.

— Alors, soyez le bienvenu et soyez bon tireur au club de Freeman !...

L'imprévu, le hasard : c'est ce qui va marquer de bout en bout l'existence d'Alexander Fleming. S'il n'avait pas eu l'idée saugrenue de partir pour la guerre, il ne serait pas devenu champion de tir et il aurait été chirurgien au lieu de se retrouver bactériologiste. Mais ce hasard, qui semble guider ses débuts et qui va lui permettre de faire la découverte de sa vie, n'est en fait qu'une apparence. Le hasard n'est rien si on ne sait pas saisir les occasions qu'il vous propose. Pour profiter du hasard, il faut être prêt, ou, pour reprendre la formule de Pasteur, qui lui aussi a révolutionné la médecine peu auparavant, « le hasard choisit les siens ».

Alexander Fleming, qui se dispose à entrer dans le laboratoire d'Almroth Wright, est né vingt-cinq ans plus tôt, à Lochfield Farm, en Écosse, dans une famille d'agriculteurs aisés. Bien que visiblement doué sur le plan intellectuel, il est d'une nature nonchalante, il aime flâner dans la nature et semble avant tout un contemplatif. Il répugne à faire des études et entre très jeune dans une compagnie de navigation londonienne comme comptable. Les chiffres ne tardent pas à l'ennuyer et il quitte tout pour l'Afrique du Sud où vient d'éclater la guerre des Boers. Une fois sur place, il ne manifeste guère d'aptitudes militaires, exception faite du tir où il se révèle un champion. Il démissionne dès qu'il le peut et rentre à Londres.

Il a tout juste vingt ans et il ne sait trop que faire. C'est alors qu'une conversation avec son frère aîné Tom le détermine. Tom, qui est médecin, lui déclare :

— Mon cher Alex, tu es beaucoup trop doué pour rester dans un bureau, étudie la médecine.

Alexander objecte :

— Peut-être, mais comment vais-je payer mes études ?

Quelques semaines plus tard, l'objection tombe d'elle-même. Il fait un petit héritage inattendu — le hasard, encore une fois — qui lui apporte les ressources nécessaires pour mener à bien sa médecine. Il est particulièrement doué, passe brillamment ses concours et, à peine a-t-il ses diplômes en poche, qu'il se voit recruté par Freeman, qui cherche un tireur d'élite pour son club... Tel est son parcours, un peu chaotique, jusqu'à ce printemps 1906.

Alexander Fleming se sent immédiatement à l'aise dans l'environnement peu engageant de la clinique Sainte-Marie. Il s'entend avec Almroth Wright, qui est pourtant son exact opposé tant pour le comportement que pour le caractère. Expansif, volubile, Wright est un meneur d'hommes, sachant admirablement communiquer son enthousiasme à ses collaborateurs. C'est aussi un orateur hors pair, qui a le don d'intéresser le grand public à ses recherches. Il est même si connu hors du milieu médical que George Bernard Shaw l'a mis en scène dans une de ses pièces.

Fleming, lui, est tout le contraire, il est timide, maladroit, taciturne et, lorsqu'il est obligé de s'exprimer, il le fait d'une voix monocorde et hésitante. Mais Almroth Wright sait immédiatement voir les qualités qui se cachent derrière ces apparences et l'encourage à aller de l'avant. C'est donc avec beaucoup d'ardeur que, passé ses visites aux malades, le jeune Alexander se livre à la recherche. Il consacre une bonne partie de la nuit à étudier les divers microbes, en particulier les staphylocoques, agents de nombreuses infections cutanées, comme l'acné, les furoncles, l'anthrax ou l'impétigo.

Car Alexander Fleming n'est pas seulement impressionné par la forte personnalité de Wright, il a la plus grande admiration pour ses travaux... À l'époque, la bactériologie est balbutiante et, dans ce domaine, on ne peut que faire œuvre de pionnier. Les microbes, que Pasteur a découverts tout récemment, sont des êtres vivants et, pour les détruire, deux solutions sont possibles.

La première, la chimiothérapie, consiste à les empoisonner par des substances chimiques. Elle a abouti à la découverte des sulfamides, qui ont donné des résultats encourageants, mais qui sont impuissants dans les affections les plus graves. La seconde voie, dont Almroth Wright est le plus éminent représentant, la biothérapie, consiste à faire détruire les microbes par d'autres êtres vivants ou par des substances fabriquées par le vivant. Ses adeptes suivent en cela une autre formule de Pasteur : « La vie empêche la vie. » Et, dans cette direction, Almroth Wright semble particulièrement avancé. Il a formulé la théorie de l'opsonine. Il s'agit d'une substance dont il faut munir les germes pathogènes pour que les globules blancs, gardiens de l'organisme contre l'infection, puissent les dévorer. Il s'agit en quelque sorte de rendre les bactéries infectieuses appétissantes. Cette idée à la fois audacieuse et brillante n'a débouché sur rien, mais à l'époque elle semble riche de promesses et Alexander Fleming se jette à corps perdu dans son exploration...

Trois années passent ainsi, fiévreuses, décevantes, car elles n'apportent pas de résultat, mais exaltantes malgré tout. Ce sont aussi des années de gêne. La clinique Sainte-Marie vit de dons privés et, en l'absence de réussite, ceux-ci ont tendance à diminuer. Heureusement, le bactériologiste allemand Paul Ehrlich vient à Londres en 1909 et, tout naturellement, partage de longs moments avec l'équipe de la clinique Sainte-Marie. Ehrlich est le plus remarquable représentant de l'école chimiothérapique. Avant de partir, il remet à Wright, Freeman et Fleming une provision de salvarsan, le plus actif des antibactériens chimiques. Comme on ne peut pas le trouver ailleurs en Angleterre, le public afflue pour s'en procurer et le laboratoire peut surmonter ses difficultés financières.

1914 : c'est la guerre et, avec elle, la lutte contre l'infection devient vitale. Fleming est envoyé dans un laboratoire de bactériologie à Boulogne, dont, encore une fois, Almroth Wright est le directeur. Le laboratoire vaccine sans relâche contre la typhoïde, ce qui sauve de nombreuses vies, mais il ne peut faire face à la tâche, qui est immense. Avec la guerre apparaissent des maladies qu'on croyait disparues : le typhus, le choléra, la variole, et les blessures sont autant de causes d'infection. Les balles et les obus forment dans la chair des trous dans lesquels s'incrustent des fragments d'uniforme, de la terre, des débris de toutes sortes renfermant des milliards de bactéries qui entraînent la gangrène et la mort.

Face à l'urgence, il n'est plus question de recherche à long terme. L'équipe se tourne vers l'autre voie, les médicaments chimiques. En employant en particulier le salvarsan, Wright et les siens parviennent à quelques résultats, mais ils restent tragiquement impuissants devant les affections les plus graves, en particulier devant la gangrène qui emporte sous leurs yeux des milliers de soldats...

La guerre va aussi avoir pour Alexander Fleming la plus inattendue des conséquences : elle lui apporte l'amour... Elle est jeune, belle, riche, très riche même, puisque c'est l'héritière de grands propriétaires terriens irlandais ; elle s'est engagée comme infirmière dans l'armée et elle a été affectée à Boulogne, dans la même unité que le laboratoire bactériologique.

Fleming la côtoie quotidiennement pendant près de quatre ans. Ils se voient, ils se parlent, ils sympathisent, ils sont faits l'un pour l'autre, mais sorti de ses staphylocoques, le jeune homme est incapable de voir ce qui crève les yeux... L'année 1918 n'est pas loin de se terminer et la guerre avec elle, les armées vont être démobilisées et chacun va rentrer au foyer, alors elle n'y tient plus. Au beau milieu d'un de ses innombrables exposés sur les mérites comparés de la bio- et de la chimiothérapie, elle l'interrompt par cette question :

— Alex, voulez-vous m'épouser ?

Et, comme il reste sans voix, elle poursuit :

— Voyez-vous, nous sommes si différents tous les deux que nous nous accorderons parfaitement. Alors, votre réponse ?...

C'est oui et c'est le début d'une union qui durera toute leur vie. De retour à Londres, ils se marient. Elle reste dans le milieu médical et ouvre une clinique privée. Fleming est désormais à l'abri du besoin et trouvera dans son épouse son meilleur soutien...

Au laboratoire de la clinique Sainte-Marie, la vie quotidienne reprend. Alexander Fleming est maintenant le directeur, mais ces responsabilités ne changent rien à son existence. Il travaille toujours avec acharnement dans la voie qui était celle d'Almroth Wright : la lutte contre les microbes au moyen d'organismes vivants. Seulement, aucune découverte ne vient le conforter dans ses recherches. Il y a longtemps que la piste de l'opsonine a été abandonnée et le découragement commence à le gagner. Est-il bien raisonnable de continuer ainsi ? N'est-ce pas plutôt Ehrlich qui a raison ? Est-ce qu'il ne vaudrait pas mieux se tourner vers la chimiothérapie, essayer de trouver, par exemple, un antibactérien plus puissant et plus actif que le salvarsan ?

Il en est là de ses travaux et de ses états d'âme, lorsque le destin et le hasard viennent frapper de nouveau à sa porte. C'est l'hiver 1922 et, dans les locaux toujours aussi mal aménagés et mal chauffés du laboratoire, Fleming s'est enrhumé. Il étudie à cette époque une variété de staphylocoques inoffensifs, mais qui ont la particularité étonnante de former des colonies de couleur jaune. Il prend une coupelle pour l'étudier au microscope et découvre alors un phénomène surprenant : à un endroit du récipient, un rassemblement de staphylocoques a disparu, car au milieu d'un entassement compact de colonies jaunes s'étale une large tache vide.

Il réfléchit intensément. Quelque chose est arrivé dans le récipient et a détruit les microbes, mais quoi ?... La réponse ne tarde pas à venir : il avait le nez qui coulait et c'est une goutte de ses sécrétions nasales qui, en tombant dans la culture microbienne, a produit ce résultat ! Comme il est toujours enrhumé, recommencer l'expérience ne pose pas de problème et le résultat est spectaculaire : sous son microscope, les staphylocoques sont littéralement en train de se désintégrer. Il se pose alors une autre question : est-ce que cette propriété est limitée aux sécrétions nasales ou s'étend, par exemple, aux larmes ? Il se précipite vers son assistant et lui adresse cette phrase, qui lui fait ouvrir des yeux ronds :

— Allez me chercher des oignons !

Les oignons font pleurer abondamment Alexander Fleming, ainsi qu'une bonne partie du personnel de la clinique, qu'il soumet à la même épreuve. Il a bientôt une éprouvette entière de larmes, qu'il déverse sur une nouvelle culture microbienne et le résultat est de nouveau sans appel : c'est la déroute chez les staphylocoques, ils ont tous disparu, ils se sont volatilisés !

Il faut maintenant isoler la substance active. Il y parvient et lui donne un nom : le lysozyme. Est-ce que le combat contre les microbes mortels vient de franchir un pas décisif ? Est-ce que le premier antibiotique, médicament dont le principe est vivant et non chimique, vient de voir le jour ? Hélas, le fol espoir qui naît en lui et qui s'empare également de ses collaborateurs est de courte durée. Le lysozyme est bien actif, mais uniquement contre les microbes inoffensifs, il n'a pas la moindre action contre ceux qui représentent un danger. Cette découverte est remarquable sur le plan théorique, mais sur le plan pratique et thérapeutique, elle est sans application.

Elle a pourtant, pour Alexander Fleming, une importance capitale : elle le conforte dans la direction qu'il a choisie. Alexander Fleming va poursuivre son idée : chercher un principe vivant pour combattre les microbes. La solution viendra des antibiotiques et non des sulfamides. Il était prêt à renoncer, à abandonner le vivant pour se tourner vers la chimie, mais un rhume et la goutte au nez en ont décidé autrement !

Septembre 1928, six années ont passé. Dans le jeu de cache-cache entre Alexander Fleming et le hasard, va avoir lieu une nouvelle rencontre et celle-ci sera la bonne. Ce matin-là, un jeune biologiste vient lui demander où il en est de ses travaux. Fleming s'empare de la culture microbienne qu'il avait étudiée la veille. Il le fait avec précaution, car le récipient contient des streptocoques purulents, des germes extrêmement dangereux. Mais en le prenant, il s'aperçoit que le couvercle a dû être mal mis, car l'air s'y est engouffré et une grande moisissure s'étale à l'intérieur. Beaucoup auraient poussé un juron de contrariété et auraient jeté le tout, pas Fleming, qui possède au plus haut point la qualité première d'un savant, la curiosité. Il va chercher son microscope pour voir à quoi ressemble la moisissure. Son examen terminé, il se redresse, considère le jeune biologiste qui lui fait face et déclare simplement :

— C'est drôle !

C'est cette litote toute britannique qui a salué la plus grande découverte de l'histoire de la médecine. Car ce que dévoile le microscope de Fleming est proprement miraculeux ! À l'endroit de la moisissure, les streptocoques ont disparu. C'est exactement ce qui s'était produit avec les sécrétions nasales et les larmes, à la différence près qu'il s'agit, cette fois, de germes mortels. Ce qu'Alexander Fleming a sous les yeux et ce que son jeune visiteur découvre, ébahi à son tour, c'est le salut de millions et de millions d'individus, c'est la victoire de l'humanité sur ses plus terribles maladies !

Bien évidemment, Fleming se met au travail sur-le-champ, avec passion, avec fureur. Il faut d'abord savoir de quelle moisissure il s'agit. D'aspect, elle ressemble à celle du pain, des fruits gâtés ou du vieux cuir. Si tel était le cas, ce serait extraordinaire, car on pourrait s'en procurer comme on veut, mais il convient d'être prudent, les espèces de moisissures étant très nombreuses. Et, vérification faite, il s'agit d'une des plus rares d'entre elles, le *Penicillium notatum*, découvert récemment en Norvège. Comment a-t-elle atterri dans le laboratoire de la clinique Sainte-Marie ? Il n'y a pas de réponse à cette question. Le hasard s'est montré généreux, voilà tout.

Quoi qu'il en soit, d'autres expériences révèlent la prodigieuse puissance du *Penicillium notatum*. Mis en présence des microbes les plus divers, il produit des ravages. Il se révèle trois fois plus efficace que le plus fort antiseptique connu, un produit chimique : l'acide phénique pur.

Une fois avéré qu'il est efficace, il faut s'assurer que le *Penicillium notatum* n'est pas dangereux pour l'homme et peut être employé en thérapeutique. Encore une fois, les résultats sont satisfaisants : la moisissure est totalement inoffensive pour l'organisme. Maintenant, il faut passer sans hésiter à la dernière étape : pratiquer un essai sur l'être humain.

Alexander Fleming n'a pas à aller bien loin. Une femme écrasée par un autobus a été récemment admise à la clinique Sainte-Marie. On a été obligé de l'amputer, mais la gangrène s'est installée, la fièvre est très forte et les médecins ont perdu tout espoir de la sauver. Avec l'accord de ses collègues, Fleming fait donc la tentative de la dernière chance. Il recouvre la blessure d'une compresse trempée dans la moisissure. L'effet est nul, la malade ne tarde pas à mourir. Mais cela ne le décourage pas : de toute évidence, la solution était trop diluée, il faut la concentrer et l'administrer de manière interne, par piqûres ou comprimés.

Il s'agit donc de fabriquer de la pénicilline à l'état pur, or c'est un travail de chimiste et il n'y en a pas dans le laboratoire de la clinique Sainte-Marie. Il ne devrait pas être difficile de convaincre l'un d'eux de se mettre au travail, mais c'est là que la personnalité de Fleming va jouer contre lui. Ah, s'il avait la faconde d'Almroth Wright, s'il savait annoncer la découverte de la pénicilline avec le même enthousiasme vainqueur que ce dernier avait vanté l'opsonine ! Mais lorsque, début 1929, Alexander Fleming fait une communication sur ses travaux devant une assemblée médicale, c'est un échec. Ce n'est pas un orateur, il déteste se mettre en avant, il n'a pas l'air de croire vraiment à ce qu'il affirme, il est terne, effacé, hésitant. C'est à peine si on l'écoute. Il reste seul et n'a pas les moyens d'aller plus avant dans ses travaux. Des années sont perdues dans le combat contre les maladies infectieuses et l'aventure de la pénicilline se poursuivra sans lui.

1938 arrive à sa fin... Chacun sent que la guerre est proche et la recherche en matière bactériologique redouble d'ardeur. Le titulaire de la chaire de pathologie d'Oxford est alors un Australien, le docteur Howard Florey. Il s'intéresse de très près aux travaux de Fleming, notamment sur le lysozyme. Il a aussi en sa possession la communication que ce dernier a faite sur la pénicilline au congrès de 1929, mais comme les autres, il n'en a pas saisi l'importance.

Howard Florey engage alors un jeune biochimiste allemand d'origine russe, chassé de son pays par les nazis, Boris Chain, et lui demande de travailler sur le lysozyme. Chain s'exécute mais il découvre le rapport sur la pénicilline et comprend, lui, tout de suite de quelle découverte fabuleuse il s'agit. Il termine au plus vite la tâche que lui a confiée son directeur et, en lui remettant ses notes, il le supplie de le faire travailler sur la pénicilline. Howard Florey perçoit à son tour l'importance de la découverte de Fleming, mais il objecte :

— C'est un travail considérable. Cela nécessite des moyens que nous n'avons pas.

La réponse ne décourage pas le jeune Allemand.

— Il faut intéresser le mécénat américain. Me permettez-vous de m'en charger ?

Howard Florey y consent et Boris Chain fait ce qu'Alexander Fleming avait été incapable de faire : il « vend » la pénicilline.

Il rédige non seulement un rapport rigoureux sur le plan scientifique, mais il y ajoute des considérations humanitaires et morales sur les bouleversements qu'une telle découverte peut apporter, spécialement avec la guerre qui menace. La réponse ne tarde pas. La fondation Rockefeller adresse au laboratoire d'Oxford un chèque de 5 000 dollars, Chain peut se mettre au travail...

Mais il a beau être un des biochimistes les plus doués de sa génération, il rencontre les pires difficultés : dès qu'il veut isoler la pénicilline, elle disparaît. Tout l'institut d'Oxford travaille fébrilement derrière lui : la guerre vient d'être déclarée et chacun sent que l'enjeu est crucial. Enfin, par des procédés compliqués, en la fixant sur l'éther, en la congelant et en la réduisant en poudre, il arrive à produire en quantité infinitésimale un sel de couleur brunâtre. Ses propriétés sont ahurissantes : il suffit d'une goutte de solution diluée au millionième pour tuer les streptocoques les plus dangereux. C'est la victoire, mais elle est malheureusement incomplète, car la substance est en trop petite quantité.

La seule solution possible est industrielle. Dans des circonstances dramatiques — c'est la défaite française de 1940, l'Angleterre est bombardée en permanence et risque d'être envahie —, Howard Florey et Boris Chain tentent de convaincre les grandes usines chimiques du pays de se consacrer à la fabrication de la pénicilline. Mais celles-ci refusent : elles sont requises par la défense nationale et ne peuvent produire que ce que le gouvernement leur ordonne de faire. Le laboratoire d'Oxford reste donc le seul à fabriquer la pénicilline et sa tâche est clairement définie : il lui faut en produire une quantité suffisante pour traiter une personne, en espérant que, devant le résultat, les autorités donneront le feu vert à la fabrication.

Le choix du malade est crucial. Pour que la démonstration soit irréfutable, il faut que son cas soit si grave qu'il soit impossible qu'il ait pu être guéri autrement. Chain et Florey se décident pour un policier dont la lèvre inférieure a été infectée. Son organisme tout entier est devenu la proie des streptocoques, tous ses organes son atteints, son sang est complètement empoisonné et il est couvert d'innombrables abcès. De toute évidence, il est à la dernière extrémité. On lui injecte toute la réserve péniblement réunie depuis de longs mois. L'effet est miraculeux : les abcès cicatrisent, la fièvre tombe, le policier est sur la voie de la guérison. Hélas, il faudrait continuer les injections et il n'y a plus rien. L'homme meurt peu de temps après.

Mises au courant de l'expérience, les autorités ne sont pas convaincues. Bien sûr, il y a eu cette rémission, mais une rémission, si spectaculaire soit-elle, n'est pas aussi probante qu'une guérison. C'est non à la fabrication industrielle de la pénicilline. En voulant trop bien faire, en choisissant un cas trop grave, les responsables du laboratoire d'Oxford ont échoué...

Alors, ils se tournent une nouvelle fois vers les États-Unis. Ceux-ci ne sont pas encore en guerre, les usines peuvent produire comme elles veulent et, là-bas, les esprits sont plus ouverts à la nouveauté que sur le Vieux Continent. Devant l'importance de la chose, Howard Florey décide de s'y rendre en personne. Il parcourt tout le pays et il finit par découvrir à Peoria, dans l'État de l'Illinois, un grand laboratoire spécialisé dans le traitement des eaux polluées, qui est très au courant des moisissures. Son directeur, le docteur Coghill, comprend immédiatement la portée de la découverte et il a les moyens de démarrer la production à une grande échelle. Bientôt, le médicament, au début réservé à l'armée, est suffisant pour couvrir les besoins militaires. La production civile commence, alors que les États-Unis sont à leur tour entrés en guerre.

Pendant ce temps, Alexander Fleming est resté silencieux. Il a continué imperturbablement ses recherches dans le laboratoire vétuste de la clinique Sainte-Marie, tout en se tenant, bien sûr, au courant de la destinée de sa découverte. Or, au début 1942, un de ses amis les plus chers est brusquement frappé d'une méningite. On le soigne avec des sulfamides, qui sont sans effet, la maladie étant trop virulente. Fleming demande à Florey s'il peut lui donner un peu de pénicilline. Celui-ci offre tout ce qu'il a et le malade est sauvé.

Ce premier cas de guérison due incontestablement à la pénicilline fait sensation. Le *Times* y consacre son éditorial et proclame que la fabrication de la pénicilline est une nécessité nationale. Fleming, Chain et Florey deviennent du jour au lendemain célèbres. C'est ce dernier qui mène la campagne, qui répond aux médias, qui fait le siège des autorités, et non Fleming, toujours aussi mal à l'aise pour se mettre en avant. Mais cette fois, la partie est gagnée. Le gouvernement britannique décide la fabrication industrielle de la pénicilline. À la fin 1942, il y en a assez pour les besoins de l'armée et de la population.

Fleming s'est vu décerner le prix Nobel de médecine, en 1945, conjointement avec Chain et Florey. Par la suite, couvert d'honneurs et considéré par tous comme un bienfaiteur de l'humanité, il n'a cessé de manifester la même modestie, parlant de « chance », de « hasard ». Mais en faisant preuve de cette humilité, il ne se rabaissait nullement. Pour profiter du hasard, il faut être digne de lui, et si quelqu'un l'a été toute sa vie, c'est bien lui !

Les mains de Mary

Le docteur Elmer Schmidt, médecin-chef de la clinique Saint John, à New York, se penche au chevet d'une de ses malades, Kathy Harvey. Celle-ci, qui dort sous ses couvertures, a eu beaucoup de chance. Elle est la seule survivante de la terrible maladie qui a emporté sa famille : son mari et ses deux fils sont morts de la typhoïde. Elle-même, bien qu'atteinte en même temps qu'eux, a survécu. C'est que la typhoïde reste une maladie redoutable en cette année 1906. Même si on en connaît la cause, un bacille, on n'en a toujours pas trouvé le remède.

Le docteur Elmer Schmidt considère attentivement Kathy Harvey. Elle est cliniquement hors de danger, mais l'épreuve morale qu'elle a subie et les séquelles importantes que laisse la typhoïde imposent la prudence. Malgré tout, il importe de savoir : quatre cas dans une même famille, ce n'est pas une épidémie, mais c'est beaucoup trop... À trente-sept ans, Elmer Schmidt s'est imposé comme un spécialiste des maladies infectieuses, ce qui lui a valu ce poste envié de médecin-chef à l'hôpital Saint-John, un des plus modernes de New York. Elmer Schmidt réveille doucement sa malade.

— Alors, madame Harvey, on se sent mieux ?

La malade murmure un faible oui.

— J'ai besoin de savoir comment la maladie a pu entrer chez vous. D'autres vies sont peut-être en jeu, vous comprenez ?

— Oui, docteur.

— Est-ce que vos fils vous avaient parlé de quelque chose ? Un de leurs camarades aurait été malade ?

— Non, pas du tout.

— Votre mari à son travail ?

— Non.

— Vous-même ?

— Attendez... C'est sans doute absurde, mais je pense à Mary.

— Qui est Mary ?

— Mary Mallone, notre bonne. Dans la place qu'elle occupait auparavant, ses patrons étaient morts de la typhoïde. Cela ne peut pas avoir de rapport puisqu'elle-même n'avait pas été malade, mais enfin, c'est une coïncidence...

— Qui étaient ses anciens patrons ?

— M. et Mme Jones. Ils habitaient la même rue que nous.

Le docteur Schmidt adresse quelques mots d'encouragement à Mme Harvey et s'en va. Il tient à tout prix à rencontrer cette Mary Mallone, car il a en tête une idée très désagréable...

Mais le pavillon qu'habitaient les Harvey à Long Island, un quartier résidentiel de New York, est fermé. Le docteur doit se renseigner chez la voisine.

— Mary ? Elle est partie. Elle a été chercher une autre place...

La voisine ne sait pas où est allée la bonne. Elle sait, en revanche, où habitaient les Jones. Leur maison se trouve quelques dizaines de mètres plus loin. La sœur de Mme Jones y habite toujours. Le docteur Schmidt décide de s'y rendre. Il a senti qu'il y a là quelque chose de grave qui passe bien avant son travail à l'hôpital.

Le pavillon des Jones ressemble à s'y méprendre à celui des Harvey. Samantha Jones, qui vient ouvrir, est une femme d'une cinquantaine d'années. Elle est un peu surprise des questions du docteur mais y répond avec une grande précision.

— Mary Mallone ? Ma pauvre sœur m'en avait parlé avant de mourir. Il se trouve que dans la place qu'elle avait occupée auparavant, le fils de ses patrons était mort, lui aussi, de la typhoïde.

— Vous savez le nom de ces gens ? Leur adresse ?

— Ils s'appelaient Martin, mais leur adresse, je ne sais pas... C'est important ?

— Bien plus que vous ne pouvez l'imaginer !

Martin est un nom aussi courant aux États-Unis qu'en France. Toutefois, avec l'âge du fils décédé et la date approximative de son décès, le docteur Elmer Schmidt parvient à retrouver les parents. Ils habitent la 112e Rue, dans le centre de New York. Ils se souviennent parfaitement de Mary Mallone, qui avait été d'un grand dévouement au moment de la maladie de leur fils. Les Martin, eux aussi, ont bonne mémoire. À la question du docteur Schmidt, ils finissent par répondre :

— Ses anciens patrons ? C'étaient des Italiens d'origine... Barlini. Oui, c'est cela : Barlini. C'est curieux, eux aussi sont morts de la typhoïde.

Une semaine plus tard, le 24 mars 1906, le docteur Elmer Schmidt entre dans le bureau de Jack O'Grady, directeur du Service municipal de santé. Cela fait plus de six jours qu'il parcourt la ville en tous sens. Et ce qu'il a découvert est tellement grave qu'il a peur de ne pas être cru. Pourtant, ce n'est que la stricte vérité.

— Je viens vous annoncer une catastrophe, un cataclysme ! Et nous n'en sommes malheureusement encore qu'au début. Une femme sème la mort dans la ville en donnant la typhoïde à ceux qu'elle approche. Elle s'appelle Mary Mallone.

Ce préambule n'émeut pas le directeur de la santé new-yorkaise.

— Cela n'a pas de sens, voyons ! Comment pourrait-on contaminer quelqu'un sans être malade soi-même ?

— C'est justement possible. Le professeur Eberth, qui a découvert le bacille, est en train de faire des recherches à ce sujet. Dans certains cas très rares, après avoir eu une forme bénigne de la maladie, on peut se trouver à la fois immunisé et porteur de germes. Ils se logent dans les mains, et Mary Mallone est cuisinière.

— Et selon vous... ?

— Elle a tué ces personnes littéralement de ses mains... En

tout, on peut estimer le nombre de victimes à trois cent cinquante.

— Qu'est-ce que vous dites ?

— Je suis arrivé à retrouver toutes les places qu'elle a eues depuis qu'elle s'est engagée pour la première fois comme cuisinière, en 1902. Dix-sept de ses employeurs sont morts. Mais eux-mêmes, avant de mourir, et d'autres qui ont survécu ont contaminé d'autres personnes. En tout, je vous répète qu'environ trois cent cinquante personnes sont mortes à cause d'elle.

Cette fois, Jack O'Grady, le responsable du Service municipal de santé, a compris.

— Vous n'avez aucune idée de l'endroit où elle peut être ?

— Non. Après les Harvey, ses derniers employeurs, j'ai perdu sa trace. Mais je peux vous donner son signalement et je pense que si toute la police s'y met...

— Toute la police va s'y mettre, vous pouvez me faire confiance !

27 mars 1906. Il faut croire que le signalement donné par le docteur Elmer Schmidt était ressemblant puisque, trois jours plus tard seulement, la police new-yorkaise réussit à retrouver Mary Mallone.

Elle est dans un pavillon de Long Island, pas très loin de celui des Harvey, dans une famille sans histoires, les Wilson. Un inspecteur explique la situation aux Wilson, tandis que Mary Mallone est dans la cuisine ; il explique aussi ce qui va suivre, ce qui n'est pas inutile car, si l'on n'est pas prévenu, il y aurait de quoi être impressionné. Une heure plus tard, deux hommes sonnent chez les Wilson. Ils portent un masque à gaz, une combinaison blanche et des gants. Ils se dirigent rapidement vers la cuisine, ils ouvrent la porte...

Mary Mallone est là, en train de préparer le repas. C'est une robuste fille de vingt-cinq ans, blonde, aux joues roses. Rarement on a vu un être aussi débordant de santé. Comment imaginer que c'est l'image même de la mort ?

Mary Mallone d'abord ne comprend pas, puis elle crie, se débat, mais elle se retrouve rapidement dans l'ambulance qui attendait dehors et qui démarre aussitôt. À l'hôpital Saint John, Mary est conduite au laboratoire du docteur Elmer Schmidt. Tandis que les deux policiers la maintiennent, le docteur gratte la peau d'un de ses doigts et examine le prélèvement au microscope.

L'œil collé à son instrument, le docteur Schmidt pousse un cri... C'est une véritable horreur, un bouillon de culture ! Il y a des dizaines, des centaines de bâtonnets mortels... Le cri du docteur a surpris Mary Mallone, qui le regarde, l'air inquiet :

— Qu'est-ce qu'il y a ? Je suis malade ?

— D'une certaine manière oui. Disons que vous rendez les autres malades.

La jeune femme se remet à crier.

— Ce n'est pas vrai ! Je n'ai rendu personne malade.

Le docteur Elmer Schmidt sent bien qu'elle ne peut pas comprendre. Mais comment faire autrement ?

— Il va falloir vous garder à l'hôpital. Sans quoi vous risquez de tuer trop de gens.

— Ce n'est pas vrai. Je n'ai tué personne. On n'a pas le droit !

— Ce n'est pas vous, Mary Mallone, ce sont vos mains. La mort est dans vos mains.

Du coup, la jeune femme se tait. Elle lève ses mains à hauteur de ses yeux. Elles sont larges, roses et potelées. Elle les tourne et les retourne comme des marionnettes. Elle répète, avec une intonation qui exprime à la fois l'incrédulité et le dégoût :

— La mort... La mort...

Et elle se laisse entraîner par le docteur dans la chambre du pavillon spécial qui lui a été préparée.

Le soir même, la nouvelle est connue dans la presse. Les New-Yorkais apprennent ce qui s'est passé avec horreur, mais en même temps avec un soupir unanime de soulagement.

Enfin, presque unanime. Car quelqu'un n'est pas du même avis ou, du moins, fait semblant. Pour se rendre intéressant sans doute, un jeune avocat de New York, Michael Branton, commence une campagne de presse virulente : « De quel droit interne-t-on Mary Mallone ? A-t-elle commis un délit ? Non.

A-t-elle été reconnue folle ? Non. Alors, il s'agit d'une séquestration arbitraire. La municipalité de New York a violé les lois de l'État. Il faut libérer immédiatement Mary Mallone ! »

Libérer Mary Mallone, c'est remettre la mort en circulation dans les rues de la ville. Et pourtant, sur le plan strictement légal, l'avocat a raison : rien ne justifie l'internement de la jeune femme.

La municipalité de New York est à quelques mois des élections. Elle ne peut pas se permettre un faux pas qu'exploiteraient ses adversaires. Le 24 avril 1906, après un mois seulement, Mary Mallone est libérée. Quand la presse l'apprend, c'est la panique. Où va-t-elle aller ? Et si elle se faisait engager comme cuisinière dans une école ? Des dizaines d'enfants mourraient de la typhoïde ! Où est Mary Mallone ? Il faut la retrouver à tout prix. Certains parlent même de l'abattre comme une bête enragée.

Juin 1911 : où est Mary Mallone qui, cinq ans plus tôt, avait semé la panique à New York en propageant le virus de la typhoïde partout sur son passage ? À vrai dire, plus personne, jusqu'à ce mois de juin 1911, n'a entendu parler d'elle. Depuis cinq ans, aucun cas suspect de typhoïde ne s'est déclaré... Alors que s'est-il passé ? A-t-elle disparu ? A-t-elle cessé de porter la mort dans ses mains ?

En fait, après sa libération, Mary Mallone a préféré se mettre au vert. Elle a compris qu'à New York elle ne retrouverait jamais de place et elle a décidé d'aller à la campagne, où on ne la connaissait pas. Elle s'est fait engager dans une ferme et elle s'est occupée des bêtes. La typhoïde n'étant pas transmissible aux animaux et elle-même ne préparant plus les repas à ses maîtres, tout s'est bien passé pendant cinq ans...

Seulement, au début de ce mois de juin 1911, Mary Mallone en a eu assez. Malgré ses apparence de fille de la campagne, son teint rouge et son physique robuste, c'est une vraie New-Yorkaise et sa ville natale a fini par lui manquer... D'ailleurs, qu'est-ce que cela voulait dire toutes ces histoires à propos de ses mains ? Le docteur qui l'avait enfermée s'était trompé. Est-ce qu'elle a donné la mort aux bêtes qu'elle a soignées et à ses maîtres ? Le docteur est un imbécile, ils sont tous des imbéciles !

Le 14 juin 1911, Mary Mallone débarque à la gare centrale de New York... Il vaut mieux être prudente. Dans son esprit simple, elle imagine la seule supercherie dont elle soit capable : elle va changer de nom. Au lieu de Mary Mallone, elle va se faire appeler Mary Bancroft...

Mary Bancroft parcourt avec ravissement les rues de New York. Jamais elle ne s'est sentie aussi bien ! Elle est chez elle et elle va pouvoir reprendre sa véritable profession : cuisinière.

Elle passe sur la 5e Avenue lorsqu'une pancarte à la vitrine d'un restaurant attire son attention : on demande une cuisinière... Elle pousse la porte. Elle a tout pour inspirer confiance. Pourquoi est-ce qu'on ne l'engagerait pas sur-le-champ ? Et on l'engage sur-le-champ.

4 juillet 1911. Le docteur Elmer Schmidt, toujours médecin-chef de l'hôpital Saint-John, spécialisé dans les maladies infectieuses, est préoccupé : il a trente-cinq malades de la typhoïde dans son établissement et il sait en outre qu'une centaine de décès ont eu lieu dans la ville au cours des deux dernières semaines... Tout cela lui rappelle fâcheusement une certaine mésaventure cinq ans plus tôt. Il interroge les malades qui se trouvent chez lui. Est-ce qu'ils n'auraient pas engagé récemment une bonne correspondant au signalement de Mary Mallone ? La réponse est négative. Le docteur Schmidt finit par se dire qu'il s'est trompé, qu'il s'agit d'une simple recrudescence de la maladie... C'est alors qu'en continuant à parler avec ses malades, il se rend compte qu'ils ont tous un point commun : ils ont été manger dans un restaurant de la 5e Avenue.

Elmer Schmidt s'y précipite. Il donne le signalement de Mary Mallone.

— Est-ce que cela vous dit quelque chose ?

— Tout à fait. C'est tout le portrait de Mary Bancroft, notre cuisinière... Enfin, notre ancienne cuisinière.

— Comment cela « votre ancienne cuisinière » ?

— Elle est partie il y a une semaine. Elle nous a quittés sans nous donner d'explication.

— Et elle vous a dit où elle allait ?

— Non. Ou plutôt elle nous a juste dit qu'elle allait dans un autre restaurant...

Un autre restaurant ! Pour la police et les autorités sanitaires de New York, c'est la mobilisation générale.

La typhoïde continue à faire des centaines de victimes. On finit par découvrir que le nouveau foyer de contagion est une pizzeria du Bronx. On s'y précipite. Trop tard : Mary est partie ailleurs, et les victimes s'accumulent de nouveau.

Ce jeu de cache-cache dure six mois. Au bout de six mois, enfin, le docteur Elmer Schmidt reçoit un coup de téléphone à l'hôpital. L'appel émane du docteur Arnold, un collègue, médecin-chef d'une clinique voisine :

— Docteur, sauriez-vous reconnaître Mary Mallone ?

— Évidemment. Pourquoi ?

— Parce que j'ai quinze cas de typhoïde dans mon établissement. Et l'intendant a engagé la semaine dernière une nouvelle cuisinière, une jeune femme assez forte au teint rouge, genre fille de la campagne. Elle s'est inscrite sous le nom de Mary Bancroft.

— Elle est toujours là ?

— Oui.

— Ne bougez pas, j'arrive !

Cette fois, c'était bien la fin de la liberté pour Mary Mallone, et la fin de la terreur pour les habitants de New York. La Cour suprême, appelée à trancher, a décidé qu'il était légal que la pauvre fille, qui n'avait rien fait, mais qui était tout de même responsable, soit internée pour le salut de tous.

Depuis la fin de 1911, Mary Mallone n'a jamais retrouvé les rues de New York. Elle a été enfermée dans un pavillon de l'hôpital Saint John et n'en est jamais sortie. Elle est morte vingt-sept ans après, en 1938, à l'âge de cinquante-quatre ans.

Au moment de sa mort, les journaux ont publié le bilan définitif des décès dont elle était responsable directement ou indirectement : elle avait tué plus de mille trois cents personnes, selon l'expression du docteur Schmidt, « de ses mains ».

Les os de verre

Le « pin-pon » de la voiture des pompiers retentit de manière régulière et lugubre, tout au long des rues de Gagny, dans la banlieue parisienne. Assise à l'arrière du véhicule, Simone Lefèvre est penchée au-dessus d'une petite forme allongée sur un brancard. Seul son visage terriblement blanc dépasse des couvertures. L'enfant gémit de manière continue, laissant parfois échapper des cris.

— Bobo, maman !

— Ça va aller, ma chérie...

Tout en s'efforçant de sourire, pour rassurer la fillette, Simone Lefèvre pousse intérieurement un gros soupir. « Ça va aller » : elle n'en est pas certaine du tout. Michèle, sa fille, n'a pas deux ans et il y a près de six mois que les malheurs s'accumulent autour d'elle.

Tout a commencé lors de ses premiers pas. Elle avait dix-huit mois, elle était en train de jouer dans le séjour, lorsque, abandonnant la position à quatre pattes, elle s'est dressée sur ses jambes. Ravie et émerveillée, comme le sont toutes les mamans, Simone lui a tendu les bras pour qu'elle vienne la rejoindre. La fillette a progressé maladroitement dans sa direction, mais elle s'est pris les pieds dans le tapis, elle s'est étalée de tout son long et s'est mise à pleurer. Simone Lefèvre l'a relevée en riant et l'a prise dans ses bras, mais l'enfant, au lieu de se calmer, a continué à hurler de plus belle. Inquiète, Simone l'a conduite aux urgences de l'hôpital de Gagny. Les radios ont révélé une fracture du bras.

Jusque-là, il n'y avait rien d'anormal, cela faisait partie des petits malheurs qui arrivent dans la vie de tous les jours. C'est un mois après que Simone Lefèvre a commencé vraiment à s'inquiéter. Elles rentraient toutes les deux de l'hôpital où on avait enlevé le plâtre de l'enfant. Le médecin avait dit que tout allait bien, mais à peine arrivée à la maison, Michèle est tombée de nouveau et s'est fracturé le bras exactement au même endroit. Il a fallu la plâtrer comme la première fois.

Comment une telle malchance était-elle possible ? Simone Lefèvre s'en est inquiétée auprès des médecins de l'hôpital. Sa fille n'avait-elle pas une fragilité particulière ? On lui a fait des réponses vagues, du genre :

— Il y a des enfants à qui il n'arrive jamais rien et d'autres qui n'ont que des ennuis. C'est comme ça...

Lorsqu'on a retiré pour la deuxième fois le plâtre à la fillette et qu'elle est rentrée avec elle à la maison, Simone était morte de peur. Qu'allait-il se passer maintenant ? C'était d'autant plus difficile pour elle qu'elle élève seule ses enfants... Il faut dire que la vie n'a pas été tendre avec elle. Elle s'est mise en ménage, il y a quelques années, avec Joachim, un Portugais. Ils ont eu un premier enfant, Alain, mais lorsqu'il a appris qu'elle était de nouveau enceinte, Joachim est parti pour ne plus revenir. Toutes les tentatives qu'elle a faites pour le retrouver ont été vaines. Peut-être est-il rentré dans son pays, elle ne sait pas, elle ne saura jamais.

Alors que faire ? Simone Lefèvre n'est pas riche, elle habite dans une HLM. Mettre Michèle à la crèche, il n'en était pas question, elle avait bien trop peur qu'il ne lui arrive quelque chose au contact des autres enfants. Heureusement, une voisine s'est proposée pour la garder dans la journée et tout s'est bien passé jusqu'à ce soir.

Elle était dans la cuisine, en train de préparer le dîner, Michèle jouait avec son frère, à qui, pourtant, Simone avait recommandé de prendre toutes les précautions avec la petite. Elle a entendu un hurlement dans la chambre des enfants. Michèle était à terre, se tenant la jambe, Alain jurait, en pleurant, qu'il n'y était pour rien, qu'elle avait glissé toute seule.

C'était sans doute vrai, et même s'il l'avait un peu bousculée, qu'est-ce que cela changeait ? Un enfant ne se casse pas la jambe en jouant dans sa chambre... Dans la voiture des pompiers, Simone Lefèvre secoue la tête avec angoisse. Cela fait trois fois ! Qu'est-ce qui arrive ? Mon Dieu, qu'est-ce qui arrive ?...

À l'hôpital de Gagny se répète la scène dont Simone a, hélas, l'habitude. L'enfant est conduite à la radio et l'interne de service vient lui annoncer qu'il s'agit d'une fracture. Seulement, cette fois, il ne lui adresse pas des banalités plus ou moins rassurantes. Il a l'air soucieux, très soucieux.

— J'ai étudié le dossier de votre fille. Ça fait trois fractures et elle n'a pas deux ans. Ce n'est pas normal.

L'inquiétude qui n'avait pas quitté Simone Lefèvre s'accroît encore.

— Qu'est-ce que c'est ?

— Je ne sais pas exactement. Tout ce que je sais, c'est que ce n'est pas normal... Ce n'est pas la peine de rester. Revenez demain.

Simone aimerait bien encore poser des questions, mais l'interne, l'air bourru, a tourné les talons et elle repart seule, avec ses angoisses et ses interrogations.

Le lendemain, en raison de son travail, elle ne peut pas être là avant la fin de l'après-midi. Lorsqu'elle se présente à la réception pour demander dans quelle chambre se trouve sa fille, elle s'entend répondre :

— Elle n'est plus là.

— Comment ça « plus là » ?

— On l'a transférée dans un autre établissement. La personne responsable va vous répondre...

Quelques instants plus tard, elle se retrouve devant l'interne de la veille. Elle se précipite au-devant de lui.

— Qu'est-ce qui est arrivé à ma fille ?

— Rien. Elle va aussi bien que possible. Mais nous avons signalé son cas et la justice l'a placée dans un centre d'accueil.

— Mais ce n'est pas possible !

— C'est ce qu'on fait toujours dans les cas de fractures à répétition chez les enfants...

— Mais c'est affreux ! C'est injuste !

— Je suis désolé, madame. C'est au juge qu'il faudra dire tout cela.

— Le juge ?...

— L'affaire est entre ses mains...

Simone Lefèvre est abasourdie. Non seulement elle vit un cauchemar à cause de l'état de santé de Michèle, mais elle se voit maintenant accusée d'être un bourreau d'enfant. Dominant son indignation et sa douleur, elle parvient à demander :

— Je pourrai tout de même la voir ?

— Certainement.

— Où est-elle ?

Et l'interne cite une adresse à plusieurs kilomètres de là...

La directrice du centre d'accueil est une femme sans âge, qui la reçoit on ne peut plus froidement. Lorsque Simone se présente, elle acquiesce d'un signe de tête.

— Madame Lefèvre... Parfaitement : les fractures multiples. L'enfant va bien. Souhaitez-vous la voir ?

— Mais bien sûr !

— Il faut que je vous mette au courant du règlement : vous avez droit à une heure de visite par semaine et en ma présence. Si vous choisissez de voir votre fille maintenant, vous ne pourrez pas la voir avant la semaine prochaine.

— Mais ce n'est pas assez ! Qu'est-ce qu'elle va devenir sans moi ?

— Nous sommes parfaitement équipés pour nous occuper d'elle. Alors, que décidez-vous ?

— Je veux la voir...

En voyant arriver sa mère, la petite Michèle a un cri de joie. Simone se force à simuler la gaieté et à oublier la présence muette de la directrice pendant l'heure qu'elle passe avec elle. Lorsqu'elle doit partir, sur un signe discret de cette dernière, l'enfant éclate en sanglots déchirants... Une fois qu'elle est seule avec la directrice, Simone Lefèvre se tourne vers elle :

— Alors, est-ce qu'elle a l'air d'un enfant martyr ? Vous voyez bien qu'elle m'aime et qu'elle a besoin de moi !

Mais la femme sans âge lui répond sèchement :

— Ça ne veut rien dire. Les enfants sont souvent attachés à ceux qui les maltraitent.

Pendant le mois et demi qui suit, Simone Lefèvre ne voit sa fille que cinq heures. C'est pour elle un véritable cauchemar, d'autant que la directrice a toujours la même attitude glaciale à son égard. Mais Michèle supporte plus mal encore la situation. À chaque fois que sa mère la quitte, elle fait une véritable crise de nerfs...

Simone Lefèvre croit avoir touché le fond du désespoir, mais le pire l'attend encore... Lorsqu'elle reçoit la convocation du juge, elle ne ressent rien d'autre qu'un immense soulagement. Enfin, elle va pouvoir s'expliquer ! Cette erreur monstrueuse va prendre fin, on va lui rendre Michèle !

Le juge la reçoit dans un bureau encombré de dossiers. C'est un petit homme qui disparaît presque sous les piles de paperasses. Derrière son bureau, une secrétaire au visage fatigué se tient à son clavier pour prendre sa déposition. Cette vision cause un soudain malaise à Simone. Elle prend conscience qu'elle n'est qu'un numéro parmi d'autres, que la justice est une énorme machine qui peut, dans son fonctionnement, écraser ceux qui ont affaire à elle... Le juge, après lui avoir jeté un rapide coup d'œil, la prie de s'asseoir. Elle est si décontenancée et impressionnée qu'alors qu'elle s'était juré de s'expliquer avec lui, elle reste muette.

— L'hôpital de Gagny nous a alertés à propos des fractures à répétition de votre fille : trois entre un an et demi et deux ans.

Le magistrat sort plusieurs feuillets d'une chemise.

— Une assistante sociale a fait une enquête de proximité à votre domicile. Voici la déposition de votre voisine, Mme Vieri : « Je n'ai jamais vu Mme Lefèvre maltraiter sa fille, mais j'ai entendu souvent la petite pleurer et crier. D'autre part, lorsque je l'avais à garder chez moi, j'ai remarqué qu'elle était triste et qu'elle semblait avoir peur, surtout les derniers temps. »

Simone Lefèvre reste abasourdie, sonnée, comme si elle avait pris un coup sur la tête… Mme Vieri, si bonne, si gentille, en qui elle avait toute confiance, à qui elle avait choisi de confier Michèle, parce qu'elle était sûre qu'auprès d'elle elle ne risquerait rien ! Comment une telle trahison est-elle possible ? Comment peut-on dire des choses pareilles ?… Elle retrouve quand même ses esprits pour rétorquer :

— Michèle pleurait et criait comme tous les enfants. Et si elle paraissait inquiète ces derniers temps, ce n'est pas étonnant : elle s'était cassé deux fois le bras et elle avait peur que cela recommence.

— Laissez-moi poursuivre, s'il vous plaît… Je cite maintenant le directeur du libre-service en bas de votre immeuble : « Mme Lefèvre s'est toujours montrée sévère avec ses enfants, spécialement avec sa fille. Je l'ai même vue la gifler une fois dans mon magasin. »

Simone Lefèvre a l'impression de tomber dans un abîme… Quelle mère n'a pas donné une gifle un jour ou un autre ? Est-ce que cela signifie qu'on est un bourreau d'enfants ? Et cela continue : le juge s'empare d'un autre feuillet et poursuit sa lecture.

— J'ai également une déposition de votre gardien d'immeuble. « Mme Lefèvre a très mal supporté le départ de son concubin. Depuis, elle a de violents accès de colère et elle est très capable de s'en prendre à ses enfants, spécialement à sa fille… »

Le concierge à présent ! Cette fois, cela dépasse tout ! Bien sûr qu'elle a mal supporté le départ de Joachim, qui l'a abandonnée du jour au lendemain alors qu'elle était enceinte. Quant à ses violents accès de colère, c'est vrai qu'elle en a eu, mais pas contre ses enfants, contre le concierge lui-même. C'est un bon à rien, un alcoolique, qui laisse l'immeuble dans un état lamentable. Elle a eu plusieurs altercations avec lui à ce sujet. Elle a même écrit à l'Office des HLM pour demander son remplacement. Il a dû l'apprendre et il se venge…

Le juge redresse la tête et la regarde entre deux piles de papiers.

— Alors, madame ? Qu'avez-vous à répondre à tout cela ?

— Ce sont des racontars, des jalousies, des méchancetés. Il n'y a pas un mot de vrai !

— Vous affirmez que ce sont des faux témoignages ?

— Je ne dis pas ça. Les gens ne savent pas ce qu'ils disent. Ils ne se rendent pas compte...

Dans un coin de la pièce, le clavier de la secrétaire crépite, notant implacablement toutes ses paroles. Simone se sent tomber dans un abîme. Elle cherche désespérément des arguments.

— Je ne suis pas une mère indigne. Mon fils Alain a cinq ans. Est-ce qu'on m'a jamais accusée d'avoir fait quelque chose contre lui ?

Le juge hoche la tête lentement. Il n'a absolument pas l'air convaincu.

— Justement, madame, justement... Les cas de maltraitance ne concernent le plus souvent qu'un seul des enfants, qui devient le souffre-douleur. Voyez-vous, dans votre cas, on pourrait voir les choses ainsi : votre fils, conçu et élevé à un moment où le couple était uni, n'éveille chez vous que des sentiments normaux, alors que vous étiez enceinte de votre fille quand votre conjoint vous a quittée. Malgré vous, elle vous rappelle sa trahison et vous vous vengez sur elle de ce qu'il vous a fait...

— Mais c'est monstrueux !

Le juge ne répond pas. Il se contente de la regarder et Simone se dit qu'il est en train de penser comme elle, à cette différence près que, dans son esprit à lui, c'est elle le monstre... Elle continue pourtant à se défendre.

— Allez demander la vérité à Michèle ! Elle vous dira, elle !

— On n'interroge pas un enfant de deux ans.

— Mais enfin, si je l'ai martyrisée, comme vous avez l'air de le supposer, elle n'aurait pas que des fractures, elle aurait des traces de coups, des ecchymoses, des bleus, des brûlures, que sais-je ?

Contrairement à ce qui s'était passé jusque-là, le magistrat semble prendre en considération cette dernière objection.

— Effectivement. J'ai sous les yeux l'examen médical qu'a subi votre fille et elle ne présente aucune trace de ce genre.

C'est assez curieux et c'est même troublant. D'autre part, les enquêtes de moralité vous concernant, tant à votre travail qu'auprès de vos proches, sont excellentes. C'est pourquoi je n'ai pas rendu mes conclusions. J'ai demandé un supplément d'information.

Le supplément d'information réclamé par le juge ne sera pas nécessaire : il arrive de lui-même le lendemain, de la manière la plus brutale. Le soir, lorsqu'elle rentre chez elle, Simone Lefèvre est accueillie par la sonnerie du téléphone. Elle décroche, c'est la directrice du centre. Elle n'a plus du tout la voix glaciale qu'elle avait jusque-là. Elle a l'air terriblement ennuyée et mal à l'aise.

— Madame Lefèvre, je dois vous présenter mes excuses. J'avoue que j'ai pensé que vous étiez coupable de mauvais traitements sur Michèle. Mais maintenant, malheureusement...

— Comment ça « malheureusement » ? Qu'est-ce qui lui est arrivé ?

— Je n'y suis pour rien, je vous le jure ! On lui a retiré son plâtre avant-hier. Avec une infirmière, nous lui avons fait faire ses premiers pas avec ses béquilles. Mais elle a glissé, elle est tombée et elle s'est recassé la jambe, exactement au même endroit...

— J'arrive !

— Ce n'est pas la peine, madame. Elle n'est plus là. Le médecin de l'établissement a jugé qu'il fallait la conduire à l'hôpital Necker, à Paris. C'est certainement un cas qui relève d'un spécialiste...

Une heure plus tard, Simone Lefèvre est à l'hôpital Necker-Enfants-Malades. Elle trouve Michèle dans son lit. Elle vient d'être opérée, tout s'est bien passé, mais elle n'est pas encore entièrement réveillée. Simone préfère ne pas la déranger davantage, d'autant qu'une infirmière vient la trouver.

— Le professeur Lantier vous attend, madame. Il a examiné votre fille et il voudrait vous parler.

— Qui est le professeur Lantier ?

— Le spécialiste des maladies génétiques à l'hôpital...

Quelques minutes plus tard, Simone Lefèvre se trouve dans

le bureau du professeur. La soixantaine, grisonnant, lunettes cerclées, ce dernier a tout à fait l'air du personnage savant et important qu'il est. Cela ne l'empêche pas de s'adresser à la jeune femme avec beaucoup d'humanité.

— J'ai appris les épreuves que vous avez traversées, madame, et je suis de tout cœur avec vous. Mais il ne faut pas en vouloir au personnel soignant. Il a avant tout pour souci de protéger l'enfant. Il ne pouvait pas savoir...

— Savoir quoi ? Qu'est-ce qu'a ma fille ?

— Une maladie génétique très rare : l'ostéogenèse imparfaite, qu'on appelle aussi la maladie des os de verre. Les os du sujet se brisent exactement comme s'ils étaient en verre. Il y a environ deux mille personnes atteintes en France.

Simone est blême. Elle a l'explication du mystère des fractures à répétition qui ont failli l'envoyer devant le tribunal. Mais elle n'est pas soulagée, bien au contraire. À l'angoisse sur son sort personnel a succédé une autre bien plus grande, concernant Michèle.

— Qu'est-ce qui va lui arriver ? Est-ce qu'il y a un traitement ?

— Pas pour l'instant. Mais on obtient des résultats avec des médicaments fortifiant les os et avec la pose de broches. C'est ce que nous avons fait en opérant votre fille tout à l'heure. Elle ne se cassera plus cette jambe, pas au même endroit en tout cas.

— Et est-ce que je vais pouvoir la garder avec moi ?

— Ce ne serait pas prudent. Il vaut mieux qu'elle soit pour le moment dans un milieu spécialisé. Mais gardez espoir, la médecine fait des progrès rapides...

C'est ce que fait depuis Simone Lefèvre : elle garde espoir, même si elle est remplie d'inquiétude pour son enfant de verre si fragile. Que lui arrivera-t-il quand elle quittera l'établissement protégé où elle se trouve ? C'est que le monde est si dangereux et les gens si méchants...

Le guérisseur

Le cabinet du docteur Salvatore Ruggieri est situé au 716, 9e Rue à New York. Une adresse qu'on pourrait croire résidentielle, quand on ne connaît pas la ville, mais les New-Yorkais, eux, savent bien ce qu'est la 9e Rue : elle traverse de part en part le quartier italien. C'est une des artères les plus pauvres, les plus sordides de la cité, surtout en cette année 1933, quatre ans après le début de la grande crise.

Le cabinet du docteur est situé au sixième étage d'un immeuble lépreux enlaidi, comme tous les autres, par un escalier métallique extérieur depuis longtemps rouillé.

Dans son petit trois-pièces qui lui sert à la fois de cabinet professionnel et de logement, le docteur Ruggieri attend ses clients. Il y a longtemps qu'il a renoncé à l'exercice de la médecine proprement dite. De toute façon, ses malades n'ont pas les moyens de se payer des médicaments coûteux et encore moins des séjours à l'hôpital. Alors, il prescrit le plus souvent ce qu'attendent de lui ces immigrés italiens superstitieux et mystiques : des images de la Madone, des prières à réciter en prenant sa tisane, des flacons d'eau bénite. Le tout pour quelques cents, ce qui lui permet tout juste de survivre...

Oui, à quarante ans, le docteur Ruggieri traverse une mauvaise passe. D'ailleurs on lui donnerait plus que la quarantaine ; ce sont peut-être ses cheveux déjà rares, son visage bouffi d'une mauvaise graisse, son regard morne... En fait, le docteur n'est guère plus à l'aise matériellement que ses patients, qui pourtant font partie de la population la plus misérable de New York. Pour lui comme pour eux, la seule préoccupation est d'avoir de quoi manger le lendemain.

Pourtant, depuis quelque temps, le docteur Ruggieri a un espoir... Il a remarqué que ses clientes — car ce sont surtout des femmes qui viennent le consulter — lui parlaient fréquemment de leurs problèmes amoureux. Alors, il a mis au point une thérapeutique personnelle dont il attend de grands résultats : des pilules aphrodisiaques pour celles qui se plaignent de la négligence de leur mari et, à l'inverse, un mélange de sa composition, à base de salpêtre et de bière, pour endormir les ardeurs jugées excessives par quelques-unes de ces dames. Depuis plusieurs mois donc, le docteur Salvatore Ruggieri a commencé à adjoindre aux remèdes religieux ses deux nouvelles spécialités. Et le rendement n'a pas l'air si mauvais... Sans doute ses clientes se sont-elles passé le mot, car maintenant elles sont plusieurs à venir le consulter régulièrement.

Et, ce 3 mai 1933, quand il entend retentir la sonnette, le docteur Ruggieri va ouvrir avec un sourire confiant. C'est l'heure du rendez-vous de Stella Simons, une jeune femme qui a beaucoup de problèmes avec son époux et à qui il a déjà prescrit ses médications appropriées. Salvatore Ruggieri pressent qu'il tient là une bonne cliente. Il ne se doute pas que la consultation qui va suivre va orienter sa carrière vers de tout autres activités.

Stella Simons a pris place dans le fauteuil fatigué, face au bureau du docteur. C'est une jeune femme brune, jolie, vive et expressive. Sans être à proprement parler élégante, elle est habillée avec goût. C'est l'une des rares clientes du docteur qui ne soient pas dans le besoin. Son mari est propriétaire de la pizzeria quelques numéros plus bas dans la 9e Rue.

Le docteur Ruggieri lui sourit d'un air engageant :

— Alors, chère madame, quel a été le résultat de notre petit traitement ?

Mais la jeune femme secoue la tête avec accablement.

— C'est une catastrophe, docteur... Mon mari me délaisse plus encore qu'avant.

Salvatore Ruggieri lève un sourcil interrogateur.

— Vous ne lui avez pas donné les pilules comme je vous l'avais prescrit ?

— Si, je les lui ai proposées au dîner, en lui disant que c'était pour son estomac. Je m'étais même faite belle ce jour-là, j'avais changé de robe et de coiffure... Ah, on ne peut pas dire que le remède ait été inefficace ! Tout de suite après avoir avalé la dernière bouchée, il a couru chez sa maîtresse. Je ne l'ai revu que le lendemain. Et pendant trois jours ça a été la même chose...

Le docteur soupire. Il sent déjà qu'il va perdre une cliente. Mais Stella Simons continue sa douloureuse histoire :

— Alors j'en ai eu assez de le voir partir chez cette fille. La quatrième fois, j'ai fait l'inverse. J'ai mis la potion, l'autre chose que vous m'aviez donnée, dans son vin. Là aussi le résultat a été immédiat, il s'est endormi tout de suite après le dîner. La seule différence, c'est qu'il a été la rejoindre le lendemain matin...

Le docteur Ruggieri se tait. Il ne voit pas quoi dire, si ce n'est que ses médicaments sont au point sur le plan purement physique, mais n'ont malheureusement pas le pouvoir de changer les sentiments.

Pourtant la jeune femme n'a pas l'air d'avoir envie de s'en aller. Elle reste songeuse un moment, et tout à coup elle éclate en sanglots.

— Ça ne peut plus durer comme ça, docteur. Il y a des moments, même, où je souhaiterais que mon mari disparaisse...

Mais elle se reprend et secoue la tête tristement :

— Je dis ça, docteur, mais il ne faut pas me croire. Qu'est-ce que je ferais toute seule ? Je n'ai que lui dans la vie.

Salvatore Ruggieri ne répond pas. Il se contente de reconduire courtoisement sa cliente. Mais dans son esprit, quelque chose est en train de se produire. Pourquoi faut-il qu'il repense, en cet instant précis, à ce que lui a dit Stella Simons lors de sa première visite ? Elle lui avait parlé de ses difficultés financières, notamment des lourdes traites que devait payer tous les mois son mari pour son assurance-vie… Ah, c'est presque dommage que Stella n'ait pas tout à coup quelqu'un dans sa vie, quelqu'un qui lui donnerait envie que son époux si décevant disparaisse et qui lui demanderait, en échange de ce service, de partager l'assurance avec elle !

Le docteur Ruggieri se regarde dans la glace de son cabinet de toilette. Il détaille sans complaisance son visage gras prématurément usé, son regard morne, ses paupières qui plissent. Non, décidément, il ne ferait jamais la conquête de sa jeune cliente. Il est trop quelconque, trop fatigué, et d'ailleurs il n'a jamais su parler aux femmes. Et c'est presque malgré lui que le docteur Ruggieri se met alors à penser à son ami Tullio Valente, le coiffeur pour dames, juste en bas de l'immeuble. Tullio, le don Juan du quartier italien, dont les aventures innombrables sont devenues légendaires… S'il s'occupait de la femme et lui du mari ?

Le docteur calcule rapidement : l'assurance doit représenter dans les 10 000 dollars ; la moitié pour la veuve, la moitié à se partager entre Tullio et lui, cela fait 2 500 dollars chacun, l'équivalent d'une année au moins de travail minable, dérisoire, à prescrire des talismans religieux ou des mixtures pour maris volages…

Il ne faut pas plus d'une heure au docteur Ruggieri pour convaincre le coiffeur, qu'il retrouve dans sa boutique après le départ de la dernière cliente. Au début, bien sûr, l'autre fait des difficultés, il arpente la pièce avec de grands gestes en lui déclarant qu'il est devenu fou. Et puis, peu à peu, il pense à la situation de son commerce, qui périclite comme tous ceux du quartier. Si les Italiennes de la 9e Rue sont trop pauvres pour se payer des remèdes véritables chez le médecin, elles le sont tout autant pour aller se faire coiffer régulièrement chez lui… À la fin, Tullio commence à faiblir. Il demande des précisions :

— Mais pour le… enfin… la disparition, tu es sûr de ton coup au moins ?

Le docteur Ruggieri écarte l'objection d'un geste :

— Qu'est-ce que tu crois, je ne suis pas médecin pour rien. Non, la seule chose difficile, c'est de faire la conquête de Stella.

Le coiffeur, qui est de petite taille, bombe le torse tout en se passant la main sur ses cheveux noirs et sa courte moustache soigneusement gominés.

— Pour la conversation en tête à tête, je ne crains personne. Et puis, n'oublie pas, j'ai la voiture...

Ah, la voiture de Tullio le coiffeur, c'est quelque chose ! Une vieille Ford qu'il a lui-même repeinte en rouge et dont il astique régulièrement avec amour tous les chromes... Elle ne passe pas inaperçue quand, le soir suivant, il la gare juste en face de la pizzeria des Simons.

Lui-même a belle allure dans son costume des dimanches à rayures, avec ses cheveux et ses moustaches impeccablement coupés et inondés de l'eau de Cologne la plus chère de sa boutique. C'est en tout cas ce que pense la belle Stella qui le remarque tout de suite parmi ses clients. Quelques compliments bienvenus, quelques propos nostalgiques échangés sur la lointaine Italie font le reste... Deux jours plus tard, c'est une promenade au clair de lune à bord de la fameuse voiture. Il n'y a rien à craindre du mari, il est occupé ailleurs. Stella Simons n'éprouve donc que peu de remords à s'abandonner dans les bras du coiffeur.

C'est un mois après que le couple décide de passer à l'action. Stella, délaissée depuis si longtemps, s'est vite révélée une amoureuse passionnée. Et elle ne fait aucune objection, au contraire, quand le beau Tullio lui suggère de se rendre libre par un moyen expéditif. Le docteur, de son côté, a bien fait les choses. Le poison que Stella verse dans la nourriture de son mari est aussi efficace que les pilules d'aphrodisiaque ou le mélange de salpêtre et de bière... Comme l'époux Simons était un alcoolique notoire, son décès ne paraît suspect à personne. Et l'assurance paie...

Maintenant, ils sont riches. Tullio le coiffeur se débarrasse rapidement de sa conquête désormais inutile et, pendant un moment, le docteur et lui savourent les plaisirs de l'argent. Et puis, les dollars s'épuisent. Bientôt, il n'y en aura plus ; bientôt, pour vivre, le coiffeur ne pourra plus compter que sur ses rares clientes et le médecin que sur ses remèdes particuliers...

Alors, un soir, ils se retrouvent tous deux dans le salon de coiffure. Ils savent qu'ils vont recommencer. Ils ne peuvent pas faire autrement. C'est le docteur Ruggieri qui parle le premier :

— Tu sais, Tullio, j'ai appris que les assurances payaient double en cas d'accident du travail. Ça vaudrait le coup, hein ? Il n'y a qu'à trouver un gars qui ait un métier un peu dangereux...

Rapidement, les deux hommes tombent d'accord. Il ne reste plus qu'à choisir la victime.

Et c'est là qu'ils se heurtent à une difficulté inattendue. Ils ont beau interroger leurs clientes respectives, ils doivent se rendre à l'évidence : aucun de leurs maris n'a contracté d'assurance-vie. Et cela pour une raison toute bête : ils sont trop pauvres. Jamais ils ne pourraient payer les primes. Dans le quartier italien, les Simons, propriétaires d'une pizzeria, faisaient figure d'exception. Oui, il faut sans doute se rendre à l'évidence. Ils avaient trouvé l'oiseau rare et l'occasion ne se reproduira plus.

Mais le docteur Ruggieri s'obstine. S'ils n'ont pas d'assurance-vie, eh bien, on la prendra à leur place. Ce n'est tout de même pas difficile à imiter, une signature ! Il y aura juste la première prime à payer, une petite avance de quelques jours avant de toucher le capital... Pourtant, quand le médecin annonce ce projet à son complice, celui-ci secoue la tête :

— Et la visite médicale, tu y as pensé ? Tu sais bien que les compagnies d'assurances en font passer une à leurs clients.

Le docteur Ruggieri garde le silence, la mine sombre : il n'y avait effectivement pas pensé. Mais l'instant d'après, son visage s'éclaire. Il vient d'avoir une idée pour le moins audacieuse.

— Il n'y a qu'à faire appel à Mariano !

— Mariano ?

— Mais oui, l'acteur !...

Le nommé Mariano est en effet un acteur raté qui traîne dans le quartier italien en faisant tant bien que mal tous les métiers. Or, le docteur le connaît bien : c'est l'un de ses rares malades qu'il ait réellement soigné. Il l'a tiré, il y a quelques années, d'une mauvaise grippe avec complications et l'autre lui voue depuis une profonde reconnaissance. Eh bien, l'ancien acteur va se faire passer tout simplement pour le mari ! C'est lui qui va se présenter à sa place à la visite médicale de la compagnie d'assurances. Il suffisait d'y penser...

L'entrevue avec la future recrue a lieu, quelques heures plus tard, dans un bar de la 9e Rue. Pour l'instant, l'acteur considère Ruggieri et Tullio avec un air attentif. Le docteur ne peut s'empêcher de sourire devant le contraste entre cet être longiligne, famélique, et le coiffeur qui lui fait face, court sur pattes, bedonnant, le visage mat. Mais dans le fond, ils sont tous les trois semblables : des ratés chacun dans leur genre, dans leur spécialité. Pourtant, cette fois, c'est bien fini. Ensemble, ils vont s'en sortir. De leur association va naître pour eux une nouvelle vie, la grande vie !

Le docteur Ruggieri expose à voix basse son plan d'action.

— Alors, tu as compris ? Tu t'arranges pour approcher le gars en question. Tu l'observes bien, tu tâches de te mettre dans sa peau, de faire comme si tu allais jouer son rôle, quoi. Et quand on te le dit, tu vas à sa place passer la visite médicale. Pour un artiste comme toi, ça ne devrait pas être un problème...

L'homme les observe tous les deux alternativement. Il a tout à coup un sourire qui transforme son visage, un visage extraordinairement mobile qu'on sent capable de prendre à volonté toutes les expressions.

— Et si c'est moi qui me charge de l'accident, on fait parts égales ?

Le docteur a un moment d'hésitation. Jusqu'ici, il n'envisageait pour l'acteur qu'un rôle subalterne. Mais après tout, comme c'est lui qui va approcher le mari, il sera le mieux placé. Après un échange de regards avec le coiffeur, il hoche la tête :

— Parts égales...

Pour ce qui est de la victime, elle est toute trouvée. Le docteur Ruggieri a justement dans sa clientèle la femme d'un couvreur qui se plaint amèrement de l'infidélité de son mari. Avec ce métier dangereux s'il en est, il ne sera pas trop difficile d'arranger un accident du travail...

Et les choses sont menées rondement. Au jour prévu, le coiffeur rencontre « par hasard » l'épouse dans la salle d'attente du docteur qui s'arrange pour les laisser un bon moment ensemble. Le costume à rayures, les cheveux et la moustache impeccablement gominés, les propos à la fois plaisants et galants agissent à merveille. Au bout d'un quart d'heure, Tullio a le consentement de la dame pour une promenade en auto. Pendant ce temps, l'ancien acteur rencontre lui aussi « par hasard » le mari dans le bar qu'il fréquente à la sortie de son chantier. L'individu est d'aspect plutôt rébarbatif et même inquiétant. Mais l'acteur, lui aussi, sait s'y prendre. Il est sympathique, il est drôle. Après quatre ou cinq bonnes histoires arrosées d'autant de verres, le couvreur est ravi de s'être fait un nouvel ami. Et il se confie à lui. Il lui livre même sa passion secrète : les photos pornographiques... L'ancien acteur a un large sourire.

— Mais ça tombe bien ! J'en ai justement tout un paquet chez moi. Et puis, attention, hein, des terribles ! Tiens, il faudra que je te les amène un jour au chantier...

Le deuxième acte se déroule sans problème. On établit un faux contrat d'assurance et l'acteur se présente à la visite médicale. La ressemblance est parfaite. Il a su copier non seulement le physique du mari, mais ses attitudes, ses gestes et même sa voix.

Maintenant, tout est en place. L'épouse, qui roucoule avec le coiffeur, accepte sans trop de mal de faire partie de la conspiration. La date fatidique est même choisie : dans trois semaines, l'acteur ira montrer à son nouvel ami les photos promises. Le rendez-vous est fixé sur son lieu de travail, c'est-à-dire au sommet d'un immeuble de quinze étages. Dans trois semaines, la veuve et les trois complices se partageront 20 000 dollars !

Mais voilà : il y a ce qu'aucun d'eux ne pouvait imaginer, il y a l'imprévisible... Une semaine avant le jour prévu, la femme du couvreur se précipite, affolée, au cabinet du docteur Ruggieri.

— La police, elle est chez nous... C'est mon mari...

Le docteur est devenu pâle, presque gris.

— Mais comment ont-ils su ?

— Ils n'ont rien su. Mon mari vient de tuer quelqu'un...

Et la femme explique tant bien que mal le drame. Son époux, qui a toujours été brutal, s'est disputé la veille avec un collègue de chantier. La querelle a mal tourné et il l'a assommé d'un coup de bouteille. Les policiers l'ont arrêté et ils viennent de perquisitionner chez elle. Ils ont emporté tout ce qui leur semblait intéressant, y compris le contrat d'assurance...

Comme on pouvait s'y attendre, les policiers tombent en arrêt devant le fameux contrat. Comment un couvreur, qui avait tout juste de quoi vivre, a-t-il pu souscrire une assurance-vie de 10 000 dollars, 20 000 en cas d'accident du travail ? Au début, ils pensent au produit d'un vol et interrogent l'inculpé qui tombe des nues.

— Une assurance-vie ? Je n'en ai jamais eu. Je ne sais même pas ce que c'est.

Les policiers insistent. Ils sont sûrs d'eux.

— Ne te fatigue pas. On a le contrat que tu as signé. Et tu as même été passer la visite médicale.

— Mais ce n'est pas vrai. Je n'ai rien signé. Je n'ai passé aucune visite...

Les enquêteurs sont tout de même étonnés de son entêtement à nier un fait, somme toute, secondaire. Ils le confrontent donc avec le médecin de la compagnie, et leur étonnement se mue en stupeur lorsqu'ils entendent ce dernier leur déclarer :

— Ce n'est pas lui. C'est extraordinaire, la personne que j'ai vue lui ressemblait, mais je peux vous jurer que ce n'est pas lui !

Cette fois, l'enquête prend une tout autre tournure. On interroge le couvreur — qui ne comprend pas encore que son meurtre vient de lui sauver la vie — sur ses relations récentes. Et, bien sûr, il cite Mariano, l'ancien acteur.

La police n'a eu aucun mal à l'arrêter alors qu'il se terrait dans le quartier italien. Pour le docteur Ruggieri et Tullio le coiffeur, les choses ont été un peu plus longues. Avec ce qui leur restait de leur premier coup, ils avaient pu prendre le premier bateau pour l'Italie et c'est sur les quais de Gênes que la police italienne, prévenue par Interpol, les a interceptés.

Le trio s'est trouvé réuni en prison. Le médecin, le coiffeur et l'acteur, après avoir raté leur carrière, avaient raté leur reconversion.

Drame au bas du monde

Ce 20 mars 1999, la nuit vient de tomber pour six mois. Ici, en effet, il n'y a qu'un jour et qu'une nuit par an, qui durent six mois l'un comme l'autre : nous sommes sur la base Amundsen-Scott, située exactement sur le pôle Sud, au point le plus bas de la Terre.

Il est difficile d'imaginer un univers plus étrange et moins accueillant. La base est un grand dôme métallique de cinquante mètres de diamètre et de vingt mètres de haut en son milieu. Dans cet espace clos vivent quarante personnes employées par la NSF, la National Science Foundation, et engagées pour un an. Il y a là vingt scientifiques (astronomes, météorologues, géologues, physiciens), dix-neuf techniciens s'occupant de la vie quotidienne et de l'entretien de la base (plusieurs spécialistes des télécommunications, un électricien, un charpentier, un cuisinier, etc.) et, enfin, un médecin.

Il faut vraiment avoir un moral à toute épreuve pour vivre dans le dôme, que ses occupants ont surnommé par dérision « Dôme, sweet dôme ». Chacun d'eux habite une minuscule tente individuelle, les seules constructions un peu spacieuses étant les locaux collectifs : le laboratoire, l'hôpital et la cantine. La discipline imposée au groupe ne concerne que les repas : il y en a quatre dans la journée, pris en commun, les membres organisant comme ils le veulent leur temps de repos et de travail.

De l'avis général, le principal désagrément concerne la toilette. Si la nourriture, conservée à l'extérieur dans le congélateur naturel qu'est l'Antarctique, ne pose pas de problème, l'eau est en revanche strictement rationnée. Le personnel a droit à une douche de deux minutes tous les trois jours et, toutes les trois semaines, à une douche de cinq minutes...

La sensation d'enfermement est également très éprouvante. Pour se rendre dehors, il faut emprunter un long tunnel débouchant sur un escalier d'une dizaine de marches. La porte du dôme est, en effet, à trois mètres au-dessous du sol. Cette particularité n'a nullement été voulue. Lorsque la station a été créée, au début des années 70, l'entrée était de plain-pied, mais le sol glacé sur lequel elle est construite s'est lentement enfoncé au fil du temps, provoquant cette dénivellation.

Pourtant, on ne sort que rarement de la base Amundsen-Scott, même en été. Le réconfort causé par la lumière naturelle, qui succède à l'éclairage électrique du dôme, est vite effacé par le spectacle de désolation qui s'offre aux yeux : un désert plat et caillouteux dans les tons gris sale, s'étendant à perte de vue. La base la plus proche est située très loin au nord, à six mille kilomètres. Là-bas, on peut voir un volcan, des baleines, des pingouins, des montagnes. Ici, rien de tel, pas la moindre trace de vie, végétale ou animale. On se croirait sur la Lune et les conditions d'existence ne sont pas loin d'y être aussi hostiles à l'homme...

En ce triste début de nuit polaire, il y a trois mois que Jerri Nielsen habite la station, en qualité de médecin du groupe. Si cette belle et dynamique femme de quarante-sept ans, mère de deux grands enfants, a choisi de s'enterrer au propre comme au figuré dans ce lieu de désolation, ce n'est pas par hasard : elle sort d'un divorce très difficile survenant après vingt-quatre ans de mariage. Tout s'est aussi mal passé que possible et, dès que la procédure a été terminée, elle a éprouvé le besoin irrésistible de rompre avec sa vie antérieure, d'aller tout oublier au bout du monde. C'est alors qu'elle est tombée sur une annonce de la National Scientific Foundation demandant un médecin pour l'année 1999 ; elle a posé sa candidature et elle a été acceptée.

À présent qu'elle est, non pas au bout du monde, mais en

son point le plus bas, Jerri Nielsen regrette un peu sa décision, prise sur un coup de tête. Certes, en tant que médecin, elle bénéficie de conditions un peu plus favorables que ses compagnons. Elle habite et dort dans l'hôpital où l'espace est moins limité et elle dispose de la douche et des sanitaires de l'établissement, mais pour le reste, elle est logée à la même enseigne que les autres.

Et les conditions sont très éprouvantes à la base Amundsen-Scott, comme en témoignent les pathologies dont elle doit s'occuper. Les affections physiques sont rares. Contrairement à ce qu'on pourrait croire, il n'y a pas de rhumes ou de refroidissements, le chauffage fonctionne convenablement dans le dôme et les vêtements sont conçus pour résister aux conditions climatiques. Depuis son arrivée, elle a eu seulement à soigner des problèmes respiratoires et quelques cas d'hypertension. Les affections psychologiques sont, en revanche, nombreuses. À mesure que le temps passe, l'ennui s'installe et l'existence dans un milieu artificiel, sans l'alternance régulière des jours et des nuits, devient de plus en plus pénible à supporter. Ce sont surtout des problèmes de sommeil qui se manifestent, avec insomnies et cauchemars. En outre, beaucoup souffrent de claustrophobie, tandis que d'autres contractent, au contraire, une peur phobique du monde extérieur : ils voudraient ne plus jamais quitter le dôme et s'angoissent à l'idée de retrouver un jour le monde civilisé. À ces pathologies, il faut ajouter les troubles de l'attention, de la mémoire et de l'intelligence, qui touchent particulièrement les savants. Certains ne comprennent plus leurs propres notes quand ils les relisent, d'autres font, sans s'en rendre compte, plusieurs fois de suite la même observation.

Contre toutes ces manifestations, Jerri Nielsen prescrit des tranquillisants, mais elle ne tarde pas à s'apercevoir qu'elle-même est atteinte de ces symptômes. Il lui arrive de ne pas se souvenir qu'elle a déjà vu le même patient la veille (si tant est que l'expression « la veille » ait une signification) et d'oublier le traitement qu'elle lui a donné...

En ce 20 mars 1999, Jerri Nielsen est dans sa douche. Même dans celle de l'hôpital, qu'elle utilise, se trouve un minuteur qui se déclenche de manière stridente lorsque arrivent les deux minutes à ne pas dépasser. Elle se hâte donc de procéder à ses ablutions, mais cette précipitation lui est pénible. Elle se sent fatiguée, vraiment fatiguée. Bien sûr, c'est vraisemblablement dans sa tête, mais si c'était autre chose ?

Elle ne se départit jamais de ses réflexes de médecin. Instinctivement, elle pense au cancer et, puisqu'elle est dans sa douche, elle a le réflexe de se palper les seins : elle sent immédiatement une grosseur suspecte. Comme elle a à sa disposition les tests nécessaires pour diagnostiquer un cancer, elle se les applique peu après et le résultat est sans appel : ils sont positifs. Ces tests ne préjugent pas de l'état d'avancement ni de la gravité du mal. Pour cela, il faudrait faire un prélèvement et l'examiner au microscope, mais une chose est certaine : elle est atteinte de la plus grave maladie qui soit dans l'endroit le plus isolé du monde. De surcroît, la période qui vient de commencer est la plus critique. L'isolement de la base est total, aucun avion ne pourra plus se poser avant la fin de la nuit et de l'hiver, dans exactement six mois.

Elle a quand même un moyen de communiquer, par Internet, même si la connexion n'est possible que deux heures par jour, quand le satellite passe à la position voulue... Lorsque le moment arrive, Jerri se met en relation avec la Fondation et tape sur son clavier :

— Je me suis découvert un cancer au sein. Que pouvez-vous faire pour moi ?

La réponse, qui parvient par retour de courrier électronique, est malheureusement celle qu'elle attendait :

— Il est impossible de faire quoi que ce soit avant la fin de l'hiver, dans six mois. Pouvez-vous vous soigner avec ce que vous avez sur place ?

Elle reprend son clavier et le dialogue se poursuit entre le soleil des régions tempérées et le grand hiver antarctique, un dialogue dramatique.

— Je n'ai que des moyens de dépistage et encore, pas le matériel pour faire une biopsie. Je n'ai aucun traitement à ma disposition. Mon état général est mauvais, je ressens une grande fatigue. C'est important non seulement pour moi, mais pour les membres de l'équipe. Si je suis incapable de les soigner, ils sont tous en danger.

— Que demandez-vous ?

— Mon évacuation et mon remplacement le plus tôt possible.

La réponse se fait longtemps attendre. À la direction de la NSF, on a parfaitement compris la gravité de la situation, sans précédent depuis l'existence de la base Amundsen-Scott, au début des années 70.

Mais justement, depuis cette date, aucun avion ne s'est jamais posé entre février et octobre. Indépendamment de la température, qui est aux alentours de – 50°, et du vent qui souffle par terribles rafales, il y a au sol de profondes crevasses qu'on ne peut pas voir à cause de la nuit totale. De plus, en admettant qu'on puisse se poser par miracle, la température rendrait tout redécollage pratiquement exclu. Les circuits hydrauliques, l'huile et l'essence gèleraient au bout de cinq minutes. Il est impossible de charger un passager en un temps si bref. Aussi grave que soit son état, Jerri Nielsen doit attendre fin octobre... La réponse est catégorique :

— C'est impossible. Il faut attendre six mois.

Mais de son côté, Jerri Nielsen ne lâche pas prise.

— Dans six mois, je serai peut-être morte ou, tout du moins, incapable de remplir mes fonctions. Je suis médecin. Je connais l'évolution possible d'un cancer du sein. Vous devez faire quelque chose. La vie de la base en dépend !

Il y a de nouveau un long blanc sur l'écran de Jerri Nielsen et enfin la réponse vient :

— OK. La possibilité d'une évacuation et d'une relève reste exclue, mais nous étudions l'éventualité d'un largage de matériel médical. Nous interviendrons en fonction de l'évolution de votre état.

À partir de ce moment, un dialogue quotidien a lieu entre la base et les équipes situées aux États-Unis. Suivie par les cancérologues les plus réputés, la femme médecin de la station polaire décrit jour après jour ses symptômes et l'évolution de son état général. Celui-ci n'est pas bon : elle se sent de plus en plus faible et fatiguée. Elle aimerait croire que cette lassitude est à mettre, comme pour ses compagnons, sur le compte de raisons psychiques, mais elle redoute que la cause ne soit tout autre.

C'est également ce que pensent les responsables de la National Science Foundation qui décident, tant pour sauver Jerri que ses compagnons, de mettre sur pied une expédition sans précédent : un largage en plein cœur de l'hiver.

Celui-ci, baptisé « opération pôle Sud », a lieu le 11 juillet 1999. À bord d'un C 141, un gros porteur utilisé pour les missions de guerre, a pris place un équipage de vingt-deux membres, dont cinq pilotes, huit personnes affectées au déchargement, quatre ingénieurs de vol et un médecin. Il s'agit de parachuter en un temps record six caisses de 75 kilos chacune.

Aux commandes, le commandant Chris Golub, de l'US Air Force, parti de Nouvelle-Zélande sept heures plus tôt, arrive enfin à proximité de son objectif. Cela, il le sait uniquement d'après ses instruments, car il est hors de question d'espérer apercevoir quoi que ce soit en bas : la nuit est totale et, de toute manière, même s'il faisait jour, le sol totalement uniforme ne permettrait pas de se repérer.

Le commandant Golub adresse un ordre bref à ses copilotes :

— Tenez-vous prêts !

S'ils sont au nombre de quatre à l'entourer dans le cockpit, c'est en raison de la mission qui est la leur en cet instant : ils doivent scruter chacun dans une direction pour apercevoir les bidons d'essence enflammés que les habitants du dôme ont disposés, délimitant ainsi le périmètre de largage. Si l'avion le rate, il lui sera possible de faire une nouvelle tentative, mais les chances de celle-ci seront réduites, la durée de combustion de l'essence étant limitée...

L'un des copilotes s'écrie :

— Là, sur la gauche !

Effectivement, on distingue dans cette direction une vague lueur. C'est maintenant le moment crucial. Le commandant fait son approche. Lorsqu'il en donnera l'ordre, la porte de l'avion s'ouvrira et le personnel larguera les colis. Tout doit être effectué en un minimum de temps, car la température inférieure à – 50° paralysera rapidement les organismes. D'autre part, le vent souffle à plus de cent cinquante kilomètres-heure et une rafale plus forte que les autres peut très bien emporter un homme ou déséquilibrer l'avion. Ce n'est qu'une possibilité, mais tout est à craindre en l'absence du moindre précédent...

— Ouverture !

L'ordre du commandant vient de retentir dans la carlingue et la lourde porte est actionnée. Un air glacé envahit l'appareil. L'équipage est immédiatement frigorifié, malgré l'équipement dont il dispose : des combinaisons en Gore-tex par-dessus plusieurs couches de vêtements et des masques à oxygène. Mais les gestes, répétés des dizaines de fois, sont exécutés avec un ensemble parfait et la cargaison est envoyée en un temps record ; après quoi le commandant remet les gaz et le C 141 reprend de l'altitude. L'opération pôle Sud est une réussite sur toute la ligne !

Elle n'est pourtant pas tout à fait terminée encore. C'est maintenant à ceux qui sont au sol d'intervenir. Tous les habitants du dôme qui se sentent suffisamment en forme sont prêts pour la réception des colis, et ce n'est pas une petite affaire, dans l'obscurité totale, par – 50°, au milieu des rafales. Il faut pourtant faire vite, car, avec la tempête, les conteneurs risquent d'être recouverts de neige et il sera impossible de les récupérer avant la fin de la mauvaise saison.

Mais tout se passe bien. Le C 141 a parfaitement ciblé son largage, juste entre les barils, les parachutes sont repérables à la lueur des flammes et le précieux chargement est emporté à l'intérieur de la station. Là, sous l'œil inquiet de Jerri Nielsen, les caisses sont ouvertes et leur contenu déballé fébrilement. Tout est bien là : la caméra numérique, le microscope, les médicaments pour la chimiothérapie. Le traitement va pouvoir commencer, dans des conditions inédites, tout au bas du monde.

Jerri Nielsen se met à l'œuvre sans attendre. Elle doit d'abord pratiquer une biopsie, c'est-à-dire faire un prélèvement d'une partie atteinte et l'étudier au microscope. Mais cette étude, elle ne va pas la faire elle-même, elle est généraliste, pas cancérologue, et elle risquerait de commettre une erreur de diagnostic. Elle va donc prendre une photo numérisée et l'envoyer par Internet à un spécialiste, qui lui donnera le verdict.

Le moment fatidique venu, c'est sans trembler qu'elle fait pénétrer l'aiguille dans son sein droit et extrait un minuscule échantillon de la tumeur. Ensuite, elle dispose le prélèvement sur la lamelle du microscope électronique qui lui a été parachuté. Lui a été parachuté également un appareil photo spécialement conçu pour s'adapter à l'objectif de ce dernier, l'image digitalisée est ensuite envoyée à des milliers de kilomètres plus au nord. Le verdict lui parvient le lendemain : le cancer est déjà bien avancé, il faut commencer sans délai la chimiothérapie.

Courageusement, Jerri Nielsen s'applique ce traitement très éprouvant. Toutes les semaines, elle pratique une biopsie et envoie l'image numérisée aux cancérologues qui la suivent. Ceux-ci rendent régulièrement leur diagnostic : le mal ne progresse pas, mais ne régresse pas non plus, il faut continuer le traitement.

À la NSF, on est pourtant de plus en plus inquiet. Les spécialistes savent que la chimiothérapie que subit Jerri Nielsen est très agressive et lui ôte une grande partie de ses moyens physiques et intellectuels. Elle n'est plus en état d'assurer efficacement son rôle de médecin. S'il survenait quelque chose de grave à l'un de ses compagnons, elle n'arriverait pas à faire face. D'autre part, la façon dont elle est soignée n'est pas aussi efficace que si elle était dans un véritable hôpital, au sein d'un service spécialisé. Pour toutes ces raisons, il est décidé d'avancer son rapatriement. Normalement prévu pour le 26 octobre, tout au début de la période où les avions peuvent se poser, il aura lieu un mois plus tôt, le 26 septembre 1999, alors que le jour polaire commence tout juste, ce qui va nécessiter un nouvel exploit.

Pour cela, la National Science Foundation obtient les services d'un Hercules C 130, l'appareil le plus performant dont dispose l'armée américaine. Au sol, les membres de la mission ont de nouveau balisé un terrain avec des barils d'essence. Cette fois, ce n'est pas pour percer l'obscurité, car la lumière est à peu près suffisante, mais pour délimiter un espace sans crevasses où l'avion pourra se poser. Aux commandes a pris place un autre as de l'aviation américaine, le major George Mac-Allistair et, dans l'appareil, un équipage tout aussi nombreux et qualifié que la première fois, qui connaît son rôle sur le bout des doigts...

Comme trois mois plus tôt, un des copilotes aperçoit au sol les lueurs de l'essence enflammée et c'est l'atterrissage. Les conditions ne sont pas aussi extrêmes que le 11 juillet, mais il fait tout de même – 30° et le sol est gelé ; quant au vent, s'il est moins fort, il souffle par intermittence en violentes bourrasques qui peuvent déséquilibrer l'appareil. Mais rien de tel ne se produit, le major Mac-Allistair parvient même à arrêter l'Hercules juste devant le dôme. Jerri Nielsen, qui était devant la porte, prête à embarquer, se précipite, tandis que le médecin qui la remplace descend avec la même rapidité. L'avion, dont le moteur n'a pas cessé de tourner, se remet en marche et décolle tout aussi impeccablement qu'il s'était posé.

Ainsi s'est terminé ce sauvetage au bas du monde. Jerri Nielsen fut ensuite suivie au National Cancer Institute du Maryland. Souhaitons-lui bonne chance, car, pour le courage, elle a suffisamment prouvé qu'elle n'en manquait pas.

Le transporté

Le docteur Jacques Simon vient d'atteindre la quarantaine en cette année 1910. C'est un bon médecin. Sa clientèle, dans le quartier de Marseille où il habite, l'apprécie beaucoup. Il est dévoué. Il n'hésite pas à se déplacer, même la nuit, quand il n'y a pas vraiment urgence. Il s'intéresse à ses malades non seulement sur le plan clinique, mais pour eux-mêmes. Bref, c'est le médecin de famille dont tout le monde rêve, simplement sans doute parce qu'il est humain.

Pourtant, le docteur Simon ne paie pas de mine, c'est le moins qu'on puisse dire. Il est petit, chétif, son front dégarni le fait paraître beaucoup plus âgé et il est terriblement myope. Ses lorgnons, aux verres énormes, pendent continuellement sur son nez et lui donnent, malgré lui, un air faux. L'ensemble de son attitude confirme d'ailleurs cette désagréable impression. Le docteur Jacques Simon n'est pas quelqu'un qui plaît, sauf à ses malades, qui apprécient ses compétences professionnelles. Il a une voix désagréable, haut perchée, il est brusque, maladroit dans ses manières...

Son épouse Mathilde partage le sentiment commun à son sujet. Ils se sont mariés en 1895 et leur union n'a pas été heureuse. Mathilde Simon, née Meyer, est aussi belle femme que son époux est disgracieux. L'illusion n'a duré que quelques mois. Elle s'est vite rendu compte qu'ils n'étaient pas faits pour vivre ensemble. Mais à cette époque, dans la bonne bourgeoisie provinciale, les épouses ne se plaignent pas et divorcent moins encore. Elles prennent un amant, si l'occasion se présente. Mais l'occasion ne s'est pas présentée pour Mathilde Simon, alors elle souffre en silence.

C'est en 1908 que se produit l'événement décisif : la mère de Mathilde meurt. Et lorsqu'on ouvre son testament, c'est pour découvrir qu'elle a laissé une somme beaucoup plus importante au frère de Mathilde, Charles Meyer, qu'à Mathilde elle-même...

Mathilde ne s'en plaint pas et s'en étonne moins encore. Elle a toujours su que son frère était le préféré de ses parents. Mais il n'en est pas de même de son mari. Jacques Simon, lui, est outré. Il intente immédiatement un procès à son beau-frère, Charles Meyer, pour nullité de testament. La justice suit son cours et lui donne tort.

Le docteur Simon n'est pas bon perdant. Il n'a jamais su dissimuler ses sentiments et il ne les exprime pas toujours d'une manière convenable. À partir de ce moment, il se répand en invectives contre son beau-frère, avec une telle véhémence, une telle violence, que ses familiers finissent par se dire qu'un drame va éclater.

Charles Meyer, professeur de mathématiques dans un lycée de Marseille, habite un pavillon dans la banlieue de la ville. Ce 26 mars 1910, il est chez lui avec sa femme et ses enfants. Il est environ onze heures du soir, quand on sonne à la porte. Cette visite à une heure inhabituelle l'intrigue. Avant d'ouvrir, il demande :

— Qui est là ?

Derrière la porte, une voix répond, avec un fort accent marseillais :

— Télégramme, monsieur.

Le professeur de mathématiques ouvre la porte. La suite se passe à toute allure. Un coup de feu retentit et il tombe à la renverse. Sa femme et ses enfants n'ont rien vu. Le mystérieux agresseur a disparu dans la nuit...

Charles Meyer est mort. Il a été tué sur le coup, d'une balle en plein cœur. C'est ce que constate peu après le commissaire chargé de l'enquête. Il recueille aussi les premières déclarations de la femme de la victime. Celle-ci affirme, entre deux sanglots :

— C'est sûrement mon beau-frère. Charles m'a dit il y a quelques jours : « Si jamais il m'arrivait quelque chose, ce serait Jacques. » Monsieur le commissaire, vous ne connaissez pas cet homme, il est capable de tout !...

Le commissaire ne connaît effectivement pas encore Jacques Simon. Mais le lendemain, c'est fait. Et, instinctivement, il partage le sentiment de Mme Meyer. Oui, cet homme au regard fuyant, à la voix déplaisante, semble bien capable de tout. Il ne prend même pas la peine de marquer une quelconque contrariété à l'annonce du décès de son beau-frère. C'est tout juste s'il ne s'en réjouit pas.

Le docteur le regarde de biais à travers ses lorgnons épais.

— Vous voulez savoir où j'étais hier soir, j'imagine ?... Je suis sûr que sa femme vous a dit que c'était moi. Eh bien, je n'ai pas d'alibi, voilà. Après dîner, je me suis retiré dans mon bureau pour travailler. J'y suis resté jusqu'à une heure du matin. Cela dit, je n'ai pas besoin de vous préciser que je ne suis pour rien dans ce meurtre.

— Vous ne vous entendiez guère avec votre beau-frère...

— Et alors ? Tout le monde a dû vous le dire ? Je lui ai fait un procès et je l'ai perdu. Mais ce n'est pas de ce moment-là que date notre mésentente. À vrai dire, nous nous sommes détestés dès que nous nous sommes connus.

La conviction du commissaire est faite. Il arrête Jacques Simon. Tout concorde : il a un mobile, et il n'a pas d'alibi. Mais sans se l'avouer vraiment, le commissaire l'a arrêté pour une troisième raison : il ne l'aime pas. C'est peut-être le personnage le plus antipathique qu'il ait rencontré. Pour tout dire, il a une vraie tête d'assassin.

C'est vrai que le docteur Simon a une tête d'assassin. Les juges, les jurés et le public se font intérieurement la même réflexion, quand ils le voient entrer dans le box des accusés, pour son procès qui s'ouvre aux assises de Marseille.

Non, il ne fait pas bonne impression, avec son corps malingre tassé sur lui-même, son teint gris, son regard fuyant derrière ses lorgnons épais. Et quand il parle, c'est pire encore. De sa voix nasillarde, il proclame son innocence, mais sur un tel ton que cela ressemble à une provocation, à un défi. Et puis il est maladroit, cassant dans ses propos. Il reprend le président ou les témoins pour un simple détail. Bref, il se montre franchement exaspérant.

Pourtant, ce sont là des impressions et il faut bien en venir aux faits eux-mêmes. Ce dont se charge l'avocat de la défense, et ses paroles ont du poids.

— Mon client, messieurs, est un homme de science. À ce titre, il n'a jamais jugé utile d'avoir un revolver chez lui. L'arme du crime n'a jamais été retrouvée. A-t-on fait d'ailleurs des recherches sérieuses à ce sujet ? Le docteur Simon n'a jamais su se servir d'une arme à feu. Il a été réformé à son service militaire pour faiblesse de constitution. Alors, s'il a acheté un revolver pour tuer son beau-frère et s'il a appris à s'en servir, il faudrait au moins en apporter la preuve.

L'avocat continue à aligner les arguments. Mais, semble-t-il, on ne l'écoute pas avec toute l'attention voulue. Il poursuit cependant :

— Il y a un point sur lequel je veux insister, messieurs. La victime aurait déclaré à sa femme : « S'il m'arrive quelque chose, ce serait Jacques. » Mais dans ce cas, le jour du drame, comment se fait-il qu'il ne se soit pas méfié ? Comment n'a-t-il pas reconnu la voix de son beau-frère derrière la porte ? Et il lui aurait ouvert alors qu'il le craignait tant ?

Ces questions restent sans réponse et tombent apparemment dans un silence indifférent. En revanche, un frisson d'intérêt parcourt la salle des assises quand le procureur prend la parole. Il s'exprime bien, et il réfute avec brio toutes les objections. L'accusé n'a cessé de proclamer son innocence, eh bien, c'est une preuve supplémentaire ! Car, s'écrie-t-il dans un grand mouvement de manches :

— La culpabilité de cet homme, messieurs, ressort de ses dénégations obstinées. Après avoir tué un homme, il prend plaisir à se moquer de la justice. Rien d'étonnant à cela, c'est conforme à sa personnalité. Il suffit de le regarder pour s'en rendre compte...

Autrement dit, si le docteur Simon avait avoué, on aurait eu plus de raisons de le croire innocent. Mais ce raisonnement absurde ne trouble pas les jurés. Au contraire, ils sont confirmés dans leur première impression : cet être déplaisant dans sa physionomie, désagréable dans ses propos est bien coupable. Même s'il n'y a que des présomptions et non des preuves contre lui.

À l'issue d'une brève délibération, le docteur Jacques Simon est condamné au bagne à perpétuité. Seul le léger doute qui devait subsister dans l'esprit des jurés lui a évité la peine de mort... Le condamné accueille ce verdict en s'écriant :

— Je suis innocent ! Vous vous êtes trompés, vous n'avez rien compris !

Mais il a dit cela d'une manière tellement déplaisante que ses paroles n'ont ému personne. Dans le fond le procureur avait raison : il y a des manières de proclamer son innocence qui équivalent à des aveux.

On emmène le docteur Simon. Il va aller à Cayenne où il pourrira dans la fournaise équatoriale. De l'avis général, c'est bien fait pour lui et tant mieux pour la société !

La chaleur tropicale de Cayenne, sa végétation luxuriante qui ne donne pas une impression de richesse mais d'étouffement : c'est ce que découvre au mois d'avril 1911 le « transporté », autrement dit le bagnard Jacques Simon.

Il a très mal supporté le voyage. À fond de cale, il a eu le mal de mer pendant presque toute la traversée. Il avait le teint terreux, maintenant il est franchement vert. Il semble plus chétif encore. Ses yeux plissent derrière ses gros lorgnons en raison du soleil implacable. Au bagne, sa physionomie est restée tout aussi déplaisante que naguère dans le box des accusés. D'ailleurs, au cours du voyage, ses compagnons de détention l'ont tout de suite pris en grippe. Quant aux autorités pénitentiaires, elles vont rapidement montrer quels sentiments lui inspire le docteur.

Il y a plusieurs camps de bagnards à Cayenne. Celui où est

envoyé Jacques Simon n'est pas le plus pénible, mais l'état d'esprit est le même que dans les autres... Comme tous les nouveaux arrivants, le docteur Simon passe d'abord la visite médicale. Le médecin du camp n'est pas un tendre. Pourtant, l'état physique du condamné est si lamentable qu'il est déclaré impotent et inapte au travail. Une fois la visite terminée, Jacques Simon s'adresse au docteur.

— Pourrais-je avoir de quoi écrire, s'il vous plaît ? Je veux adresser une demande au ministère de la Justice.

— Et pourquoi donc ?

— Parce que je suis innocent. On m'a condamné sans preuves.

Le médecin hausse les épaules.

— Vous recevrez une fois par semaine le papier à lettres réglementaire comme les autres transportés. Maintenant, laissez-moi, j'ai du travail.

Jacques Simon s'en va. Il a revêtu sa tenue de bagnard et, comme il n'a rien à faire, il erre dans les allées du camp. Dans un sens, il est content d'être séparé des autres. Ils lui font peur car il sait qu'ils ne l'aiment pas, et certains sont dangereux...

Les jours, les semaines passent. À la longue, cette inaction devient pour Jacques Simon pire que tout. Il préférerait ruiner ce qui lui reste de santé à casser des cailloux, plutôt que de tourner sans but comme une bête de zoo.

N'y tenant plus, un après-midi il entre à l'infirmerie. Le médecin lui lance d'un ton rogue en le voyant :

— Qu'est-ce qui vous arrive ? De quoi souffrez-vous ?

Jacques Simon a cette réponse incroyable :

— De rien, je ne suis pas malade.

Le médecin manque de s'étrangler. Jacques Simon poursuit, en essayant d'être aussi convaincant qu'il peut, avec sa voix toujours aussi désagréable. Il montre l'infirmerie surpeuplée et étouffante où le médecin est seul avec quelques détenus comme assistants :

— Je me suis dit qu'au lieu de ne rien faire, je pourrais vous aider. Je suis docteur en médecine, ancien interne des hôpitaux de Marseille et d'Alger, ex-chirurgien de la Croix-Rouge. Je ne demande qu'à utiliser mes connaissances, à me rendre utile.

Cette fois le médecin du camp laisse libre cours à sa colère.

— Sortez ! Vous avez été déclaré inapte au travail, cela veut dire à tous les travaux. Sortez ou je vous fais arrêter pour rébellion.

Le docteur Simon essaie quand même d'argumenter.

— Prenez-moi comme infirmier ou comme garçon de salle. Vous ne pouvez pas laisser mes compétences inexploitées.

Il n'en dit pas plus. Le médecin le met à la porte par la force.

Malheureusement pour lui, le docteur Simon est têtu. Qu'il proclame son innocence en s'adressant aux autorités judiciaires, cela ne gêne personne, c'est d'ailleurs courant chez les condamnés. Mais il harcèle le directeur du camp pour lui demander d'exercer, d'une manière ou d'une autre, des activités médicales.

Pendant un an, non seulement il n'obtient aucun résultat, mais il parvient à exaspérer tout le monde. À la fin pourtant, pour avoir la paix, le directeur finit par lui accorder une faveur : il le nomme gardien du cimetière des gardiens et, la nuit, il couchera dans la morgue du camp pour surveiller les cadavres, comme s'il était venu à l'idée de quelqu'un de les voler.

Le directeur a la certitude que le transporté Simon va considérer ses nouvelles fonctions comme une grande faveur. Pas du tout : il a l'impudence de s'en plaindre. Et il continue à écrire : « Pourriez-vous m'envoyer deux vieux numéros du *Journal des praticiens* et *La Presse médicale* ou d'autres journaux médicaux que les médecins reçoivent fréquemment et jettent après lecture ? J'ai besoin de me tenir au courant de l'actualité médicale. Sinon, j'aurais l'impression de vieillir encore plus vite. » Après avoir intercepté cette lettre, le directeur du camp la jette avec colère au panier. Qu'est-ce que c'est que ce transporté qui prétend choisir ses lectures ? Il n'a qu'à se servir dans la bibliothèque du camp.

Les années passent encore... Le docteur Jacques Simon traîne toute la journée dans le cimetière des gardiens devant des tombes où personne ne va jamais. Il arrache les mauvaises herbes qui repoussent d'un jour sur l'autre avec une incroyable vivacité. Et la nuit, il dort aux côtés d'un ou deux cadavres qui attendent que le médecin du camp vienne les disséquer, sans qu'il ait le droit lui-même d'assister à ces expériences.

Oui, Jacques Simon est devenu odieux à tout le monde : à ses compagnons de détention qui le détestent parce qu'il a, croient-ils, un régime de faveur, à l'Administration qu'il indispose par ses perpétuelles demandes pour s'occuper de médecine. À tel point que les autorités ne perdent pas une occasion de le brimer. En 1914, par exemple, trois ans après son arrivée au camp, il casse ses lunettes. Il demande à un ami de lui en faire faire une nouvelle paire sur ses indications. Mais quand celles-ci arrivent au camp, le directeur les fait saisir : elles ne sont pas réglementaires. Elles seront confisquées et vendues.

Le docteur Simon écrit une lettre douloureuse : « Je suis myope de naissance, avec un défaut d'hypermétropie différent à chaque œil. Pour l'usage habituel de ma vue, il me faut donc des verres et des montures spéciaux. Aussi, par humanité autant que par équité, je vous prie, monsieur le directeur, de me rendre cette paire de lunettes. » Une telle lettre ne mérite pas de réponse. Elle va droit au panier. Le transporté Simon devra continuer à lire les livres de la bibliothèque du camp avec les lunettes de l'Administration.

Maintenant, ses lettres se font plus rares. Et un jour, quatre ans après le début de son incarcération, un incident grave se produit. Un bagnard, un certain Bois, vient l'attaquer dans le cimetière. Il manque d'être étranglé, mais son agresseur ne sera pas poursuivi.

Cette fois, il a compris. Il sait qu'il est en danger de mort et que l'Administration ne fera rien pour le protéger. Il fait alors cette démarche exceptionnelle pour un bagnard : il demande à être transféré dans une cellule d'isolement. Cette fois, enfin, trop contente de se débarrasser de lui, la direction du camp donne suite à sa requête. Il est transféré au bagne de l'île Saint-Joseph.

Là-bas, le docteur Jacques Simon n'écrit plus. Il ne demande plus rien. Il attend tout simplement la mort. Il ne se livre à aucune manifestation spéciale. Il s'alimente normalement. Sans doute parce que, dans l'état où il est, il n'a pas besoin de faire la grève de la faim pour hâter le terme.

Il est mort peu après, le 24 octobre 1915. Sur lui, on a retrouvé une dernière lettre. Le docteur Simon, ancien interne des hôpitaux d'Alger et de Marseille, léguait son corps à la médecine. La dernière lettre du docteur est allée au panier comme toutes les précédentes et son corps à la fosse commune. Même par-delà la mort, il lui a été refusé de servir la médecine.

La petite sirène

Ce 10 juin 1986, Pam Funk et ses enfants achèvent leur pique-nique. Pam, jeune mère de famille, habite le quartier résidentiel de Bells Canyon, dominant la ville de Salt Lake City. C'est un endroit charmant, situé sur le contrefort des montagnes de Wasatch, d'où on a une magnifique vue sur la cité et, plus loin, sur l'immense désert de sel qui s'étend jusqu'à l'horizon.

Pour ce repas champêtre, Pam Funk n'a eu que la route à traverser. De l'autre côté se trouve, en effet, un lieu idéal, une petite prairie ombragée au milieu de laquelle coule un torrent. Bref, le pique-nique serait parfait si les enfants n'étaient à ce point turbulents. Derrick, l'aîné, quatre ans, ne cesse de quitter le repas pour courir après les papillons. Malgré les injonctions de sa mère, il s'approche même à plusieurs reprises du torrent. Or celui-ci est particulièrement dangereux : il vient directement des sommets où il a beaucoup neigé récemment et il charrie à gros bouillons une eau rapide et glacée dans des tourbillons d'écume...

Michelle, deux ans et demi, est moins remuante, mais elle mange avec une particulière maladresse et renverse tout ce qu'elle touche, ce qui a le don de mettre sa mère hors d'elle. Quant à la petite dernière, Nicole, trois mois, elle ne cesse de pleurer dans son berceau...

Le drame, comme beaucoup de drames, a pour point de départ un événement banal. Michelle, commettant une maladresse de plus, renverse le Ketchup sur la nappe. Pam, furieuse, la traite de tous les noms. Elle est dans une telle colère qu'elle abandonne tout pour aller chercher une autre nappe à la maison, laissant les trois enfants sans surveillance, ce qu'elle n'est pas près de se pardonner.

La suite a lieu presque immédiatement. Elle a juste traversé la route qu'elle entend une voix dans son dos :

— Maman !

Elle se retourne. C'est Derrick qui vient de crier. Il agite le bras en direction du torrent.

— Maman, Michelle est tombée dans l'eau !

Pam Funk se précipite jusqu'à la rive. Elle hurle à son tour :

— Michelle !

Mais il n'y a aucune réponse. Elle a beau se pencher, elle ne voit absolument rien. Où qu'elle regarde, il n'y a qu'une écume toute blanche qui court sur les cailloux. Elle tente de s'avancer dans la rivière, mais elle recule précipitamment : le courant est si violent qu'il a failli l'emporter et l'eau est glaciale. Jamais elle n'aurait cru qu'elle puisse être aussi froide. En cet instant, elle a une certitude : sa fille est morte ; que ce soit sous l'effet du froid ou du choc, elle n'a pas pu s'en sortir vivante. Elle se ressaisit pourtant. Alors que les voisins, alertés par les cris de Derrick et les siens, accourent à leur tour, elle retourne à la maison pour appeler les secours.

Dix minutes plus tard, des hommes casqués revêtus de combinaisons de Néoprène commencent leur intervention. Ils s'attachent à la rive par de solides câbles. Avant de donner l'ordre à ses hommes de s'élancer, leur chef demande quelques précisons à Pam :

— Quel âge a votre fille ?

— Deux ans et demi.

— Quel poids fait-elle ?

— Huit kilos...

L'homme ne fait pas de commentaire, il contemple le torrent, avec ses rapides et ses tourbillons, et se contente de hocher la tête. Il n'est pas difficile de comprendre que lui aussi considère les chances de retrouver vivante la petite accidentée comme nulles...

C'est un travail épuisant et dangereux qui commence pour les sauveteurs. Avec de l'eau jusqu'aux genoux, parfois jusqu'à la ceinture, ils sondent le fond à l'aide de perches, sans le moindre résultat... Quarante minutes passent encore. À présent, tout espoir est abandonné, c'est un petit corps que les sauveteurs cherchent à récupérer. Cela n'empêche pas des renforts d'arriver. D'autres pompiers ont pris place en amont ; ils s'emploient à détourner les eaux vers un réservoir situé au sommet de la colline.

Ces efforts portent effectivement leurs fruits. Une heure après la chute de Michelle dans l'eau, le niveau du torrent baisse enfin. Tout le quartier est à présent mobilisé pour retrouver l'enfant et c'est un voisin qui fait la découverte. Il pousse un cri :

— Là, une main !

Effectivement, avec la baisse des eaux, un rocher affleure à présent à la surface et une petite main d'enfant toute blanche est visible en dessous. Les pompiers se précipitent et dégagent aussi rapidement qu'ils peuvent l'enfant. Il leur faut pourtant encore dix minutes avant de la ramener à la surface. Michelle apparaît enfin. Elle est immobile, elle a les yeux ouverts et dilatés, son corps est froid comme un glaçon. Le médecin des urgences, l'équivalent américain du Samu, l'examine attentivement et s'adresse au chef des pompiers.

— Appelez vite un hélicoptère ! Il faut l'évacuer.

— Mais elle est morte. Elle est noyée. En plus, l'eau est glacée.

— Justement, l'hypothermie fait parfois des miracles. Il faut faire comme si elle était vivante...

Le chef des pompiers ne discute pas et, un quart d'heure plus tard, Michelle, embarquée en hélicoptère, parvient aux urgences du Primary Children Hospital de Salt Lake City, au service du professeur Bolte, qui se trouve précisément être un des spécialistes mondiaux de l'hypothermie.

Quand l'accidentée arrive, il se fait communiquer la température : 23°, ce qui est bien au-dessous du seuil mortel. Mais cela ne lui ôte pas l'espoir de sauver la petite victime. Il est possible de lui rendre sa température normale grâce à une technique tout à fait nouvelle mise au point par un médecin suisse, le docteur Ulrich Althaus. Dans chaque bloc opératoire, il existe une machine de circulation extracorporelle qu'on utilise normalement pour refroidir le sang des patients avant une grave intervention. Or, le docteur Althaus s'est servi de cette machine dans le sens inverse, pour réchauffer très progressivement la température de sujets en état d'hypothermie. Mais avant de tenter quoi que ce soit, il faut au docteur Bolte l'accord des parents...

Christopher Funk, prévenu à son travail, a rejoint Pam. Le couple, qui attend, rongé d'angoisse, dans un couloir, voit arriver un homme encore jeune, au visage distingué, aux allures d'intellectuel ou d'artiste. Ce dernier s'adresse à eux d'une voix prévenante ; il n'a pas du tout le ton autoritaire qui est souvent celui des grands professeurs.

— Je viens d'examiner votre fille...

— Elle est morte, n'est-ce pas ?

— N'importe lequel de mes confrères porterait ce diagnostic et c'est peut-être la vérité. Mais il reste une chance.

— Une chance ?

Et le docteur Bolte leur explique le procédé déjà expérimenté en Suisse par le docteur Althaus... Pam et Christopher l'ont écouté, incrédules. Il poursuit :

— Est-ce que vous êtes d'accord pour que je tente l'expérience ?

Le couple n'a pas l'air de bien comprendre.

— Pourquoi nous demandez-vous cela ? Qu'est-ce qu'elle peut risquer dans l'état où elle est ?

— Justement, il y a un risque. Le cerveau a cessé d'être irrigué et il peut présenter des lésions irréparables. Si je parviens à réanimer votre fille, elle peut se retrouver définitivement dans un état végétatif, inconsciente et incapable de quoi que ce soit.

— Et ce risque est très grand ?

— Il est pratiquement de cent pour cent. Ce que je me propose de tenter ne l'a jamais été.

Pam et Christopher se consultent du regard et ils répondent ensemble :

— C'est d'accord !

Quelques minutes plus tard, dans le bloc opératoire du Primary Children Hospital de Salt Lake City, l'équipe du docteur Bolte se retrouve au grand complet. L'atmosphère est fébrile, tendue, terriblement grave. Sur la table d'opération, Michelle Funk, petite forme blanche et immobile, a toujours les yeux grands ouverts. Pour procéder à l'intervention, pas besoin d'anesthésie, elle est inconsciente, peut-être morte : elle ne respire pas, son cœur ne bat pas non plus. Sur les écrans de contrôle, l'encéphalogramme et l'électrocardiogramme affichent des tracés uniformément plats. Sa température, qu'on vient de prendre une dernière fois, indique 22,8°. Les deux bras de la fillette sont perfusés et le docteur Bolte lance un ordre :

— Sang à 27°.

Instantanément, la machine se met à ronronner. On voit le liquide rouge partir jusqu'à elle par un tuyau et revenir par un autre : du sang à 27° remplace celui à 22° dans l'organisme frigorifié. L'opération est très longue. Il faut la recommencer en élevant progressivement la température. Tour à tour, la machine envoie du sang à 29°, puis à 32°... A 35° apparaît un signe sur les moniteurs, tandis qu'un « bip » se fait entendre : un battement cardiaque. Le rythme s'accélère progressivement et, à 37°, les battements sont normaux. Michelle est sortie de la mort clinique, elle est revenue à la vie !

Rien n'est pourtant gagné. Ce qui vient d'avoir lieu, c'est la partie purement mécanique de l'opération. Mais, ainsi que le docteur Bolte en a averti ses parents, il n'est pas possible de prédire si Michelle va récupérer ses facultés mentales.

Au sortir du bloc opératoire, l'enfant est conduite dans une chambre de l'hôpital où elle repose inconsciente, nourrie par perfusion. Peut-être s'agit-il de son état définitif, peut-être n'a-t-elle été arrachée à la mort que pour devenir, des années durant, une morte vivante...

Face à cette situation les Funk réagissent à leur manière : par la prière. Il ne faut pas oublier que Salt Lake City est la ville des mormons et le couple est adepte de cette religion rigoriste et intransigeante. Ni l'un ni l'autre ne quittent le temple, implorant Dieu pour la guérison de leur fille. Une bonne partie de la ville s'unit à eux dans cette ferveur et ils sont tous récompensés. L'évolution de l'état de santé de la fillette tient du miracle. Le lendemain de l'opération, elle se réveille. Au bout d'une semaine, elle crie. La troisième, elle prononce quelques mots. Deux mois après son accident, elle comprend ce qu'on lui dit et répond.

La série de télévision *Urgences* s'inspirera de ce fait véridique pour l'un de ses épisodes, qui sera l'un des plus émouvants et des plus appréciés du public.

Toute l'Amérique a suivi avec passion le rétablissement de celle qui a survécu à ce si long séjour dans l'eau et qu'elle a surnommée pour cela « la petite sirène ». Et, dans tous les médias, les déclarations de Pam et de Christopher sont abondamment reprises. Pour eux, il n'y a pas de doute possible : c'est Dieu qui a sauvé Michelle.

On se doit de respecter les convictions religieuses des époux Funk, elles les ont certainement aidés à surmonter les moments dramatiques qu'ils ont eu à affronter. Mais dans la guérison de Michelle, la science a aussi son mot à dire et ce mot est loin d'être sans intérêt, comme en témoigne ce qu'a déclaré le docteur Bolte au cours de la conférence de presse qui a suivi. Bien que l'exposé soit assez technique, il est pourtant passionnant.

La survie et le rétablissement de la fillette ont été dus à la coïncidence miraculeuse, quel que soit le sens qu'on donne à ce mot, de trois facteurs favorables, tous liés à son jeune âge.

D'abord, comment se fait-il qu'elle ne se soit pas noyée ? Elle est restée immergée pendant soixante-dix minutes, or la noyade intervient normalement après cinq à dix minutes sous l'eau. Cela n'a pas été le cas de Michelle, qui n'avait pas une goutte d'eau dans les poumons... Il n'y a pourtant là rien d'exceptionnel. Tous les enfants possèdent à cet âge une apnée réflexe. Lorsqu'on les immerge, ils ferment immédiatement leurs cordes vocales pour empêcher l'eau d'entrer dans leurs poumons. C'est le fameux réflexe des bébés nageurs. Quand elle est tombée dans le torrent, Michelle s'est mise à fonctionner en circuit fermé, sans apport d'air venant de l'extérieur. À cela s'est ajouté un réflexe bien connu des apnéistes : quand tout afflux d'oxygène cesse, le corps concentre le sang vers les organes vitaux, le cœur et le cerveau. Ensuite, les dimensions réduites de son corps ont permis un refroidissement presque immédiat. Dans l'eau glacée, sa température a dû chuter très rapidement pour atteindre une hypothermie extrême. Or, au-dessous de 30°, le corps humain développe des mécanismes spécifiques de protection. Il se met en état d'hibernation comme les animaux. Le cœur passe de quatre-vingts pulsations par minute à quarante. Toutes les réactions biochimiques du corps se réduisent au minimum, ce qui s'est révélé essentiel pour la conservation du cerveau. Les médecins spécialistes de la réanimation connaissent parfaitement ce phénomène. Un homme frappé d'une crise cardiaque dans la rue subit des lésions irréversibles si son cerveau n'est pas irrigué pendant trois minutes. Le même qui tomberait dans la neige en faisant du ski pourrait ne pas subir de lésions pendant près d'une heure.

Il n'en reste pas moins que le cerveau de Michelle n'a pas été irrigué pendant soixante-dix minutes et, malgré ces conditions extraordinairement favorables, il a forcément dû subir des lésions. Comment, alors, a-t-elle pu récupérer la totalité de ses facultés cérébrales ? Cela s'explique une nouvelle fois par son âge. Le cerveau humain dispose au départ de beaucoup plus de cellules qu'il n'en a besoin. Il va les utiliser progressivement durant son existence, en en gaspillant beaucoup, pour avoir, à la fin de sa vie, juste ce qui lui est nécessaire. À deux ans, la matière cérébrale est en grande partie vierge. Le cerveau de Michelle a certainement subi de très graves lésions, mais elle disposait d'une telle réserve qu'elle a pu déplacer les fonctions touchées vers d'autres régions intactes. Telle est l'explication scientifique du miracle de Salt Lake City.

Depuis, Michelle, qui ne garde aucun souvenir de son accident, est devenue une jeune fille aussi équilibrée que belle. Il n'y a rien de particulier à dire à son sujet, ce qui est la meilleure preuve de son rétablissement. Elle n'a aucune peur de l'eau, la natation est même son sport préféré et elle a fait un moment de la compétition. La petite sirène, toujours...

Un hôpital dans la nuit

Michel Alberti est en train de faire des mots croisés, bien qu'il soit 0 h 50, cette nuit du vendredi 25 au samedi 26 septembre 1998 et, contrairement aux apparences, il travaille. Précisément, il travaille à l'hôpital Édouard-Herriot de Lyon, un des tout premiers établissements hospitaliers de France, avec ses mille trois cent trente-neuf lits, son millier de médecins, ses quatre mille agents hospitaliers et ses soixante mille hospitalisations par an. Michel Alberti s'occupe des entrées : dans le petit pavillon face à la rue, il actionne la barrière automatique dès qu'une urgence se présente. En attendant, il passe le temps...

Soudain, il pousse un juron : la lampe à la lumière de laquelle il faisait ses mots croisés vient de s'éteindre. Sans nul doute, l'ampoule est grillée. Il va allumer le plafonnier, mais le commutateur tourne en vain, c'est toujours le noir total. Il ressent soudain une vive émotion. Il murmure pour lui-même :

— C'est pas vrai !...

Si, c'est vrai. Un coup d'œil à l'extérieur lui fait découvrir que la rangée de plots lumineux bordant le chemin qui va du poste de garde à l'hôpital s'est éteinte elle aussi. Il faut se rendre à l'évidence : l'hôpital Édouard-Herriot de Lyon vient d'être brutalement plongé dans l'obscurité !

Mais il n'a pas le temps de prolonger davantage ses réflexions. La sirène et le gyrophare d'une ambulance le rappellent à la réalité. Le véhicule se présente devant la barrière. Machinalement, il appuie sur la commande électrique, mais évidemment elle ne fonctionne pas plus que le reste. Alors, il quitte son local en courant pour lever la barrière manuellement. Le chauffeur ouvre de grands yeux en le voyant faire.

— Qu'est-ce qui se passe ?

— Une panne d'électricité.

— Une panne !...

— Ça vient juste d'arriver. Je ne sais pas si vous n'auriez pas intérêt à aller à l'hôpital de la Croix-Rousse. Ce doit être la panique ici...

Et tandis que l'ambulance, à qui il vient d'ouvrir la route, file vers les urgences, Michel Alberti se répète, les bras ballants dans le noir, à côté de sa barrière ouverte ·

— Comment est-ce possible ?

« Comment est-ce possible ? » : c'est ce que se demandent aussi avec angoisse les techniciens du PC technique de garde, responsable, entre autres, du dispositif électrique. À l'hôpital Édouard-Herriot, comme dans les autres hôpitaux de France, tout a été prévu pour empêcher précisément une telle éventualité. L'établissement est relié au réseau normal EDF ; en cas de panne, il est transféré automatiquement sur un autre secteur et, en cas de panne de ce second secteur, un puissant groupe électrogène entre en action à son tour.

Or, les techniciens ont beau tenter de faire mettre en marche ce dernier, il s'y refuse obstinément. Et il n'est pas davantage possible de se brancher sur le réseau, qui pourtant fonctionne. D'une manière aussi inexplicable que tragique, la situation est bloquée. Dans ces conditions, il n'y a d'autre ressource que d'appeler les spécialistes EDF, car les installations en cause sont des circuits à vingt mille volts et les agents EDF sont seuls habilités à faire la réparation. Mais il va falloir les chercher, les réveiller, et tout cela va faire perdre un temps précieux.

Ce n'est que plus tard qu'on saura ce qui s'est passé... Tout commence à 0 h 30, lorsque la ligne d'alimentation normale est coupée, à la suite d'une banale panne de secteur. Instantanément, la centrale électrique de l'hôpital réagit et rétablit le courant en basculant sur la ligne de secours, qui est la réplique exacte de la ligne normale, mais qui est alimentée à partir d'un autre quartier de la ville. À 0 h 50, la panne est terminée, l'alimentation rétablie. Le commutateur automatique devrait alors basculer, mais il n'y parvient pas et se bloque dans une position intermédiaire entre la ligne normale et la ligne de secours. Il empêche par là même le groupe électrogène d'intervenir, car celui-ci n'entre en action que si les deux lignes de secteur sont en panne, ce que la position intermédiaire du commutateur ne permet pas de déceler. Et, comme il n'y a pas moyen d'intervenir manuellement, c'est la panne imparable.

« Ce doit être la panique à l'hôpital », avait pensé Michel Alberti, le gardien : ce n'est heureusement pas le cas, car le personnel réagit avec autant de sang-froid que possible, bien qu'il ait été absolument pris au dépourvu : cette situation ayant été jugée exclue par la direction des hôpitaux, il n'y a jamais eu d'instruction ni d'exercice d'entraînement à ce sujet. Psychologiquement, la situation est très angoissante également. D'un seul coup, l'établissement a été plongé dans l'obscurité, à l'exception des indications d'issues de secours au bout des couloirs et des lumières de sécurité au-dessus des portes, qui fonctionnent sur piles. En même temps, toutes les sonneries d'alarme des moniteurs cardiaques se sont mises en marche. Bien sûr, ces moniteurs ne sont que de simples instruments de contrôle et leur arrêt ne met pas en danger les malades, mais ces signaux de détresse rappellent qu'à chacun d'eux est reliée une vie humaine.

Très vite, à tâtons, le personnel se dirige vers les trois secteurs les plus vulnérables de l'hôpital : la salle de respiration artificielle, le service de néonatologie et le bloc opératoire. C'est là que sont concentrés les risques d'accident vital, le reste peut, pour l'instant, attendre...

La salle de respiration artificielle accueille des cas d'une gravité extrême, des accidentés pour la plupart, soit dans le coma, soit plongés dans l'inconscience de manière médicamenteuse, tous incapables de respirer par eux-mêmes. Par chance, ils ne sont que quatre à ce moment-là. Lorsque la lumière s'est éteinte, l'infirmier de garde, Armand Meryl, a crié pour appeler à l'aide et il s'est précipité sur l'appareil le plus proche. Heureusement, la pompe peut être également actionnée à la main, bien que cela nécessite une grande vigueur physique.

Il a vite été rejoint par trois autres collègues, qui ont pris place auprès des autres malades. Ils n'ont pas mis plus d'une minute à intervenir et aucun dommage irréparable n'a pu se produire. À ce moment, les lumières clignotent au plafond de la salle et dans les couloirs, Armand Meryl croit que le courant va se rétablir, mais non, le noir revient, aussi total, aussi désespérant qu'au début. Tout en actionnant la pompe permettant l'inspiration et l'expiration, il continue d'appeler des renforts :

— Il faut nous relayer. C'est très dur. On ne peut pas tenir longtemps !

D'autres infirmiers arrivent pour prêter main-forte, il y a même un malade en pyjama qui a quitté son lit. Celui-ci veut prendre la place d'Armand Meryl qui s'y refuse.

— Je ne peux pas vous autoriser. Je ne sais pas ce que vous avez.

— Plus rien du tout. Je dois sortir demain. Laissez-moi vous aider.

Il semble, effectivement, en bonne santé. Alors, l'infirmier lui désigne une lampe électrique que quelqu'un vient d'apporter et qui a été abandonnée sur un lit.

— Prenez-la. Vous allez nous éclairer...

Le temps passe, dans le bruit régulier et sinistre des inspirations et des exhalations. Armand Meryl et ses collègues se relaient, mais l'effort est épuisant. Un médecin vient les encourager.

— On est allés chercher le matériel du Samu. Il n'y en a plus pour longtemps, tenez bon...

Effectivement, le Samu possède un système de respiration artificielle, qui, destiné à être utilisé en voiture, fonctionne sur batterie. Mais il faut pour cela appeler les ambulances, retirer les appareils et les apporter sur place. Combien de temps tout cela va-t-il prendre ? Exactement une demi-heure. À 1 h 20 du matin, le quatrième respirateur artificiel du Samu est branché sur le quatrième malade. Ils sont, non pas sauvés, car leur état reste critique, mais aucun d'eux n'a souffert à cause de la panne. Quant à Armand Meryl, il ne sent plus ses bras et il ne peut s'empêcher de s'affaler sur l'un des lits vides, tant l'effort qu'il a fourni a été intense.

Au service de néonatalogie, la situation est, dès le début, tout aussi dramatique. Les couveuses des nouveau-nés se sont arrêtées d'un coup. Ghislaine Vieri, infirmière-chef du service, a le mérite de ne pas perdre son sang-froid. Elle appelle toutes les infirmières présentes.

— Sortez les enfants des couveuses ! Réchauffez-les avec ce que pouvez. Allez dans les armoires chauffantes.

Les infirmières ont compris : il s'agit de prendre le linge chaud que les armoires contiennent. Elles emmaillotent les petits avec et les serrent contre elles... Pendant ce temps, Ghislaine Vieri s'est emparée de son téléphone qui, heureusement, fonctionne. Elle appelle les autres hôpitaux et maternités de Lyon. Il faut qu'ils viennent chercher les enfants au plus tôt, car la situation ne peut s'éterniser. Parmi eux, il y a des prématurés dont le poids ne dépasse pas cinq cents grammes.

Mais le temps passe et les infirmières, qui tiennent toujours les nourrissons serrés contre elles, sentent leur température baisser dangereusement. Encore une fois, Ghislaine Vieri intervient.

— C'est aux extrémités qu'il faut éviter le refroidissement. Mettez-leur des moufles, des chaussons et des bonnets.

— Mais il n'y en a pas, ici. Il n'y a que des linges, des bandes, des compresses...

— Les accouchées ont dû en recevoir comme cadeaux. Allez dans les chambres, cherchez !

Et voilà les infirmières, avec leurs prématurés dans les bras, réveillant les jeunes mamans, et leur demandant si elles ont de la layette à leur confier. Tout cela s'effectue dans le noir total. Il faut chercher à l'aveuglette, tout en prenant soin de ne pas blesser les petits, et les habiller à tâtons. Mais l'idée s'avère bonne : ils sont tous protégés des plus dangereuses atteintes du froid et, bientôt, les ambulanciers des diverses cliniques et maternités viennent les chercher pour les emporter. Ici aussi, l'ingéniosité, le dévouement et le sens du devoir du personnel ont permis de faire face à la situation. Pas plus qu'au service de respiration artificielle, il n'y aura d'accident à déplorer dans celui de néonatologie.

Lorsque la panne s'est déclenchée, c'est au bloc opératoire que la plupart ont pensé. Vu l'heure tardive, on pouvait espérer qu'aucune intervention n'était en cours, mais il n'en est rien. Aussi extraordinaire que cela paraisse, un chirurgien est en train d'opérer. L'opération, une ablation de la vésicule biliaire, est banale, mais l'âge de la patiente ne l'est pas : elle a en effet cent un ans, ce qui rend la situation beaucoup plus délicate encore.

Dans l'hôpital Édouard-Herriot, c'est donc la ruée vers les torches et les lampes de poche et, quelques instants après, une bonne dizaine de médecins, d'infirmiers et d'infirmières, brandissant leurs éclairages, convergent vers le bloc. Normalement, il est interdit d'entrer dans une salle d'opérations pendant une intervention, mais nécessité fait loi. Ce qu'ils découvrent les stupéfie : le médecin est en train d'opérer le plus tranquillement du monde dans l'obscurité totale. Par une chance tout à fait extraordinaire, son instrument scialytique possède une batterie éclairant son champ de vision. Une voix s'élève du groupe venu le secourir :

— Vous n'avez besoin de rien ?

Le chirurgien répond calmement, sans lever les yeux :

— Tout va très bien, merci...

Après son opération, la centenaire sera évacuée vers un autre hôpital de Lyon en ambulance, ainsi, d'ailleurs, que tous les malades en réanimation. Car, le temps passant et la panne n'étant toujours pas réparée, les secours s'organisent à Édouard-Herriot. Les Samu du Rhône, de l'Ain et de l'Isère ont été mobilisés et, autour de l'établissement, c'est un étonnant ballet de gyrophares bleus qui se poursuit dans la nuit noire.

Jusque-là, en tout cas, tout s'est passé dans le calme, la panique a pu être évitée. La quasi-totalité des malades est toujours en train de dormir et ne s'est rendu compte de rien. Mais c'est alors qu'un incident se produit. Un malade du service psychiatrique échappe à la surveillance dont il était l'objet et se met à parcourir les couloirs des autres services en hurlant :

— C'est la fin du monde !

On imagine l'effet qu'une telle phrase peut produire. Les malades se réveillent, certains se mettent à crier, d'autres sortent à leur tour dans le couloir et l'aliéné, profitant de l'obscurité et du désordre, continue de parcourir les étages et les services, semant toujours la panique. C'est le brusque rétablissement du courant qui permet de le maîtriser et qui, d'ailleurs, le calme instantanément. Il est 2 h 54, la coupure d'électricité a duré plus de deux heures...

Ainsi s'est terminée la panne de Lyon, sans précédent dans les annales médicales françaises. Un tel récit peut, bien sûr, faire froid dans le dos, mais il est, dans le fond, rassurant. Placé dans des conditions totalement imprévues, le personnel soignant a réagi avec autant de sang-froid que de justesse : dans cette affaire, la compétence des hommes a largement compensé la défaillance des machines.

Souvenir d'Arcachon

Julien et Marie-Claire Bertaux sont bien installés dans la vie et même prospères. Julien Bertaux, la quarantaine un peu bedonnante, le visage rond et avenant, dégage une impression de sympathie. Marie-Claire Bertaux, trente-cinq ans, est une petite brune au charme piquant. Ils exercent la profession de marchands de souvenirs à Arcachon. Leur boutique, bien en vue sur l'une des artères les plus animées de la ville, ne désemplit pas pendant la belle saison. Et, à force de vendre des coquillages peints ou des petites cartes postales qui se déplient en accordéon, les Bertaux arrivent à réaliser un joli chiffre d'affaires.

La fin de la saison approche, nous sommes le 12 septembre 1954. Passé le 15, il n'y a plus personne, à part pendant quelques week-ends...

Un client entre dans la boutique vide. C'est un homme d'une cinquantaine d'années, de haute taille, à l'allure distinguée, certainement quelqu'un de bien. M. et Mme Bertaux se précipitent.

— Vous désirez, monsieur ?

— Je ne sais pas. Quelques babioles pour offrir à des amis...

— Parfaitement, monsieur. Nous avons des coquillages, dans lesquels on peut entendre la mer...

— Hé toi ! Viens un peu par ici !

Sans considération pour ce qu'était en train de lui dire M. Bertaux, le client vient de s'adresser à un gamin de huit ans environ, qui se tenait peureusement derrière le comptoir.

— Viens voir un peu, mon garçon. Je ne suis pas méchant !

L'homme examine l'enfant et se redresse vers les parents :

— C'est votre fils ?

Marie-Claire Bertaux répond d'une voix sinistre :

— Oui.

L'homme reprend son examen. Le gamin est un ravissant garçonnet aux yeux bleus et aux traits fins. Mais il est affligé de deux anomalies très prononcées : d'abord il louche d'une manière considérable, ensuite, de temps en temps, il secoue la tête comme pour faire un signe de dénégation et se passe après la langue sur les lèvres.

— Pourquoi fais-tu cela ?

L'enfant recule, terrorisé.

— Ce n'est pas... pas... de ma faute !

M. Bertaux intervient vivement :

— Allez-vous laisser notre enfant tranquille ?

— Pardonnez-moi. Ce n'est pas une curiosité malsaine, c'est un réflexe professionnel... Je me présente : Jean-Jacques Simon. Je suis médecin. J'ai une clinique psychiatrique à Hossegor. Je m'intéresse particulièrement aux enfants perturbés.

Mme Bertaux réagit à son tour :

— Nous n'avons pas besoin de médecin. Nous les avons tous vus.

— Et qu'est-ce qu'ils vous ont dit ?

— Un instant... Va jouer dans la rue, Bertrand.

Marie-Claire Bertaux attend que son fils se soit éloigné et reprend d'une voix triste :

— Il n'y a rien à faire. C'est incurable.

— Le cerveau est lésé ? Une malformation congénitale ?

— Non. Il n'y a rien de physique. Il paraît qu'il est même beaucoup plus intelligent que son âge... Mais cela n'empêche qu'il n'est pas normal. Les docteurs ne savent pas pourquoi. Ils savent seulement qu'il n'y a rien à faire.

— Et sur quoi se fondent-ils pour établir un tel pronostic ?

— Eh bien, sur leurs entretiens avec Bertrand. Ils l'ont examiné pendant des heures.

— Et avec vous, ils ont parlé ?

— Nous ?

— Oui. Vous, les parents.

— Mais qu'est-ce que nous avons à voir là-dedans ?

— Vous êtes les parents, justement.

— Vous voulez dire que c'est de notre faute si Bertrand est comme cela ?

— Il ne s'agit pas de faute, mais de diagnostic médical. Le cas de votre petit Bertrand m'intéresse. Voudriez-vous venir avec lui à ma clinique ? Je vous recevrai gratuitement...

Tandis que, de l'autre côté de la vitrine, l'enfant court à cloche-pied, affligé de ses tics épouvantables, Julien et Marie-Claire Bertaux se concertent du regard. Marie-Claire finit par dire :

— Si cela peut faire quelque chose pour le petit...

En 1954, la psychiatrie et la psychologie ne sont pas ce qu'elles sont aujourd'hui. Les médecins sont alors déroutés par des symptômes qui nous paraissent désormais courants. Voilà pourquoi le petit Bertrand a pu passer pour incurable et voilà pourquoi le docteur Simon a été le premier à avoir cette idée qui nous semble toute simple : interroger non seulement l'enfant, mais les parents...

D'Arcachon à Hossegor, le trajet n'est pas bien long et, le 16 septembre 1954, toute la famille Bertaux débarque à la clinique des Pins, un établissement au parc magnifique. Le docteur Simon vient à leur rencontre.

— Merci d'être venus. Si vous le voulez bien, j'examinerai d'abord l'enfant et vous deux ensuite. Promenez-vous dans le parc. Si tout se passe bien, nous aurons résolu le problème aujourd'hui même...

Quelques minutes plus tard, le docteur est dans son bureau en compagnie du petit Bertrand. Il ne fait pas attention à son strabisme et à ses tics. Il juge le gamin. Il a certainement une intelligence très vive et très au-dessus de son âge. Le problème est de toute évidence affectif... Il faut une bonne demi-heure, des bonbons et des dizaines de questions anodines pour mettre l'enfant en confiance. Le docteur Simon en vient enfin à l'essentiel.

— Ils sont gentils avec toi, tes parents ?

— Oh oui, monsieur !

La phrase a été prononcée trop vite et elle est suivie d'une rafale de tics, tandis que les yeux se rapprochent encore, s'il est possible.

— Je suis un ami. Tu peux tout me dire, tu sais. Je ne raconterai rien à tes parents.

— Mais c'est la vérité, monsieur !

— Bien, je te crois. Commençons par ton papa... Il est gentil avec toi, ton papa ?

— Oui, monsieur. Il ne me gronde jamais.

— Tu exagères. Il te gronde quand même quand tu fais une grosse bêtise ?

— Non, jamais. L'autre jour, j'ai cassé mon vélo et renversé un petit garçon dans la rue. Eh bien, il ne m'a pas grondé.

— Il a bien dit quelque chose ?

— Non. Quand je suis revenu à la boutique avec un agent, il est parti. Il a laissé maman toute seule.

— Et elle t'a grondé, ta maman ?

— Oui.

— Elle te gronde souvent ?

— Ça dépend...

— Ça dépend des bêtises que tu as faites ?

Il y a un moment de silence. Le petit Bertrand réfléchit... Son visage s'anime comme s'il venait de faire une découverte. Depuis une minute ou deux, il n'a plus de tics et ses pupilles ont retrouvé une position presque normale.

— Non. Ça ne dépend pas de mes bêtises. Maman, de temps en temps, elle est gentille, de temps en temps, elle est méchante, mais ça ne dépend pas de ce que j'ai fait...

Le docteur Simon reçoit ensuite M. et Mme Bertaux tandis que leur enfant joue dehors en compagnie des infirmières. Le couple n'est visiblement pas à son aise... M. Bertaux questionne :

— Qu'est-ce que vous a dit Bertrand ?

— Des choses anodines. Je vous l'ai dit, ce n'est pas lui qui m'intéresse le plus, c'est vous deux.

Marie-Claire Bertaux intervient :

— Que voulez-vous qu'on vous dise ?

— Tout, madame, tout...

Marie-Claire se sent brusquement perdue. Elle regarde son mari et elle éclate brusquement en sanglots :

— C'est Dieu qui nous a punis. Tout est de ma faute !

— Tais-toi, Marie-Claire ! Tu n'as pas le droit !

— Si, monsieur Bertaux. Votre femme doit parler ! Elle est en train de sauver votre enfant...

Marie-Claire Bertaux est incapable de s'exprimer. Le docteur parle avec douceur :

— Dieu ne vous punit pas, madame. C'est vous et votre mari qui punissez votre enfant et qui vous punissez vous-mêmes... Je suppose que Bertrand est un enfant adultérin ?

— Comment savez-vous cela ?

— Je l'ai deviné tout de suite. C'est une situation classique et beaucoup plus fréquente que vous ne l'imaginez. Racontez-moi comment cela s'est passé.

Mme Bertaux lève vers le docteur un regard implorant.

— C'est indispensable ?

— Absolument... Je vais vous aider. Bertrand a huit ans, donc c'était il y a neuf ans... Un ami ? Un client de la boutique ?

— Oui, un client.

— Une aventure sans lendemain ?

— Oui. Je ne l'ai jamais revu.

— Vous avez l'air d'une femme sérieuse, madame Bertaux. Pour faire cela, il a fallu une bonne raison.

Marie-Claire Bertaux se remet à sangloter.

— Je ne peux pas le dire !

Julien Bertaux vient au secours de sa femme. Il est livide.

— C'est à moi de parler. C'est moi le responsable de tout. Je n'ai jamais pu satisfaire mon épouse. Alors, comme elle voulait un enfant, je la comprends. Je ne peux pas lui en vouloir.

Le docteur Simon hoche la tête.

— Oui. Mais cet enfant, vous ne l'avez accepté ni l'un ni l'autre. Vous, monsieur Bertaux, parce qu'il n'est pas de vous et qu'il est le fruit de la trahison. Vous avez tellement peur de le haïr que vous vous abstenez complètement de sévir. Votre attitude envers lui est une démission complète. Vous, madame, vous aimez et vous détestez à la fois ce fils qui est le vôtre, mais qui vous rappelle ce que vous appelez votre faute. Alors, vous avez envers lui une attitude irrationnelle : vous récompensez ou vous punissez en fonction de votre humeur et non de ce qu'il fait...

Il y a un moment de silence. M. Bertaux finit par demander :

— Mais cela a un rapport avec la maladie de Bertrand ?

— C'est sa cause directe. Comment voulez-vous qu'un enfant dont le père semble indifférent et dont la mère est inconséquente ne soit pas gravement perturbé ? Peut-être, en outre, a-t-il surpris tout ou partie de ce secret que vous croyez si bien gardé.

— Mais ce n'est pas possible ! Nous n'en avons jamais parlé devant lui.

— C'est ce que vous croyez... Mais dites-vous bien que les enfants savent et comprennent beaucoup plus de choses qu'on ne l'imagine.

Marie-Claire Bertaux redresse la tête.

— Et qu'est-ce que nous devons faire ?

— Avoir une attitude normale. C'est-à-dire, pour vous, renoncer à ces accès de tendresse suivis d'accès d'hostilité, pour monsieur Bertaux, se comporter en père, c'est-à-dire s'occuper de son enfant. Car c'est votre enfant, monsieur Bertaux, puisqu'il n'aura jamais d'autre père que vous ! Et dites-vous bien, tous les deux, qu'il n'y a jamais eu de faute dans cette affaire. Ou, du moins, il n'y en a qu'une : celle que vous commettez jour après jour en faisant payer à votre enfant une situation qui n'est pas la sienne...

— Et si nous faisons cela, Bertrand redeviendra normal ? Il n'aura plus ses tics ?

— Ils auront disparu dans quelques jours. Maintenant, allez le retrouver.

2 avril 1957. Trois ans ont passé. Le docteur Simon, qui se rend à un colloque à Paris, s'arrête en passant à Arcachon dans la boutique des Bertaux. Il n'a pas oublié ce cas émouvant, qui a été une des grandes satisfactions de sa carrière.

C'est Bertrand qui vient lui ouvrir. Il a bien grandi, il s'est étoffé, il fait plus que ses onze ans. C'est presque un petit jeune homme au beau regard clair et au sourire assuré. Il le reconnaît instantanément.

— Papa ! Maman ! Venez voir... C'est le docteur de la clinique.

Julien Bertaux arrive et lui serre la main avec effusion et Marie-Claire se permet tout bonnement de l'embrasser.

— Papa, maman, je peux donner ça au monsieur ?

Le docteur Simon, Julien et Marie-Claire Bertaux se retournent. Bertrand tend timidement au docteur un des objets de la devanture : un de ces coquillages où l'on entend la mer, décoré de l'inscription « Souvenir d'Arcachon ». Le docteur Simon prend l'objet avec un sourire.

— Je te remercie, Bertrand. Je le garderai. Ce sera pour moi le plus beau des souvenirs !

Les bébés Hicks

Jane Lewis plisse les yeux et réprime une grimace douloureuse. Elle n'est pas habituée, elle, la Bostonienne vivant tout au nord des États-Unis, au soleil de la Géorgie, un des plus chauds des États du Sud. Il faut dire à sa décharge qu'il est tout juste midi et qu'on est en plein mois d'août.

Il y a quelques instants, le car l'a déposée, sa petite valise à la main, à l'arrêt de Mercury. Elle était la seule passagère à descendre, ce qui n'est guère étonnant : il n'y a jamais grand monde pour se rendre dans cette agglomération d'un millier d'habitants, située à l'écart des grandes voies de communication et qui semble assoupie au milieu des champs de coton. En ce milieu des années 50, à part les voitures, rien ne semble avoir changé depuis la guerre de Sécession. Mercury possède pourtant un hôtel ou plutôt quelques chambres situées au-dessus du drugstore, pour les rares personnes de passage. C'est là qu'elle a réservé par téléphone et qu'elle se dirige d'un pas résolu, après avoir aperçu l'enseigne du magasin au bout de la rue principale.

Jane Lewis essuie sur son front la sueur qui ruisselle en abondance. Âgée d'un peu moins de trente ans, elle est incontestablement jolie, avec ses traits réguliers, ses longs cheveux blonds et ses remarquables yeux verts. Sa robe blanche est, comme elle, bon genre et distinguée, comme faite sur mesure pour elle. Alors, qu'est-ce qui a conduit cette citadine de la bonne société dans ce trou perdu ? Que vient-elle y faire, toute seule de surcroît ? C'est ce que se demandent visiblement les quelques personnes qu'elle croise et qui la dévisagent avec étonnement. Elle, de son côté, ne leur accorde pas la moindre attention, elle poursuit sa route à pas pressés.

Soudain elle s'arrête au passage d'une femme aux alentours de cinquante ans, d'aspect massif et plutôt rébarbatif, visiblement une paysanne. Elle reste immobile à la regarder, l'air à la fois attiré et inquiet, comme si elle voulait lui dire quelque chose et n'osait pas. C'est cette dernière qui finit par prendre la parole d'un ton rogue :

— Qu'est-ce que c'est ? Qu'est-ce que vous me voulez ?

Jane Lewis reprend ses esprits et bafouille la première chose qui lui vient à l'esprit :

— Excusez-moi. Un étourdissement... Le soleil...

La femme hausse les épaules et poursuit son chemin. Quant à Jane, elle se met à courir vers le drugstore. Elle semble au bord des larmes.

C'est deux semaines plus tôt qu'a débuté cette singulière histoire... Jane et son père Jeremy rentraient du cimetière où venait d'avoir lieu l'enterrement de Jessica Lewis, leur mère et épouse, morte prématurément d'une crise cardiaque à cinquante-quatre ans. Il y avait beaucoup de monde à la cérémonie, une quantité de relations proches et lointaines s'étaient déplacées pour la circonstance. C'est que les Lewis ne sont pas n'importe qui. Jeremy Lewis dirige une entreprise de textile plus que florissante et fait partie des notabilités de la ville.

En rentrant dans la luxueuse maison qu'ils habitent dans un quartier chic de Boston, ce dernier a prié Jane de le suivre dans son bureau et, après avoir refermé la porte, s'est adressé à elle de manière solennelle :

— Ta mère ne voulait pas parler. Maintenant qu'elle n'est plus là, je vais te dire la vérité sur ta naissance.

— Mais je la connais, papa ! J'ai toujours su que j'étais adoptée. Pour moi, cela ne change rien.

— Ce n'est pas vrai. Nous t'avons menti. Tu n'as pas été adoptée, tu as été...

Jane Lewis revoit son père à cet instant. Cet homme d'affaires énergique, habitué à commander, n'était plus soudain qu'un être désemparé. Il a hésité, balbutié quelques bribes inintelligibles et a fini par lancer le mot terrible :

— ... achetée !

Jane s'est laissée tomber dans un des profonds fauteuils de cuir du bureau.

— Qu'est-ce que tu dis ?

— La vérité... Comme nous ne pouvions pas avoir d'enfant, nous avions fait une demande d'adoption, mais les délais étaient très longs, cinq ans minimum, peut-être dix, et ta mère était déjà malade. Alors, quand j'ai appris la chose par un couple d'amis, je n'ai pas hésité.

— Quelle chose ?

— Ils avaient acheté leur enfant à un médecin de Géorgie. Une de ses patientes venait d'avoir un bébé, mais elle n'en voulait pas. Il le leur a proposé contre de l'argent et ils ont accepté. Je voulais tellement un enfant moi aussi que j'ai décidé de tenter ma chance. J'ai pris ma voiture et je suis parti...

Et M. Lewis père a fait à sa fille bouleversée un incroyable récit... Cela se passait à Mercury, le 15 janvier 1925, le jour qui figure sur les papiers de Jane comme celui de sa naissance. Jeremy Lewis s'est rendu chez le médecin du village, le docteur Jugarthy Hicks. Bien qu'encore en exercice, c'était un homme très âgé, un petit être voûté, aux cheveux blancs. Jeremy, qui n'en menait pas large, lui a expliqué ce qu'il avait appris de ses amis. Jugarthy Hicks l'a interrompu avec un sourire :

— Vous avez de la chance, monsieur, beaucoup de chance ! J'ai une fille à vous proposer. Je l'ai mise au monde ce matin même. Si vous vouliez un garçon, je vous conseille de la prendre quand même. Je suis vieux et malade, je prends ma retraite. Alors, votre réponse ? C'est 1 000 dollars...

— Mais pour le certificat de naissance, les papiers ?

— Je m'en occupe.

Jeremy Lewis a dit oui, le médecin lui a demandé d'attendre et il est revenu un quart d'heure plus tard avec un ravissant bébé... C'est tout, le récit s'arrêtait là. Le père de Jane lui a lancé un regard douloureux.

— Voilà. Ta mère est morte, si tu veux retrouver ta véritable mère, fais-le...

Jane Lewis a hésité longuement, redoutant de se lancer dans une aventure qui pouvait être sans issue et se révéler peut-être douloureuse, mais la curiosité a été la plus forte. Elle est partie pour Mercury.

Pendant tout le long trajet, elle a eu le temps de mettre en ordre les éléments dont elle disposait. Les amis qui avaient eu recours au docteur Hicks s'appelaient Matthews. Malheureusement, son père les avait perdus de vue depuis longtemps et il n'avait pas la moindre idée de ce qu'ils étaient devenus. Il n'y avait donc pas de possibilité de ce côté-là pour l'instant. C'est à Mercury même qu'elle avait des chances d'en apprendre plus. Quoi exactement ? Elle ne pouvait le dire, mais une chose l'avait frappée dans le récit de son père : le docteur Hicks n'avait pas mis plus d'un quart d'heure pour aller la chercher. Sa mère véritable devait donc habiter le village. Voilà pourquoi elle avait dévisagé la femme croisée dans la rue et qui avait l'âge voulu. Elle avait cherché avidement, mais vainement, une ressemblance.

Jane Lewis est arrivée, tout essoufflée, devant le drugstore servant d'hôtel à Mercury. Elle pousse la porte, qui s'ouvre avec un bruit de grelots. Le grondement d'un ventilateur fatigué emplit la pièce. Une femme aux allures négligées vient à sa rencontre. Est-ce que ce pourrait être elle ? Non, elle est trop jeune. Elle doit avoir quarante ans, peut-être un ou deux de plus...

— C'est moi qui ai réservé la chambre.

La femme la dévisage sans la moindre gêne et lui déclare sans s'embarrasser de précautions oratoires :

— Je vais vous conduire. On peut savoir ce qui vous amène ici ?

— Justement, j'allais vous le dire. Vous pouvez peut-être m'aider. Je m'intéresse au docteur Hicks.

— Connais pas. Le médecin de Mercury s'appelle Jones.

— C'était il y a longtemps. Il doit être mort il y a une vingtaine d'années.

— Alors, je ne peux pas vous renseigner. On vient d'arriver, mon mari et moi. Mais Joshua Steels doit savoir cela. C'était le maire autrefois. Il habite la grande maison au bout de la rue principale, juste après la sortie du village...

Jane Lewis remercie et, un peu plus tard, après avoir laissé ses affaires dans sa chambre sommaire, entre dans la fournaise, d'un pas décidé, mais toute tremblante intérieurement, à la rencontre de son passé.

Joshua Steels se balance sur un rocking-chair, sous l'auvent de sa jolie maison de style colonial. C'est un homme âgé, mais qui présente bien : un corps long et sec, des cheveux blancs très fournis, des yeux bleus au regard direct.

— Monsieur Steels ? J'ai entendu dire que vous avez été le maire de Mercury...

— C'est vrai. Et pendant près de quarante ans. Je peux quelque chose pour vous ?

— Oui. Il s'agit du docteur Hicks. Vous l'avez connu ?

L'homme arrête de se balancer et hoche la tête.

— Je pense bien... Sacré Jugarthy ! Il est mort depuis près de trente ans, mais personne ici ne l'a oublié. Vous êtes de sa famille ?

— Non, mais je pense qu'il a connu ma mère.

— Comment cela ?

Jane Lewis est affreusement gênée... L'ancien maire de Mercury ne va-t-il pas s'emporter devant cette accusation concernant un de ses concitoyens ? Mais elle doit bien se jeter à l'eau.

— D'après ce que j'ai appris, il m'aurait remise à mon père adoptif contre... de l'argent...

Jane guette, inquiète, la réaction de Joshua Steels, qui n'est absolument pas celle qu'elle attendait. Il s'écrie avec un étonnement jovial :

— Un bébé Hicks !

La jeune femme le regarde avec stupeur.

— Qu'est-ce que vous dites ?

— Je n'aurais pas pensé revoir un bébé Hicks ! Notez bien que cela devait arriver un jour... Quel âge avez-vous ?

— Vingt-neuf ans.

— Alors, vous devez être un des derniers, peut-être la dernière.

— C'est ce qu'il a dit à mon père. Après, il voulait prendre sa retraite... Mais il y en a eu beaucoup à part moi ?

L'ancien maire de Mercury se gratte la tête et finit par déclarer placidement :

— Je ne sais pas, environ deux cents.

— Mais c'est monstrueux ! Et vous étiez au courant de ce trafic ?

— Pratiquement tout le monde l'était à Mercury. On les appelait les « bébés Hicks », comme je vous dis.

Jane Lewis essaie de conserver sa maîtrise de soi. Elle doit absolument rester calme si elle veut savoir ce qu'elle désire.

— D'après mon père, le docteur n'a pas mis plus d'un quart d'heure pour me chercher. Ma mère devait donc être une femme du village...

— Ne croyez pas cela. On venait de très loin pour se faire accoucher par Jugarthy. Et les acheteurs venaient de bien plus loin encore, parfois de l'autre bout des États-Unis. Cela a l'air d'être le cas de votre famille : vous n'êtes visiblement pas d'ici...

Jane Lewis se laisse tomber sur une chaise à côté du rocking-chair.

— S'il vous plaît, expliquez-moi...

— C'est simple. Jugarthy était un bon, un excellent médecin, mais il pratiquait des avortements clandestins. Personne ne l'avait dénoncé, parce qu'on ne voulait pas le perdre ; pourtant, un jour ou l'autre, cela allait forcément se produire. Alors, j'ai été le trouver et je lui ai dit d'arrêter. Il m'a répondu : « D'accord. J'ai une autre idée. »

L'ancien maire du village hoche la tête avez un sourire.

— À partir de ce moment, celles qui venaient le trouver pour se faire avorter, il les persuadait de garder l'enfant et elles revenaient le voir pour se faire accoucher. Elles touchaient la moitié de la somme : 500 dollars pour elles, 500 pour lui.

— Et cela a duré longtemps ?

— Une dizaine d'années. Jusqu'au moment où, comme vous l'avez dit, il a pris sa retraite.

— Vous l'avez laissé faire ? Vous n'avez rien dit ?

— Pourquoi ? Il ne faisait pas de mal. Les femmes qui vendaient leurs bébés étaient de pauvres filles, les clients étaient tous des gens aisés. Si on l'avait empêché de le faire, vous seriez la fille de pauvres Blancs du Sud, au lieu d'être une riche héritière du Nord, ou vous n'existeriez pas du tout !

Ainsi s'est terminée la randonnée de Jane Lewis à Mercury. Mais l'histoire des bébés Hicks ne s'arrête pas là. La jeune femme, qui avait beaucoup de relations, en a parlé autour d'elle et la presse s'est emparée de la nouvelle. L'existence des bébés Hicks a été connue dans tous les États-Unis et d'autres enfants vendus par le docteur se sont manifestés. Sur le plan légal, personne ne risquait rien, les faits étant couverts par la prescription.

Une association des bébés Hicks s'est même constituée, dont Jane Lewis a pris la présidence, et elle s'est réunie tout naturellement à Mercury deux ans après qu'elle s'y fut elle-même rendue. Ce jour-là, ils n'étaient pas moins d'une centaine de bébés Hicks, pour la plupart accompagnés de leurs époux et épouses. Mais certains étaient venus seuls, qu'ils soient célibataires ou divorcés, et deux d'entre eux n'ont pas tardé à convoler en justes noces. Jane Lewis a eu la surprise et la joie de recevoir leur faire-part de mariage et, un an plus tard, celui de la naissance de leur premier enfant. C'était un garçon qu'ils avaient baptisé Jugarthy.

La peur de l'hôpital

Le docteur Carmini, chef de service à l'hôpital Saint-Antoine de Pise, considère la jeune femme qu'il a en face de lui. Elle s'appelle Amanda Forli, elle a trente-quatre ans, elle est divorcée, mère d'un jeune garçon de onze ans et elle exerce la profession de puéricultrice. Tout cela, c'est ce qui a été écrit dans son dossier médical lorsqu'elle est venue passer des examens, en raison d'un état de fatigue extrême.

Ce qui ne figure pas dans son dossier, c'est qu'elle est jolie, très jolie même : c'est une brune piquante, au charme très frais. Elle est là devant lui, qui lui sourit. Elle n'a l'air de manifester aucune inquiétude. Pourtant ce qu'il vient d'inscrire dans son dossier, le résultat de ses examens, est terrible : Amanda Forli, l'image même de la vie radieuse, est condamnée à brève échéance. Elle est atteinte d'une forme gravissime de leucémie. La maladie est foudroyante, elle a déjà fait des ravages dans son organisme et elle va s'accélérer encore. En fait, condamnée, elle ne l'est pas tout à fait. Une greffe de moelle osseuse peut lui donner environ une chance sur deux de survie. À condition, bien sûr, de trouver un donneur compatible, et très vite : passé un mois, il sera trop tard.

Le docteur Carmini prend son inspiration. Il s'agit maintenant d'annoncer la vérité à la malade et c'est ce qui est le plus difficile dans son métier. Car il n'est pas question de lui cacher son état : quand elle entendra parler de greffe de moelle, elle comprendra sûrement.

— Eh bien voilà, madame, les résultats ne sont pas bons...

La jeune femme a pâli. Le médecin doit alors, avec toutes les précautions possibles, en employant des périphrases au lieu du mot « leucémie », l'amener progressivement à la vérité. Il tente de conclure avec autant d'optimisme qu'il est possible :

— La greffe a toutes les chances de réussite. C'est un procédé très au point maintenant. Nous allons immédiatement chercher un donneur compatible. Vous devez garder espoir...

— Je ne manque pas de courage, docteur.

Et Amanda Forli s'en va, écrasée par le poids de la révélation qu'elle vient d'entendre.

Dès le départ de la jeune femme, l'équipe du docteur Carmini se met à la recherche du donneur. La règle est invariable : celui-ci se trouve pratiquement toujours dans la famille proche : parents, enfants, frères et sœurs, oncles, tantes et cousins. Les deux parents d'Amanda sont en vie, son fils Gianni, âgé de onze ans, est en état de donner sa moelle et Amanda a une sœur, Sofia Bianco, de deux ans sa cadette. Tous viennent successivement faire des prélèvements et des examens à l'hôpital et, lorsque les résultats sont connus, le docteur Carmini pousse un soupir de soulagement : il y a bien un donneur, Sofia Bianco, la sœur d'Amanda.

Quatre jours ont passé depuis la visite au cours de laquelle il a annoncé la nouvelle à la malade. Il ne faut pas perdre de temps. La greffe doit avoir lieu dans les meilleurs délais. Il prend son téléphone pour appeler Sofia Bianco, celle-ci ayant laissé le numéro où la joindre.

— Madame, je suis heureux de vous annoncer la nouvelle. Votre sœur a un donneur compatible et c'est vous. Elle va pouvoir être sauvée grâce à vous !

Mais au bout du fil, la réaction n'est pas du tout celle qu'il attendait, c'est un cri, non pas de joie, mais d'horreur.

— Ah, non ! Jamais !

— Qu'est-ce que vous dites ?

— Il n'est pas question de greffe. Je ne peux pas.

— Mais pourquoi ?

— Parce que j'ai peur de l'hôpital. Depuis que j'y suis allée, j'ai la fièvre, je ne quitte plus mon lit, mon médecin m'a signé un arrêt de travail. Alors y retourner pour me faire charcuter, jamais !

— Mais madame...

— Je suis désolée pour Amanda, vraiment désolée. Vous trouverez sûrement un autre donneur.

Et Sofia Bianco a raccroché... Le médecin recompose immédiatement le numéro, mais la ligne est occupée. Visiblement, la jeune femme a décroché son téléphone pour qu'on ne la rappelle pas. C'est un refus absolu et définitif !

Abasourdi, le docteur Carmini n'a d'autre chose à faire que de reprendre son téléphone pour annoncer la nouvelle à Amanda Forli... Bien évidemment, la réaction de cette dernière est horrifiée.

— Elle n'a pas pu vous dire une chose pareille ?

— Hélas, si. Il paraît qu'elle a peur de l'hôpital. C'est vrai ?

— Oui, c'est vrai, elle a toujours eu cette phobie. Mais je vais aller la voir et je la convaincrai...

Malheureusement, le lendemain, le docteur Carmini reçoit un nouvel appel d'Amanda. Sa voix est faible, brisée.

— Elle n'a pas voulu. J'ai pleuré, j'ai supplié, mais elle n'a pas voulu. Il n'y a rien à faire.

— Ne perdez pas espoir. Je vais aller la voir à mon tour...

Car, entre-temps, le médecin s'est renseigné auprès de certains de ses collègues et il a appris que cette peur phobique de l'hôpital et des interventions est plus fréquente qu'on ne le croit. Elle prend même chez certaines personnes des proportions inimaginables... Dans ces conditions, il pense avoir trouvé une solution et il a décidé d'aller chez la jeune femme pour la lui exposer.

Sofia Bianco est de condition fort modeste. Célibataire, elle est employée dans une entreprise de nettoyage industriel et vit seule dans un tout petit pavillon de la banlieue ouvrière de Pise. Travaillant la nuit, elle est pratiquement toute la journée à la maison et le médecin, qui a préféré ne pas l'avertir de sa visite, la trouve chez elle. En le voyant, elle a un mouvement de recul.

— Qu'est-ce que vous me voulez ?

— Vous parler.

— Ce n'est pas la peine ! Je vous ai tout dit. Je n'ai pas changé d'avis.

La jeune femme veut refermer la porte, mais le docteur Carmini l'en empêche et pénètre de force à l'intérieur. Le geste n'est guère élégant, mais la vie d'une de ses malades est en jeu. D'ailleurs, Sofia Bianco ne se rebelle pas. Elle se contente de pousser un soupir.

— Comme vous voulez, mais cela ne servira à rien...

Le médecin la considère attentivement. Physiquement, elle ressemble à sa sœur, elle est brune comme elle, elle a les mêmes traits harmonieux, mais autant Amanda est épanouie, autant il y a chez Sofia quelque chose de dur et de fermé qui gâche sa beauté. Bien qu'ayant deux ans de moins que sa sœur, elle semble de loin son aînée. Sofia interroge le médecin d'un mouvement impatient de la tête.

— Qu'est-ce que vous avez à me dire ?

Le docteur Carmini jette un regard à ce qui l'entoure. L'intérieur est à l'image de Sofia : triste, étriqué. Il s'assied sur le canapé sans y avoir été invité.

— Êtes-vous certaine que vous ne pouvez pas dominer votre peur pour sauver votre sœur ?

— Amanda me l'a demandé en pleurant. Elle s'est même jetée à mes genoux, mais c'est impossible, je ne peux pas ! Et pourtant, je l'aime.

Sofia Bianco s'assied à ses côtés.

— C'est que vous ne savez pas jusqu'où va ma peur. D'après vous, pourquoi est-ce que je suis célibataire ?

— Comment le saurais-je ?

— Pour ne pas avoir d'enfant ! Un enfant, pour moi, cela veut dire la maternité, et cela, je ne le veux à aucun prix. C'est pour Amanda que j'ai été la première fois à l'hôpital. Vous ne savez pas quels efforts ça m'a coûté. Mais en partant, je me suis juré que ce serait la dernière fois.

Le visage de Sofia Bianco prend des allures pathétiques.

— Dès que je passe près d'un hôpital, j'ai l'estomac qui se noue, les jambes qui me manquent, je ne peux plus respirer. J'ai l'impression que je vais mourir !

— Vous serez peut-être quand même obligée d'y aller. Il peut vous arriver quelque chose nécessitant une hospitalisation d'urgence, une appendicite par exemple...

— J'y ai pensé et ma décision est prise. Si c'est le cas, je n'irai pas. Je signerai tous les papiers qu'on voudra, mais on ne m'emmènera pas. Je préfère mourir à la maison...

Le docteur Carmini hoche la tête. C'est bien ce qu'il imaginait. Mais tout n'est pas perdu. C'est le moment de faire la proposition qu'il a imaginée :

— Eh bien, vous n'aurez pas à venir à l'hôpital et votre sœur sera sauvée quand même. Je suis prêt à pratiquer le prélèvement ici. J'apporterai mon matériel et vous n'aurez pas à bouger de chez vous.

Le visage de Sofia Bianco, jusque-là fait uniquement d'hostilité, s'adoucit un instant avant de manifester de la méfiance.

— Est-ce que vous allez m'endormir ?

— Normalement oui, mais je peux remplacer l'anesthésie générale par une péridurale.

— Alors, c'est que c'est une opération. Je ne veux pas !

— Ce n'est pas une opération, juste un prélèvement de moelle.

Le visage de la jeune femme a retrouvé son air buté.

— N'insistez pas, c'est non !

— Pensez à Amanda. Elle a trente-quatre ans et elle va mourir.

— Je n'y peux rien. C'est le destin. Si j'avais une leucémie, je préférerais mourir plutôt que de demander à ma sœur un sacrifice pareil.

— Parce que vous appelez cela un sacrifice ?

— Oui. Maintenant, je n'ai plus rien à vous dire. Sortez !

Et le docteur Carmini quitte le pavillon sans charme de la banlieue industrielle de Pise... Il n'existe ni en Italie ni ailleurs un moyen légal de contraindre quelqu'un à faire un don de sa moelle. La famille de Sofia, ses amis et Amanda elle-même vont tenter de la fléchir à leur tour, mais après la conversation qu'il vient d'avoir avec elle, il n'y croit plus. Quant à lui, il va essayer l'opération de la dernière chance : consulter le fichier de tous les donneurs volontaires de moelle en Italie et dans le monde, mais il nourrit peu d'espoir. Il est rarissime qu'on trouve des donneurs en dehors de la famille...

Malheureusement, le médecin ne se trompe pas dans ses sombres prévisions. La famille de Sofia et ses rares amis, car elle est très solitaire, n'arrivent pas à ébranler son incroyable détermination. L'entrevue la plus dramatique a lieu avec le fils d'Amanda, Gianni. Le petit bonhomme âgé de onze ans vient sonner tout seul à la porte du pavillon de banlieue. Dès que Sofia lui ouvre, il déclare d'une petite voix.

— S'il te plaît, tata, ne laisse pas mourir maman.

Sofia Bianco éclate en sanglots, jure qu'elle les aime tous, mais lorsque le gamin s'en va, elle est restée sur son refus...

À l'hôpital, le docteur Carmini n'a pas plus de succès. Fébrilement, il consulte le fichier des donneurs, se met en contact avec les hôpitaux du monde entier pour chercher éventuellement d'autres donneurs, mais après avoir examiné les fiches de près d'un million de volontaires, il doit capituler : aucun d'entre eux ne correspond aux caractéristiques d'Amanda Forli. Elle est seule face à la maladie qui continue à progresser de manière implacable : elle est perdue.

Entre-temps, la terrible affaire est venue à la connaissance du grand public et largement commentée dans la presse italienne et même internationale. Le plus extraordinaire, c'est que si le comportement de Sofia Bianco suscite l'incompréhension et l'horreur chez presque tout le monde, il se trouve quelques personnes dans le même cas qu'elle pour la comprendre voire l'encourager. Dans son pavillon de banlieue du courrier lui parvient, dans lequel on lui dit : « Tenez bon, ne vous laissez pas faire. »

Sofia Bianco a tenu bon, la maladie aussi et l'inévitable s'est produit : Amanda est morte de leucémie deux mois après le refus de sa sœur. Cette dernière n'assistait bien sûr pas aux obsèques. Maudite par toute sa famille, elle s'est enfermée dans une solitude volontaire et définitive, en attendant peut-être l'appendicite qui lui sera fatale, à cause de son refus de franchir le seuil d'un hôpital.

Le second Pasteur

27 avril 1904. George Crocker se présente en compagnie de sa femme Emily à la clinique privée de la rue Piccini dans le 16e arrondissement à Paris. Le luxe des lieux en dit long sur le standing de l'établissement : des marbres et des boiseries décorent le hall, ainsi que des plantes exotiques, le plafond s'orne d'une fresque représentant un sujet allégorique bien dans le goût du jour : « La chirurgie et la médecine triomphant de la maladie et de la misère. » Une infirmière s'approche des arrivants :

— Que puis-je pour vous ?

L'homme répond avec un fort accent américain :

— Nous sommes M. et Mme Crocker.

À ce nom, elle s'incline avec déférence.

— Oh, bien sûr ! Si vous voulez attendre dans le petit salon. Le professeur va vous recevoir tout de suite...

Le petit salon, réservé aux patients de marque, est plus fastueux encore : les fauteuils Louis XVI sont dignes de Versailles et des tableaux de maîtres italiens ont remplacé la fresque contemporaine. Mais les Crocker n'en semblent pas autrement impressionnés : d'abord parce qu'ils sont milliardaires et que des tableaux et des meubles de prix, ils en ont tout autant dans leur villa de Californie, ensuite parce qu'ils ont d'autres préoccupations. George Crocker, la quarantaine, très brun, visage énergique, a l'air du bâtisseur d'empire et du meneur d'hommes qu'il est, mais en ce moment, il semble surtout en proie au plus grave des soucis. Il s'adresse à sa femme d'une voix pleine de prévenance :

— Comment te sens-tu, Emily ?

Celle-ci relève sa voilette, découvrant un visage gracieux et délicat, mais terriblement pâle.

— Le voyage m'a beaucoup fatiguée, mais je suis confiante.

Le milliardaire californien hoche la tête.

— Moi aussi j'ai confiance. Tu vas guérir. C'est le second Pasteur...

Oui, le « second Pasteur » : c'est ainsi qu'on surnomme, en cette année 1904, le docteur Eugène Doyen et c'est également ainsi qu'il s'appelle lui-même, car la modestie n'est pas sa qualité première. Sa renommée est telle qu'on vient de l'autre bout du monde pour se faire soigner par lui. Mais mérite-t-il tant d'honneur ? Le moins qu'on puisse dire, c'est que s'ils avaient connu dans le détail ce qu'a été son existence, les Crocker auraient vu s'envoler une bonne partie de leur confiance...

Lorsque Eugène Louis Doyen voit le jour, à Reims, en 1859, on peut dire sans grand risque de se tromper qu'il sera médecin. Il appartient, en effet, à la plus illustre dynastie de praticiens rémois et, à moins qu'il n'ait un caractère particulièrement indépendant, qu'il rompe avec la tradition familiale, il épousera la carrière de son père et de tous ses ascendants. C'est bien ce que fait Eugène Doyen et avec même un incontestable brio. Après d'excellentes études de médecine, il passe son internat à Paris, se spécialise en chirurgie et, bien sûr avec l'appui de son père, obtient très jeune une chaire de professeur à l'école de médecine de Reims. Il est bientôt un des chirurgiens les plus en vue de la ville, succès qui, il faut le reconnaître, n'est nullement immérité.

La chirurgie traverse, en effet, une phase critique. Grâce aux progrès de l'asepsie et de l'anesthésie, les chirurgiens n'ont plus à craindre la douleur ou l'infection et prennent tout leur temps pour opérer. Il en résulte que les malades, qui ont reçu des doses beaucoup trop fortes d'anesthésique, ne s'en remettent pas à leur réveil. Leur organisme affaibli et assoupi ne lutte pas avec assez d'énergie contre le choc opératoire et ils sont nombreux à décéder dans les jours qui suivent l'opération, bien qu'elle ait parfaitement réussi sur le plan technique. Selon une expression qui fait fortune à l'époque, « ils sont morts guéris ».

Le jeune Eugène Doyen, lui, n'accepte pas ce confort et cette passivité. Il a compris que la rapidité est tout aussi nécessaire que la précision pour la réussite d'une intervention. Et, avec une conception absolument révolutionnaire de son métier, une fois sa spécialisation terminée et avant de pratiquer sa première intervention, il tient à s'exercer aux principaux métiers manuels : menuisier, mécanicien, ajusteur, fondeur, maçon. Il y acquiert une habileté remarquable, mais ne s'en tient pas là. Il déplore que les instruments de son époque ne soient pas assez puissants : les scalpels, par exemple, doivent se prendre entre le pouce et l'index et manquent terriblement d'efficacité. Il confectionne des outils plus grands, des pinces et des bistouris qui procurent plus de force et qui permettent d'aller plus vite... Les résultats ne se font pas attendre. Il met environ moitié moins de temps que ses confrères pour opérer et ses malades, qui ont reçu des doses d'anesthésique bien moindres, supportent infiniment mieux l'opération. Eux ne « meurent pas guéris », ils guérissent tout court. Bientôt, on se bouscule pour se faire opérer par le docteur Doyen, qui fait figure de chirurgien le plus doué et le plus en vue de la nouvelle génération.

Tout irait pour le mieux s'il ne se trouvait alors un nouveau sujet d'intérêt : le cancer. À l'époque, au début des années 1890, le cancer reste une affection secondaire, responsable d'environ 5 % des décès. Mais son importance risque de croître en raison de la disparition probable des grandes maladies infectieuses. La médecine fait en effet des progrès fabuleux. Après la découverte des microbes par Pasteur, le bacille responsable de la tuberculose a été isolé par Koch et son traitement mis au point. Un disciple de Pasteur, Yersin, est en train de faire de même avec la peste. Alors, pourquoi ne serait-ce pas possible pour le cancer ? Car — et c'est logique — on pense alors qu'il s'agit également d'une maladie infectieuse, qu'on va découvrir son microbe et mettre au point son remède. Un certain docteur Arnaudet ne vient-il pas tout juste de publier un article sur une « épidémie » de cancer dans un village de Normandie, avec une description précise de la prétendue contagion du mal ? L'étude a fait sensation dans les milieux médicaux et les chercheurs du monde entier se sont mis au travail...

Eugène Doyen, lui aussi, se met au travail. Ce n'est pourtant pas sa spécialité, il est chirurgien et non bactériologiste. Mais dès ce moment, il est pris d'une idée fixe : devenir le second Pasteur. Il sait bien qu'avec la chirurgie, il peut acquérir la richesse, peut-être la fortune, mais il veut autre chose : la gloire. Il veut, comme le grand Pasteur, devenir un bienfaiteur de l'humanité, quelqu'un dont le nom soit dans tous les dictionnaires, dans les rues de toutes les villes. Pasteur a découvert les microbes, Koch a vaincu la tuberculose, Yersin la peste, Doyen sera le vainqueur du cancer ! Il entreprend donc, dans un premier temps, de prouver la nature infectieuse et contagieuse du mal, après quoi il s'occupera de découvrir son microbe.

Malheureusement, ses premières expériences n'aboutissent à rien. Le cancer ne se présente pas du tout comme une maladie infectieuse. Alors, dans la fougue et l'impatience qui sont les siennes, Doyen franchit un pas qu'il n'aurait jamais dû franchir : il expérimente sur l'être humain et, de plus, dans des conditions particulièrement graves. Au cours de l'ablation d'un cancer mammaire chez deux femmes, il greffe une partie de la tumeur qu'il vient d'extraire sur l'autre sein, non contaminé. La chose a lieu pendant que les patientes sont encore endormies sous l'effet de l'anesthésie. Ni l'une ni l'autre n'ont été informées et n'ont encore moins donné leur consentement. Dans les deux cas, il conclut au succès de l'expérience, l'autre sein développant à son tour un cancer, ce qui, d'ailleurs, contrairement à ce qu'il pense, ne prouve rien.

Il se sent encouragé pour poursuivre ses recherches, mais malheureusement pour lui, les journaux ont été mis au courant et publient des articles indignés, même si son nom n'est pas cité. À Reims, c'est le scandale. Les chirurgiens de la ville signent un texte sans équivoque : « Les chirurgiens rémois soussignés, émus par les récentes accusations portées par une partie de la presse, affirment qu'aucun d'eux, à aucune époque, n'a pratiqué de greffe cancéreuse et dégagent leur responsabilité des faits incriminés. » Une seule signature manque, et pour cause, au bas du document, celle d'Eugène Doyen.

L'affaire ne fait que commencer. *L'Éclaireur de l'Est* le met nommément en accusation quelques jours plus tard. Il commence par nier les faits dans une interview au journal *Le Temps*. « C'est une dénonciation calomnieuse. On me jalouse beaucoup ici et on cherche à me nuire par tous les moyens. » Mais des étudiants en médecine, qui ont été témoins des faits, le mettent en cause publiquement. Doyen ne peut plus nier, alors il invente une parade : il ne s'agissait pas d'une expérience, comme on aurait pu le faire avec des animaux de laboratoire, mais d'un essai de vaccin. Il déclare, toujours au journal *Le Temps* : « J'ai pratiqué, sur une malade atteinte d'une huitième récidive et qui ne voulait pas endurer les souffrances d'une nouvelle opération, une tentative de vaccination à laquelle j'étais scientifiquement autorisé par mes travaux antérieurs sur les animaux. Un fragment de tumeur, qui avait subi une préparation préalable destinée à atténuer son principe virulent, a été introduit sous sa peau. »

Le stratagème fait long feu. Une enquête menée par la commission administrative des hôpitaux de Reims établit que les fragments cancéreux greffés « n'ont fait l'objet d'aucune préparation destinée à en atténuer la virulence ». Cette fois, tout va très mal pour Eugène Doyen, il est en grand danger d'être traîné devant les tribunaux et condamné, sans parler des sanctions disciplinaires, peut-être la radiation de l'ordre des médecins, ce qui serait pire encore. Mais il fait jouer ses relations familiales et professionnelles et parvient à éviter la catastrophe. Sur l'invitation du ministre de l'Intérieur, le préfet de la Marne lui interdit seulement de continuer ses expériences. Doyen se le tient pour dit. Il renonce, du moins pour le moment, au cancer et à ses ambitions, il revient à sa spécialisation première et véritable : la chirurgie...

Les années passent et, de nouveau, tout va au mieux pour le

docteur Doyen. Il est sans conteste un excellent praticien, doué d'une habileté remarquable. Il est même plus que cela : c'est un esprit moderne, très ouvert sur toutes les nouveautés et doté, de surcroît, d'un sens aigu de la publicité. Il est un des premiers à s'intéresser au cinéma et il a l'idée d'enregistrer ses opérations sur des films qui durent de trois à cinq minutes. Cette innovation géniale lui vaut un succès mondial. Projetés dans les facultés, les congrès de chirurgie et les salles publiques, ses documents font le tour du monde.

Lorsque débute le XXe siècle, Eugène Doyen est un homme universellement connu et comblé par la réussite. Il est docteur de l'université d'Édimbourg, il s'est acheté une riche clinique privée, rue Piccini, à Paris, et il est le directeur fondateur de la *Revue critique de médecine et de chirurgie*. C'est une figure du Tout-Paris, qu'on rencontre dans les meilleurs salons et les plus brillantes réceptions. Il a incontestablement fière allure, avec sa haute stature, son regard assuré, sa barbe et sa moustache noires très fournies, selon le goût de l'époque... Il n'y a que dans le milieu médical français qu'il rencontre encore des réticences. Ses collègues n'ont pas oublié l'histoire des greffes de Reims et, malgré tous ses efforts, il ne parvient pas à se faire élire à la Société de chirurgie. Mais cette déconvenue va être oubliée avec l'affaire Radica-Doodica...

Nous sommes alors en février 1902. Depuis quelques semaines, le fameux cirque Barnum, en provenance des Amériques, est en représentation à Paris. Et à son programme, il y a, entre autres, une attraction sensationnelle : Radica et Doodica, deux sœurs siamoises de douze ans. Elles ont été achetées en Inde quelque temps plus tôt et, depuis, leur succès ne se dément pas. Il faut dire qu'elles sont particulièrement jolies, ravissantes même, très brunes, comme on l'est dans leur pays ; de plus, elles sont intelligentes, elles répondent avec à-propos aux questions qu'on leur pose et, sur la piste du cirque, font leur petit numéro avec beaucoup d'esprit. En fait, elles seraient tout à fait normales si elles n'étaient reliées par le côté depuis le sternum jusqu'au nombril.

Or, en ce début du mois de février, il se produit une catastrophe : éprouvée par le climat parisien bien différent de celui de l'Inde, Doodica tombe malade. On a beau lui donner des remèdes et des potions, rien n'y fait, elle maigrit à vue d'œil et les médecins ne tardent pas à rendre leur diagnostic : c'est la tuberculose sous la forme la plus aiguë de la maladie, la phtisie galopante. Bien sûr, Koch a découvert son fameux bacille et mis au point un traitement, mais cela, c'est valable pour l'avenir. Dans l'immédiat, Doodica est condamnée à court terme et, pire, elle va entraîner dans la mort Radica, qui, curieusement, est restée en parfaite santé.

Il faut agir vite et c'est Judith Coleman qui s'en charge. Judith Coleman, employée chez Barnum, a été nommée leur tutrice au moment de l'achat des fillettes avec l'accord des parents. Depuis, elle s'occupe de tout ce qui les concerne : les habiller, les nourrir et leur faire faire leur numéro. Elle est aussi habilitée sur le plan légal à prendre toutes les décisions les concernant. Après s'être fait confirmer que les jumelles sont condamnées si on ne fait rien, elle se résout à la seule solution possible : les séparer.

On lui indique le nom du praticien parisien qui semble le plus indiqué pour ce genre d'intervention, le professeur Guignon, chef de service à l'hôpital Trousseau, une sommité en la matière. Ce dernier examine attentivement Radica et Doodica et émet son verdict : il est prudent, pour ne pas dire réservé.

— Effectivement, madame, il faut les séparer, sinon, elles vont mourir toutes les deux, mais je ne vous cache pas qu'une telle opération est très risquée. Elles ne sont pas seulement rattachées de manière cutanée, mais par le foie et par la plèvre. L'issue risque fort d'être fatale, aussi il faudra observer la plus grande discrétion.

« Discrétion » : le mot arrache une vilaine grimace à Judith Coleman. S'il y a un mot qu'elle déteste, c'est bien celui-là ! En pur produit de l'école Barnum, elle s'était employée à rentabiliser au maximum le numéro qui lui avait été confié. Maintenant que ce n'est plus possible, car des siamoises séparées n'ont plus d'intérêt, il faut au moins que leur opération soit un événement, qu'on en parle dans tout Paris et dans le monde entier. Elle réplique avec véhémence :

— Vous n'y pensez pas ? Radica et Doodica sont des artistes, des vedettes. Le public a le droit de savoir ce qui va leur arriver. Je compte convoquer la presse non seulement française, mais internationale. Il faudra aussi que des personnalités puissent assister à l'événement.

C'est au tour du docteur Guignon de s'emporter.

— Vous perdez la tête, madame ? Vous prenez mon hôpital pour un cirque ? Si je dois être envahi par les journalistes et assiégé par le public, je n'opérerai pas ces petites filles !

Judith Coleman n'insiste pas. Elle prend Radica et Doodica avec elle et quitte l'hôpital Trousseau. Il n'y a rien à faire avec cet entêté...

La situation est pourtant grave et urgente : Doodica est squelettique, elle est secouée de quintes de toux terribles. Il faut qu'elle trouve sur-le-champ un médecin qui accepte de pratiquer la séparation en lui donnant le plus de publicité possible. Et c'est alors qu'elle se souvient de ces films — car ils ont traversé l'Atlantique — montrant le docteur Doyen en train d'opérer. Voilà l'homme de la situation, lui comprendra et acceptera ce qu'elle demande ! Et peu après, elle se retrouve dans la clinique de la rue Piccini...

Eugène Doyen la reçoit avec empressement. Son comportement est à l'opposé de celui de son collègue : il est enthousiasme, volubile et, après un rapide examen des petites Indiennes, il déclare sans la moindre hésitation :

— Je suis prêt à les opérer quand vous voudrez. Cela ne pose aucun problème. Je le ferai en vingt minutes, pas une de plus !

— Et vous seriez prêt à donner à l'événement le retentissement qu'il mérite ?

— Bien entendu ! Une pareille aventure chirurgicale mérite d'être connue du monde entier.

Judith Coleman s'enhardit. L'expression du professeur Guignon : « Vous prenez mon hôpital pour un cirque ? », lui a donné une idée... Si le docteur acceptait, ce serait la plus fantastique représentation jamais donnée par Barnum.

— Est-ce que vous accepteriez d'opérer en public, dans un cirque ?

Eugène Doyen n'a pas une seconde d'hésitation.

— Je n'y avais pas pensé, mais c'est une excellente idée. Ainsi, chacun pourra assister au triomphe de la science !

Il a pourtant une expression de contrariété.

— Évidemment, il faut demander une autorisation, une pareille chose n'est pas courante. Mais je me fais fort de l'obtenir, j'ai d'excellentes relations à la préfecture de police...

Doyen décroche son téléphone et appelle le cabinet du préfet. Pourtant, malgré toute son influence et son entregent, il se heurte à un refus catégorique. Il raccroche et sourit à son interlocutrice.

— Tout n'est pas perdu, chère madame. Avez-vous pensé au cinématographe ?

Bien sûr, Judith Coleman y a pensé, c'est même cela qui lui a donné l'idée de se rendre chez le docteur. Et l'accord est conclu : Eugène Doyen séparera les siamoises devant la caméra... Dans le fond, c'est encore mieux qu'une représentation au cirque. Celle-ci aurait été unique et n'aurait eu pour spectateurs que quelques milliers de personnes, tandis que le film fera le tour du monde et sera vu par cent fois, mille fois plus de personnes !

Il ne faut pas perdre de temps, ne serait-ce que sur le plan médical. Grâce aux soins de Judith Coleman, la presse publie cette déclaration, dont la dernière phrase ne manque pas de piquant : « Contrairement aux premières informations, ce n'est pas à l'équipe chirurgicale de l'hôpital Trousseau que sera confié le périlleux honneur de séparer les petites Indiennes. Au dernier moment, Mme Coleman, leur tutrice légale, inquiète de les voir soumises à trop de curiosité, les a conduites à la clinique du docteur Doyen, rue Piccini. »

L'opération a lieu le 14 février. Eugène Doyen opère sous l'objectif de la caméra et, le jour même, la presse publie des comptes rendus enthousiastes, comme celui de *L'Illustration* :

« La séparation de Radica et Doodica est un fait accompli. Elle a réussi admirablement, grâce à la dextérité du docteur Doyen, qui n'a mis que vingt minutes à l'accomplir, comme en témoigne le film de trois cents mètres et de quinze mille images qui en a été pris. Les fillettes anesthésiées n'ont éprouvé aucune douleur au cours de l'opération. Après son réveil, Radica s'est écriée : "J'ai mal à ma membrane !" et Doodica a eu cette exclamation : "On nous a séparées !" Maintenant, couchées l'une près de l'autre, elles se parlent, sans paraître étonnées de cette vie nouvelle. » Et l'article est accompagné de deux photos, l'une d'Eugène Doyen, scalpel en main, devant les deux siamoises encore reliées et l'autre montrant Radica et Doodica couchées dans le même lit, avec une poupée entre elles, pour prouver que la séparation a eu lieu.

Tout cela est très beau, mais malheureusement un peu hâtif. Le lendemain, *L'Illustration*, pas plus qu'aucun de ses confrères, ne prend la peine de préciser que Doodica est morte : elle n'a survécu que quelques heures à l'opération. Quant à Radica, elle mourra quelques mois plus tard oubliée de tout le monde. Mais qu'importe pour Eugène Doyen : les deux petites siamoises l'ont mis sur le devant de la scène comme jamais auparavant et, pour lui, ce n'est pas loin d'être la gloire !...

Pourtant, ce n'est pas à cette gloire qu'il aspire. Il n'a toujours pas oublié ses ambitions du temps où il était un jeune praticien rémois, il a toujours le secret espoir de vaincre le cancer, de devenir le second Pasteur. Alors, maintenant qu'il est riche, qu'il est devenu une personnalité, il estime qu'il a les moyens de réaliser son rêve. Il passe de nouveau à l'action.

Oh, il ne se remet pas à pratiquer des expériences condamnables ! Cela, c'est fini pour toujours, il a compris. Il s'enferme dans son laboratoire, reprend son microscope, ses éprouvettes et il cherche. Est-ce que le microbe du cancer, qui lui était resté caché jusque-là, va enfin se dévoiler à ses yeux ? Eh bien, il semble que oui, car, au congrès de pathologie infectieuse de Berlin, en 1903, il fait une communication sensationnelle : il a isolé le microbe du cancer et il est sur le point de mettre au point un vaccin et un sérum ! Il a, bien sûr, donné un nom, latin, comme il se doit, à ce nouveau bacille : *Micrococcus neoformans*.

Dans la salle du congrès, l'annonce fait évidemment l'effet d'une bombe. On le presse de questions, on veut des détails sur le microbe, sur son moyen d'action, sur la manière dont il l'a découvert. Doyen reste discret, il veut garder le secret sur ses expérimentations, mais il annonce qu'il a déjà obtenu une guérison : celle d'un homme de trente-sept ans, victime d'un cancer des testicules. Lorsqu'il est venu le consulter, il avait à l'aine une tumeur de la taille de la tête, après opération, elle a disparu, mais elle est revenue avec la taille d'un œuf. Il a pratiqué alors des inoculations de son vaccin et elle a disparu. Et il précise enfin que les faits remontent à huit ans et que l'homme est toujours en vie. Cette fois, Eugène Doyen obtient enfin la gloire qu'il recherchait. Il est immensément célèbre. Pour la majeure partie de l'opinion, même dans le corps médical, il est le plus grand bactériologiste de son temps ; des thèses en médecine lui sont consacrées jusqu'en Colombie, on appelle le *Micrococcus* le « bacille de Doyen », tout comme on appelle « bacille de Koch » l'agent de la tuberculose.

Encore une fois, les plus vives réticences viennent des autorités médicales françaises. Mais il affirme qu'il s'agit, de la part de ses confrères, de pure jalousie et il n'y a aucune raison de ne pas le croire. Il est facile, avec le recul du temps, de dire ce qu'il en est vraiment. Mais il faut se replacer dans les conditions de l'époque. La bactériologie est alors une discipline toute neuve et comment séparer le vrai du faux ? Après tout, peu auparavant, les découvertes de Pasteur avaient soulevé le scepticisme et les critiques, même dans les milieux scientifiques. Alors, pourquoi ne pas croire Eugène Doyen quand il dit qu'il a vaincu le cancer ? D'autant que la nouvelle suscite un immense espoir chez les malades et leurs familles...

La vérité est peut-être pourtant sur le point d'éclater. Car Doyen s'est décidé à commercialiser son sérum sous forme d'ampoules et leurs effets se sont révélés plus que décevants, pour ne pas dire inexistants. Mais il y a pire. À la demande de ce dernier, il a envoyé des ampoules au Brompton Cancer Hospital de Londres et là, pour la première fois, elles ont été analysées. Le résultat s'est avéré proprement stupéfiant : le *Micrococcus neoformans* n'est rien d'autre qu'un saprophyte, c'est-à-dire un microorganisme présent à l'état naturel chez tous les individus, qu'ils soient malades ou sains. Il n'a pas de rapport, ni de près ni de loin, avec le cancer et son action thérapeutique est absolument nulle.

Tout cela vient juste de se produire et n'a pas encore été rendu public en ce mois d'avril 1904. Voilà pourquoi Emily Crocker a traversé la moitié du monde en compagnie de son mari pour faire soigner le cancer incurable dont elle est atteinte et voilà pourquoi, lorsqu'ils sont introduits dans le cabinet d'Eugène Doyen, tous deux croient se trouver en présence du second Pasteur...

Après un profond salut au milliardaire et un galant baisemain à son épouse, Eugène Doyen procède à l'examen de sa nouvelle patiente. Il se contente d'une observation rapide et arbore un large sourire.

— Vous pouvez vous rassurer, chère madame, ce n'est rien !

Emily Crocker le fixe, incrédule, de ses grands yeux gris.

— Rien ?... Mais en Amérique, les médecins m'ont dit que les deux seins étaient pris et que le mal avait gagné les poumons !

— Je veux dire : rien qui puisse résister à mon traitement. Dans deux mois, vous serez guérie.

George Crocker intervient d'une voix émue et admirative.

— Mais comment un tel miracle est-il possible ? Expliquez-nous, je vous en prie.

Eugène Doyen sourit et met un doigt sur ses lèvres.

— Secret professionnel, monsieur Crocker. Tout ce que je vous demande, c'est de me faire confiance.

Il s'empare d'une seringue, brise une ampoule et s'approche d'Emily.

— Je vais vous faire la première injection et je continuerai à vous soigner. Je tiens à m'occuper personnellement de vous...

Une fois la piqûre faite, George Crocker met la main à sa poche et en sort son chéquier.

— Pour vos honoraires, que demandez-vous ?

Le praticien l'arrête d'un geste.

— Ce n'est qu'un détail. Ne vous inquiétez pas pour cela. Nous verrons plus tard.

Et, quelques instants après, quand Emily Crocker quitte la clinique de la rue Piccini au bras de son mari, elle arbore, pour la première fois depuis des mois, un sourire radieux.

— C'est merveilleux, George ! Je me sens déjà mieux...

Mais il s'agit d'un mieux de courte durée, car à peine sont-ils rentrés dans leur suite de l'hôtel Vendôme qu'elle doit s'aliter. Et elle n'a toujours pas quitté son lit, lorsque, le surlendemain 29 avril, on vient pour la deuxième piqûre. Elle a d'ailleurs la surprise de découvrir, au lieu de la haute silhouette et du visage à la barbe noire du docteur Doyen, un jeune homme blond et imberbe. Celui-ci se présente :

— Je suis Émile Sée, l'assistant du docteur Doyen. Il m'a chargé de votre traitement.

Emily Crocker ne peut cacher une légère déception.

— Il m'avait dit qu'il s'en chargerait lui-même.

— Il aurait bien aimé, madame, mais ses recherches, comprenez-vous... Et puis, il prépare une série de conférences.

Elle n'insiste pas. Dans le fond, cela n'a pas d'importance. Quelle que soit la personne qui fasse les piqûres, le résultat sera le même...

Mais le résultat n'est pas du tout celui attendu. Non seulement aucune amélioration de son état général n'est perceptible, mais chaque injection est suivie chez elle d'une brutale poussée de fièvre. À partir du 11 mai, celle-ci ne tombe plus, se stabilisant à 39°. Emily se plaint énormément, elle dit qu'elle va mourir.

Bien entendu, George Crocker essaie à toute force d'obtenir Eugène Doyen au téléphone, sans résultat. Il est impossible de le joindre : il est parti pour une tournée de conférences. En désespoir de cause, le milliardaire fait venir un médecin, un banal médecin qui ne se prend pas pour Pasteur et qui confirme que la malade est dans un état critique.

C'est le lendemain que le docteur Doyen se manifeste enfin. Il ne le fait pas personnellement, mais par l'intermédiaire d'un membre de son équipe, en l'occurrence son homme d'affaires. Dans une lettre adressée au milliardaire, ce dernier a écrit de sa plus belle plume : « Tous les soins nécessités par l'état de santé de Mme Crocker sont compris dans le chiffre d'honoraires de 100 000 francs, que vous voudrez bien nous régler dans les meilleurs délais. »

George Crocker reste abasourdi, blême : 100 000 francs, c'est une somme astronomique, inimaginable, même pour lui ; cela représente plus de 6 millions de nos francs, près de 1 million d'euros ! Il était prêt à tout pour sauver Emily, mais pas à cela. Certes, il pourrait payer, mais demander une pareille somme n'est pas normal. En cet instant, il a la certitude de se trouver en présence, non d'un médecin, mais d'un escroc, d'autant que le prétendu traitement, bien loin de sauver sa femme, est en train de la faire mourir... Aussi, la fois suivante, lorsque le docteur Sée vient pour la piqûre et lui demande d'une voix affable s'il a le chèque, George Crocker lui réplique sèchement :

— Je ne paierai pas !

Le résultat ne se fait pas attendre. Une heure plus tard, le téléphone sonne dans la suite de l'hôtel Vendôme. C'est Eugène Doyen qui, semble-t-il, vient juste de rentrer de sa tournée de conférences.

— J'apprends que vous refusez de payer, monsieur Crocker.

— Parfaitement, je refuse !

— Alors, je suis obligé d'arrêter le traitement...

Du fond de son lit, malgré son état, Emily Crocker a entendu et compris. Elle prend la parole d'une voix faible :

— Il faut payer, George. Je veux vivre !

— Mais Emily...

— Je t'en prie ! Si je mourais sans avoir été jusqu'au bout du traitement, tu ne te le pardonnerais jamais.

George Crocker pousse un profond soupir et reprend le téléphone.

— Je vous envoie le chèque...

Le docteur Sée continue donc les injections, mais après la seconde, le 19 mai, il prend à part le milliardaire.

— La fièvre a encore monté. Il est préférable de s'en tenir là. Elle ne supporterait pas une piqûre supplémentaire.

— Mais que va en penser le docteur Doyen ? Il faut lui demander son avis.

— Il est au courant de tout. Il ne voit aucune objection à l'arrêt du traitement...

C'est de cette manière que se termine le voyage des Crocker à Paris. La suppression des piqûres entraîne une amélioration immédiate de l'état de santé d'Emily. Elle a perdu tout espoir, mais elle se sent suffisamment de force pour rentrer chez elle et c'est là qu'elle veut mourir. C'est ce qui se produit peu après leur retour en Californie, le 27 juillet 1904.

Le docteur Doyen n'en a pourtant pas fini avec cette affaire. En septembre 1904, George Crocker l'assigne en justice pour tromperie, manœuvres frauduleuses, violence morale et escroquerie. Usant de ses relations, Doyen parvient à retarder la procédure tant qu'il peut et le procès n'a lieu qu'en 1907. Mais cette fois, c'est enfin pour lui l'heure de s'expliquer...

Parlant au nom du milliardaire, le bâtonnier Chaunu évoque la violence morale, le chantage exercé sur des êtres tenaillés par l'angoisse et demande la restitution des 100 000 francs. Il termine en ces termes :

— Si cette somme lui est rendue, mon client promet solennellement d'en faire don à l'Institut Pasteur, là où travaillent les vrais médecins et les vrais savants.

Eugène Doyen vient à son tour à la barre. Avec beaucoup d'assurance et un rien de morgue, il affirme que personne n'est en mesure de prouver sa mauvaise foi et que c'est au prix de tels honoraires qu'on peut soigner les miséreux... Le président ne se satisfait pourtant pas aussi facilement de ses déclarations. Car trois ans ont passé depuis les faits et rien n'est venu confirmer les espoirs qu'on mettait dans son remède contre le cancer.

— Votre traitement n'a jamais obtenu de résultat et, à ce moment-là, vous le saviez parfaitement !

— Il a obtenu des résultats.

— Lesquels ? Où sont les miraculés que vous avez sauvés ?

— Je ne peux rien dire. Tout cela est couvert par le secret professionnel...

C'est au tour des confrères d'Eugène Doyen de venir à la barre. Sans l'accabler et avec beaucoup de dignité, ils soulignent que les bienfaiteurs de l'humanité que sont Pasteur et Yersin n'ont pas touché un centime grâce à leurs vaccins. L'accusé n'a rien de commun avec eux et il ne mérite que le mépris. Le verdict est rendu le 2 mars 1907.

— S'il est permis de trouver exagéré la somme de 100 000 francs d'honoraires, annonce le président, le pacte de traitement a été formé d'un commun accord entre Eugène Doyen et George Crocker et rien ne permet de le remettre en cause.

En conséquence, ce dernier est condamné aux dépens.

Mais ce procès ruine le prestige d'Eugène Doyen. Il cesse définitivement ses recherches sur le cancer et renonce à ses ambitions. Il redevient un chirurgien comme les autres, conservant sa clientèle, car il est bon praticien, mais réduit au rang de tous ses confrères. Et il meurt en 1916, à cinquante-six ans, alors qu'il travaille sur un « canon des tranchées », miraculeux selon ses dires, mais dont on peut prédire qu'il aurait eu la même efficacité que son sérum contre le cancer...

Ainsi s'est terminée la carrière de cet étonnant médecin, dont la dernière entreprise a été de mettre au point un engin de mort. Eugène Doyen, praticien mondain, dilettante, touche-à-tout, n'a jamais été un second Pasteur et il ne pouvait pas l'être. Il était certes remarquablement habile, tant de ses mains que par sa manière de se comporter avec ses semblables, mais la médecine réclame plus que de l'habileté : elle demande et exige avant tout de la conscience.

La fenêtre allumée

Il est 22 h 30 ce 28 février 1984. Nous sommes à Klingen, petite localité allemande à une trentaine de kilomètres de Francfort. Un homme carillonne à la grille d'une maison cossue. Il ne porte qu'une simple chemise bien qu'il fasse très froid dehors, et il est dans un état d'agitation extrême. Ses coups de sonnette n'ayant pas reçu de réponse, il se met à crier :

— Docteur Kaufman ! Docteur Kaufman !

C'est toujours le silence, mais il s'obstine.

— Docteur Kaufman ! Il faut que vous veniez tout de suite !

Au premier étage, derrière les volets fermés, le docteur Franz Kaufman et sa femme Ulrike étaient sur le point de se mettre au lit. Celle-ci, qui vient d'éteindre précipitamment la lumière, pose sa main sur le bras de son époux.

— N'y va pas, Franz. Tu travailles trop depuis des mois, tu es épuisé. Tu m'as promis que nous passerions cette nuit sans être dérangés.

— C'est vrai, mais cet homme est dehors, je ne peux pas le laisser.

Ulrike va à la fenêtre, jette un regard à travers les lamelles des volets et se retourne dans sa direction.

— Ce n'est plus la peine. Il est parti...

Effectivement, l'homme en chemise vient de quitter les lieux en courant. S'il a tant insisté, c'est qu'il était pratiquement certain d'avoir vu de la lumière au premier étage lorsqu'il est arrivé. Mais il ne pouvait pas rester davantage, il n'y a pas une seconde à perdre.

Dans la chambre les époux Kaufman se sont glissés dans leurs draps.

— Il me semble que c'était la voix de Josef Meyer, le garagiste.

— N'y pense plus...

Au garage de Klingen, auquel est attenant le domicile de Josef Meyer, un drame est en train de se produire. Il y a une heure, Ursula Meyer a ressenti les premières douleurs de l'enfantement. La chose était parfaitement prévue, son mari a téléphoné à la clinique où elle devait accoucher et celle-ci a envoyé une ambulance. Mais à partir de là, les catastrophes se sont enchaînées.

L'ambulance a eu un accident à cause du verglas. Le chauffeur a pu téléphoner et prévenir qu'on en envoyait une autre. Mais au même moment, l'accouchement s'est déclenché de manière imprévue et brutale. Et visiblement, il ne se passait pas bien : Ursula Meyer perdait énormément de sang. C'est pourquoi Josef Meyer a couru chez le docteur Kaufman, qui n'habite qu'à quelques centaines de mètres.

Maintenant, il est de retour chez lui et, bien que n'y connaissant rien en obstétrique, se rend bien compte que tout va mal. Ursula, allongée sur le lit conjugal, est aussi blanche que les draps. Elle est victime d'une violente hémorragie, elle hurle. Et l'enfant n'a pas l'air de se présenter de manière normale du tout. Josef Meyer est totalement désemparé. Rappeler la clinique ne servirait à rien, la seconde ambulance est partie, elle ne pourra pas arriver plus vite. Il ne reste plus qu'à appeler le médecin le plus proche. Mais le village voisin est à une dizaine de kilomètres et il y a du verglas : est-ce qu'il ne sera pas trop tard ?

Le médecin et l'ambulance arrivent pratiquement en même temps, au bout d'un quart d'heure environ. Mais c'est effectivement trop tard. Josef Meyer, qui est allé attendre dans le salon, tandis que le docteur et les infirmiers conjuguent leurs efforts, apprend une heure plus tard l'affreuse nouvelle : c'est fini, tout est fini, sa femme est morte et le bébé aussi. Il se laisse tomber, anéanti, sur le canapé. Il y a quelques heures, sa maison semblait promise au bonheur du foyer et maintenant, dans sa chambre à coucher, il n'y a plus que deux corps.

Trois jours plus tard, tout Klingen assiste à l'enterrement d'Ursula Meyer et de son enfant mort sans avoir connu la vie. Josef Meyer, accablé de douleur, est absent, ailleurs, tout entier dans le drame qui s'est abattu sur lui et dont il ne se remettra jamais. Ils sont des dizaines à défiler devant lui. Il n'écoute pas les condoléances qu'on lui adresse, y répond à peine ou pas du tout.

Pourtant, lorsque c'est au tour des époux Kaufman de lui exprimer leur sympathie, il sort brusquement de sa torpeur. Il redresse brusquement la tête et les regarde fixement. Franz Kaufman prend longuement et chaleureusement ses mains dans les siennes.

— C'est un grand malheur, monsieur Meyer, un grand malheur ! Et il a fallu que la fatalité s'en mêle.

— Pourquoi la fatalité ?

— Si j'avais été là, j'aurais pu faire quelque chose, peut-être les sauver tous les deux, mais nous étions à Francfort, Ulrike et moi, au cinéma.

C'est au tour d'Ulrike Kaufman de prendre la parole.

— Nous n'y allons pratiquement jamais et il a fallu que nous choisissions ce soir-là. C'est affreux. Nous sommes de tout cœur avec vous, monsieur Meyer...

Les mois passent et le temps apaise un peu la terrible douleur du garagiste de Klingen. Il est entouré de la sollicitude générale. Sa station-service ne désemplit pas. On fait des détours de plusieurs kilomètres pour s'approvisionner chez lui. Chacun a à cœur d'avoir un mot gentil ou, tout simplement, de converser quelques instants avec lui et il en arrive non pas à oublier ce qui s'est passé, ce serait impossible, mais à penser pendant quelque temps à autre chose.

Malheureusement pour Josef Meyer, il y a les nuits, ces nuits qu'il passe dans la chambre où a eu lieu le drame. Et chaque fois qu'il ferme les yeux, un petit rectangle blanc apparaît, au milieu du noir environnant : une fenêtre allumée au premier étage de la villa des Kaufman. Car elle était allumée, il en jurerait ! Son cœur a fait un bond de joie lorsqu'il l'a vue, juste avant de sonner. Il s'est dit : « Le docteur est là, elle est sauvée ! » Pourtant, quelques instants plus tard, lorsqu'il s'est mis à appeler parce qu'on ne répondait pas, il n'y avait plus rien, tout était noir sur la façade de la villa. Alors, se serait-il trompé ? Il ne peut pas écarter cette possibilité. Il était dans un tel état d'agitation, d'angoisse, il souhaitait tant que le médecin soit là qu'il a peut-être cru voir ce qu'il voulait voir. D'autant qu'à l'enterrement, les époux Kaufman lui ont affirmé qu'ils n'étaient pas là. Comment mettre leur parole en doute ? Le docteur est un praticien dont la réputation dépasse de beaucoup Klingen et ses environs. Chacun s'accorde à louer ses qualités humaines, le dévouement sans bornes qu'il manifeste envers ses malades.

Oui, mais tout cela ne convainc pas Josef Meyer. Cette lumière allumée qui s'éteint fait penser à quelqu'un qui est là et qui veut se cacher. Et puis, il est quand même étrange que les Kaufman aient été au cinéma. D'après leurs propres dires, ils n'y allaient pratiquement jamais et ils auraient choisi cette nuit où le verglas avait rendu les routes impraticables ? D'ailleurs, la radio et la télévision avaient diffusé des messages recommandant de ne prendre sa voiture qu'en cas d'absolue nécessité...

La vie continue pourtant. Toujours aussi entouré, le garagiste de Klingen entend, avec le temps qui passe, le même conseil revenir de plus en plus souvent dans la bouche de ses amis et connaissances :

— Sors un peu, distrais-toi. Tu ne peux pas rester veuf éternellement...

Ce discours, il l'a en tête lorsqu'il sert ses clients à la pompe de sa station-service, ce jour de mai 1985. Il fait très doux, le temps est radieux, à l'inverse de la fatidique nuit de février. Rien ne lui rappelle le drame... Et pourtant, si : là, dans sa voiture, en tenue légère, Ulrike Kaufman attend son tour pour se faire servir. Et c'est alors qu'une idée germe dans sa tête. Lorsque c'est à elle, il se précipite avec son plus beau sourire.

— Je suis heureux de vous voir, chère madame. Quelle belle journée de printemps nous avons !

Ulrike Kaufman sourit à son tour... Josef Meyer l'a étudiée de près chaque fois qu'elle est venue à son garage. Elle était tendue, mal à l'aise de se trouver en sa présence. Ce n'était d'ailleurs pas une preuve de culpabilité : elle pouvait s'en vouloir simplement d'avoir été au cinéma au lieu d'être à la maison. Mais elle semble visiblement soulagée de le voir ainsi. Elle réplique d'un ton enjoué :

— Comme vous avez raison ! Je suis heureuse de vous voir de si bonne humeur.

— C'est peut-être parce que vous êtes là, madame Kaufman...

Cette fois, de la surprise se lit chez elle, de la gêne aussi, elle rougit légèrement. Pendant tout le temps que dure le plein d'essence, il lui fait des compliments sur sa toilette et sur sa bonne mine et, quand il a terminé, il lui dit d'un ton tout à fait naturel :

— J'ai des courses à faire à Francfort cet après-midi, mais je n'ai pas beaucoup de courage pour y aller seul. Est-ce que vous accepteriez de m'accompagner ?

Ulrike Kaufman rougit encore un peu plus.

— Ce serait très compromettant. Que diraient les gens s'ils nous voyaient ensemble ?

— Ce ne serait pas la première fois que quelqu'un de Klingen viendrait à la ville avec moi. Si on nous voit, on pensera que vous avez bon cœur, voilà tout...

Ulrike consent... La fois suivante, ce n'est plus dans les magasins où, effectivement, on pourrait les voir, que Josef convie l'épouse du docteur, c'est dans les bois pour une promenade, et c'est là qu'elle tombe dans ses bras après une résistance symbolique. Pour leur troisième escapade, ils se retrouvent dans un hôtel discret de Francfort et il en est de même tous les lundis, jour où la station-service est fermée.

Tout le printemps 1985 se passe ainsi, puis l'été. Ils ne se voient pas durant le mois d'août, qu'Ulrike passe dans le sud de la France. Lui ne quitte pas la région. Il n'a aucune envie de voyager. Bien qu'il donne le change depuis quelque temps, il est toujours obsédé par le drame. Il ne cesse, en particulier, de revoir la nuit la fenêtre éclairée et de se poser interminablement les mêmes questions... Il lui a semblé qu'Ulrike était en train de devenir amoureuse de lui. Si c'est le cas, si elle semble vraiment éprise à la rentrée, alors il passera à la seconde étape de son plan.

Il la retrouve début septembre, bronzée et en forme. Et amoureuse, elle l'est plus que jamais, elle est même ardente, passionnée. Au sortir de leur étreinte, il lui parle d'une voix douce :

— Il y a quelque chose qu'il faut que je te dise, car je ne voudrais pas que cela gâche ce qu'il y a entre nous...

— Dis-le-moi, mon chéri.

— Voilà... C'est la nuit où Ursula est morte. Quand j'ai été chez toi, il m'a semblé avoir vu de la lumière.

Il sent Ulrike se crisper vivement. Il s'empresse de poursuivre.

— Oh, tu sais, cela n'a plus d'importance ! C'est du passé, j'ai tourné la page. Maintenant, il n'y a que toi qui comptes. Mais j'aimerais vraiment savoir...

Ulrike le regarde, hésitante, puis elle pousse un soupir.

— Tu as raison, pour moi aussi, cela gâche ce qu'il y a entre nous...

Et Josef Meyer apprend enfin la vérité sur ce qui l'empêchait de dormir depuis plus d'un an.

— Oui, nous étions là. Cela faisait des mois que Franz se surmenait au travail. Alors, nous avions décidé de prendre une nuit de repos. Nous ne pouvions pas savoir que c'était si grave...

Au prix d'un immense effort sur lui-même, le garagiste parvient à ne pas manifester son trouble. Il affiche, au contraire, un sourire indulgent.

— Je ne lui en veux pas. Il fait un métier épuisant. C'est la fatalité.

Ulrike Meyer se blottit contre lui.

— Je suis si soulagée, si heureuse...

Le lendemain, Josef Meyer se rend à la consultation de son mari. Franz Kaufman est surpris en le faisant entrer dans son cabinet. C'est la première fois que Josef Meyer vient le trouver, il a une santé de fer.

— Cher monsieur Meyer, j'espère qu'il n'y a rien de grave !

— Non. J'ai seulement des insomnies.

— Bien sûr, c'est normal avec ce qui est arrivé. Je vais vous prescrire un somnifère.

— En fait, je ne dors pas parce que je vois une fenêtre. Qu'est-ce que vous en pensez ?

— Il m'est difficile de vous répondre. Je ne suis pas spécialiste de ces choses. Il faudrait poser la question à un psychanalyste.

— Mais si, réfléchissez bien : une fenêtre allumée et qui s'éteint. Cela ne vous dit rien, docteur Kaufman ?

Cette fois, le visage du médecin se ferme.

— Non, rien du tout, je suis désolé. Je vais prendre votre tension. Si vous voulez bien...

Mais il n'achève pas sa phrase : Josef Meyer a sorti de sa poche un revolver et le tient en joue.

— Je sais tout, Ulrike a parlé.

— Écoutez, monsieur Meyer...

Mais le garagiste n'écoute pas. Il fait feu à deux reprises. Il enjambe le médecin, qui s'est écroulé dans une mare de sang, et dit simplement :

— C'est pour Ursula et le bébé.

Puis il décroche le téléphone et appelle les gendarmes.

Par la suite, à son procès, bénéficiant de larges circonstances atténuantes, Josef Meyer a été condamné à huit ans de prison. Mais sa véritable peine, il l'avait déjà subie. C'était un petit rectangle blanc qui venait hanter ses nuits : une fenêtre allumée dans la nuit et qui s'éteignait brusquement.

Noël indien

Ce matin du 25 décembre, Jean Constant dort. Il dort pour une raison qui n'a rien d'original : la veille, il a fait honneur au réveillon, prolongeant avec ses compagnons de vacances les libations jusque fort tard dans la nuit et, pour l'instant, il jouit d'un sommeil réparateur.

Jean Constant n'est pas dans son lit. Il est en car, sur la banquette arrière. Il fait partie d'un voyage organisé en Inde et le programme touristique ne laisse pas de répit aux vacanciers : ce jour de Noël, une excursion particulièrement intéressante est prévue. Elle va, hélas, s'arrêter pour lui de manière prématurée...

La route est en mauvais état depuis un bon moment, mais ce que découvre le chauffeur devant lui n'est pas un nid-de-poule comme la chaussée en est parsemée, c'est un véritable trou, large et profond comme un petit puits. Il pile dans un hurlement de freins, bientôt couvert par un bruit plus strident encore : propulsé sur l'armature en fer du siège placé devant lui, Jean Constant lance un cri à faire exploser les vitres.

Ses compagnons de voyage, une fois le moment de surprise et de peur passé, se mettent à rire.

— Eh, Jean, tu nous pousses la chansonnette ?

— T'en as une belle voix, Jean !

Il faut dire que, la veille, Jean est celui qui a mis le plus d'animation, alors ils pensent à une nouvelle plaisanterie de sa part. Mais quand ils arrivent vers lui, quand ils voient son visage blafard, leurs rires s'éteignent, leurs mines se figent. Le chauffeur lui aussi s'est approché et il a tout de suite compris. Il bondit vers son volant et prend le chemin du village le plus proche pour trouver un médecin.

Jean Constant est installé le moins inconfortablement possible sur la banquette arrière. Sa jambe gauche ballotte d'une manière non naturelle qui soulève le cœur. Dans le car, l'animation a fait place à l'angoisse. Ce jour de Noël, qui devait être un jour de joie, est gâché pour tout le monde, mais évidemment, il l'est bien plus encore pour Jean...

Les rues du village sont trop étroites pour laisser le passage au car et le blessé ne peut pas bouger sans hurler de douleur. Il faut donc que ce soit le médecin qui monte dans le véhicule. Il ne peut porter de diagnostic précis, mais c'est sûrement sérieux : direction l'hôpital le plus proche, celui de la petite ville de Sagar, pour passer une radio.

Et là, on constate qu'effectivement c'est très sérieux : triple fracture du fémur au niveau de la hanche. Le guide contacte la compagnie d'assistance qui couvre le groupe. Depuis Paris, on lui assure que tout sera pris en charge. Le guide remet à Jean les papiers et l'argent nécessaires et c'est le moment des adieux, car le groupe doit continuer son voyage. Tous ses compagnons viennent prendre congé de lui sur son lit d'hôpital, l'air à la fois gêné et malheureux. Mais c'est le chauffeur qui est le plus mal à l'aise. Lui pleure carrément.

— C'est la première fois, je vous assure, monsieur, la première fois ! Cela fait dix ans que je conduis et je n'ai pas eu un accident.

Jean Constant le rassure : il ne lui en veut pas. Il se rend bien compte que s'il n'avait pas freiné aussi brutalement, il y aurait peut-être eu une dizaine de blessés au lieu d'un seul...

Le chauffeur disparaît et c'est alors que l'aventure commence vraiment pour le malheureux Jean. Jusque-là, pris par les discussions avec ses compagnons, il n'avait pas fait attention à l'environnement. Mais maintenant, il découvre que l'équipement de l'hôpital est des plus sommaires : des lits rouillés, des murs lépreux ; il y a même des souris et des rats qui se promènent librement dans les couloirs.

Un interne entreprend de le raser dans la région de la fracture. Après quoi, il lui tend la main.

— *Money, sir, please.*

— De l'argent ? Mais pour quoi faire ?...

Dans un anglais laborieux, l'interne explique que c'est pour l'attelle. L'hôpital est très pauvre. Il ne dispose de rien, aucun produit de première urgence, pas de pansements. Tout doit être acheté aux frais du malade dans la pharmacie de la ville... Jean Constant s'exécute donc et l'interne revient peu après avec l'attelle. Mais elle est trop courte pour le 1,85 mètre du blessé. Il faut la rallonger avec du fil de fer et c'est avec ce bricolage à la jambe qu'il est conduit dans l'ambulance.

Celle-ci ressemble à l'hôpital : sa peinture blanche est tachetée de rouille à l'extérieur et de multiples taches de sang de la taille d'un petit pois à l'intérieur. De plus, elle ne dispose d'aucun matériel d'aucune sorte, réanimation ou autre. Dès qu'il est installé, Jean s'enquiert de sa destination auprès de l'infirmier qui a pris place à ses côtés. Celui-ci lui répond placidement :

— *Bhopal, sir...*

Bhopal, la ville martyre, détruite dix ans plus tôt par l'explosion d'une usine de produits chimiques. Il y avait eu des milliers de morts à cause du gaz mortel. Évidemment, après tout ce temps, il ne devrait pas y avoir de résidus dans l'atmosphère, mais il y a plus réjouissant comme séjour !

Pourtant, au bout d'un moment, Jean ne pense plus à Bhopal. Seul le préoccupe l'état de la route. C'est épouvantable, atroce ! À côté d'elle, les pavés de la course Paris-Roubaix font figure de billard. La ville se situe à deux cent cinquante kilomètres de Sagar et c'est un véritable calvaire de six heures que le blessé doit endurer.

Il arrive à l'hôtel pour passer une nuit avant qu'un avion ne l'emmène à New Delhi. Ou plutôt, il devrait arriver à l'hôtel, car il y a plusieurs établissements dans la ville à porter le même nom. Chaque fois, il est extrait sur une civière dont le tissu se déchire lentement et il tremble de se retrouver par terre, car, au moindre mouvement brutal de sa jambe, c'est le risque de section de l'artère fémorale... Bien entendu, c'est le dernier hôtel qui est le bon et il peut enfin s'allonger sur son lit. Il est une heure du matin...

Ce n'est que le début de son épopée. Un petit avion l'attend dans le modeste aéroport de Bhopal. Il est vraiment petit, cet avion ! Le blessé doit être en position absolument horizontale et il n'y a pas d'autre moyen que de l'installer au premier rang et de laisser sa jambe dépasser dans la cabine de pilotage. Jean Constant a donc les orteils presque au contact du tableau de bord et doit se cramponner au décollage et à l'atterrissage pour éviter un choc qui provoquerait l'hémorragie fatale...

Enfin, le voilà à l'aéroport de Delhi. Jean croit qu'on va l'amener dans une salle de correspondance pour prendre l'avion de Paris, mais pas du tout. Il est conduit à l'extérieur où une seconde ambulance l'attend. Celle-là est propre, mais toute petite. Et, comme pour son attelle, Jean est trop grand. Il faut ouvrir la porte arrière et c'est les pieds à l'air qu'il traverse toute la ville.

C'est de nouveau l'hôpital. Il est installé sur un chariot. Il y a des montées et des descentes sur le chemin qu'il emprunte. Il manque de glisser plusieurs fois, mais il se retrouve quand même intact dans une salle d'opérations où deux chirurgiens vêtus de vert semblent l'attendre.

Jean comprend, mais il ne veut absolument pas être opéré en Inde. Heureusement, il parle correctement anglais et peut faire part de son souhait. Les deux médecins se récrient :

— Mais nous connaissons notre métier, *sir* ! Le mois dernier, nous avons soigné un footballeur qui avait les mêmes fractures que vous. Eh bien, quelques jours après, il remarchait !

C'est très beau, mais cela semble justement beaucoup trop beau à Jean Constant. Qu'on puisse marcher quelques jours après avec ce qu'il a, il n'y croit pas.

— Je vous félicite, mais je voudrais quand même que vous appeliez ma compagnie d'assistance. S'il vous plaît...

Les médecins acceptent à contrecœur. Ils raccompagnent le blessé dans une chambre et reviennent lui faire savoir la réponse de la compagnie. Elle est d'accord. Le rapatriement prendra quelques jours en raison des fêtes de fin d'année, mais l'opération aura lieu en France.

Cette fois, l'odyssée de Jean Constant est finie. Il ne se passera plus rien jusqu'à son embarquement sur un avion de la Swissair où il mobilise huit places. Après une correspondance à Zurich, il arrive à Roissy où une ambulance, équipée celle-là, l'attend, pour le conduire à l'hôpital...

Après l'intervention, il ne marche pas comme un cabri en quelques jours, comme on le lui avait fait miroiter en Inde. Il lui faudra treize jours d'hospitalisation, et quatre mois de rééducation. De plus, deux ans plus tard, il doit repasser sur le billard pour se faire enlever sa plaque et ses huit vis, d'un poids total de deux cent vingt grammes.

Et le plus extraordinaire, c'est que Jean Constant est reparti pour l'Inde. Non seulement il n'en avait pas gardé un mauvais souvenir, mais il avait envie d'y retourner... Ce n'était pas si absurde que cela. Bien sûr, son aventure pouvait prêter à sourire ou faire frémir, mais quand on y réfléchit bien, elle était tout à l'honneur des Indiens. Quoique pauvres, ils avaient mis tous leurs maigres moyens à sa disposition. Ils s'étaient dépensés de leur mieux, dans des conditions précaires et éprouvantes. Il y avait peut-être des souris dans les couloirs et des taches de sang dans l'ambulance, mais tous avaient accompli leur rôle avec chaleur et dévouement, dans un grand élan de solidarité. Si Jean Constant s'était tiré sans mal de toute cette aventure, c'était aussi grâce à eux !

Un méchant garçon

Un pavillon semblable à tous les autres, dans cette agglomération du Pas-de-Calais construite juste à côté de la mine. Anna Carliewicz est assise dans sa petite salle à manger ce 22 avril 1965. Elle est blonde aux yeux bleus, elle est encore séduisante, mais avec son embonpoint et ses traits plutôt épais, elle fait incontestablement plus que ses trente et un ans.

Elle est en train de lire une lettre que vient d'apporter le facteur. Anna Carliewicz s'applique : depuis vingt ans qu'elle a quitté la Pologne pour venir en France, elle a encore des difficultés à déchiffrer la langue. Sur l'enveloppe, il y a le nom de l'hôpital de Lille pour handicapés mentaux où elle a placé son second fils Sylvain. Seule dans la pièce, Anna lit à haute voix en butant de temps en temps sur les mots : « Nous sommes dans l'obligation de vous informer qu'à dater du mois prochain, nos tarifs subiront une hausse de 30 %. Cette augmentation est due aux frais de gestion de plus en plus lourds de notre hôpital... »

Anna Carliewicz ne va pas plus loin. Elle n'est pas très forte en calcul, mais elle a compris. Cela veut dire qu'il faudra payer beaucoup plus cher la pension de Sylvain, alors qu'avec le salaire de son mari, ils avaient juste de quoi vivre, elle et ses quatre autres enfants. Anna promène un regard angoissé sur la pièce vide. Personne n'est là pour l'aider, la conseiller. Tadeus, son mari, lui aussi est à l'hôpital. Une mauvaise chute en refaisant le toit de la maison.

Anna se lève, elle hésite un moment, et puis elle enfile son gros manteau noir, met son fichu sur la tête et s'en va. Elle vient de se décider. Elle va aller à Lille et reprendre Sylvain. Seulement, elle sait qu'une fois qu'il sera à la maison, la vie va devenir pour tout le monde un véritable enfer...

Dans le train qui la conduit à Lille, Anna Carliewicz regarde distraitement le paysage monotone qui défile derrière les vitres. Elle ne se sent ni triste ni révoltée. Elle éprouve seulement une impression qu'elle connaît bien. C'est une sorte de poids tenace, écrasant. Un coup du sort, encore un, il y en a déjà eu tant dans son existence...

La première fois, c'était en 1939. Elle avait quatre ans. Un jour, elle a vu arriver dans la cour de leur ferme, en Pologne, des gens en uniforme qui parlaient une langue inconnue. Ils ont dit quelque chose à sa mère, qui s'est mise à pleurer. Celle-ci lui a expliqué qu'il fallait partir ailleurs, dans un autre village, avec beaucoup d'autres gens.

Le camp, la déportation : pour Anna, l'épreuve a sans doute été moins dure que pour d'autres. Elle avait l'inconscience de l'enfance. Elle se souvient qu'elle jouait entre les baraquements avec les gamins de son âge.

Quand sa mère est morte, deux ans plus tard, elle a été très triste, mais les autres prisonnières se sont beaucoup occupées d'elle. Et puis, un jour, il y a eu d'autres soldats, avec d'autres uniformes. Tout le monde poussait des cris de joie. Anna ne comprenait pas bien pourquoi. Elle avait dix ans. On lui a dit qu'on allait la conduire dans un beau pays où elle allait être heureuse : la France.

Ses premières années en France, Anna Carliewicz ne les a jamais oubliées. Dans son esprit d'enfant, elles ont laissé un souvenir bien plus pénible que le camp de concentration. On l'avait placée dans une ferme du Pas-de-Calais où elle faisait de menus travaux. Jamais elle ne s'est sentie si seule. Oh, bien sûr, les paysans chez qui elle se trouvait étaient de braves gens. Mais ils n'avaient guère le temps de s'occuper d'elle. Et puis, surtout, il y avait cette langue si difficile, qu'elle avait tant de mal à comprendre.

Heureusement pour la petite fille, Tadeus, un Polonais, travaillait dans une ferme voisine. Tadeus avait six ans de plus qu'elle et il savait tout. Il lui a dit pourquoi ils se trouvaient tous les deux dans ce pays étranger, il lui a expliqué patiemment qu'un jour tout irait mieux, qu'ils seraient heureux… Anna est devenue adolescente. Elle n'a jamais cessé de voir Tadeus et, entre eux, les choses ont pris un tour différent. Elle s'est retrouvée enceinte. Ses patrons, à la ferme, lui ont dit qu'ils devaient se marier.

Voilà comment Anna Carliewicz se retrouve, à trente et un ans, femme de mineur avec cinq enfants. Une vie qui n'est pas rose, qui est même souvent très dure, mais une vie tout de même, qui serait supportable s'il n'y avait pas eu la naissance de Sylvain.

La gare de Lille… Mme Carliewicz prend rapidement le chemin de l'établissement pour enfants handicapés. Sylvain a onze ans maintenant. Cela fait deux ans qu'elle ne l'a pas vu. Peut-être a-t-il changé ? Peut-être s'est-il amélioré ? Mais elle n'y croit guère…

Sylvain avait neuf ans quand elle a dû se résoudre à se séparer de lui, sur les conseils de l'assistance sociale. Ce n'était pas seulement son retard intellectuel qui était préoccupant. Bien sûr, à neuf ans, il savait à peine parler. Il ne pouvait même pas dire son nom. Mais surtout, son arriération mentale avait pris un tour particulier : Sylvain était méchant, il n'y a pas d'autre mot. Il battait ses frères et ses sœurs, même son aîné. À toutes les remarques de ses parents, il répondait par des cris inarticulés et de véritables crises de nerfs.

Mais malgré l'assistance sociale, Anna Carliewicz n'aurait sans doute pas abandonné son second enfant s'il ne s'était produit un événement dramatique. Dans la petite maison voisine, semblable à la leur et habitée par une famille de mineurs comme eux, on a retrouvé le dernier-né, un nourrisson de quelques semaines, mort dans son berceau. Le médecin a conclu à un décès subit, comme cela peut arriver à cet âge, mais Anna a été prise d'un horrible soupçon. Il faisait chaud ce jour-là ; on était en plein été. La fenêtre de l'enfant était ouverte et elle avait vu Sylvain rôder dans cette direction. Et si c'était lui qui l'avait tué en l'étouffant avec son oreiller ou de tout autre manière ?

Anna Carliewicz n'a fait part à personne de cette terrible pensée, pas même à son mari. Mais le jour même, elle prenait Sylvain avec elle et le conduisait à Lille.

À la réception de l'hôpital, Anna explique, dans son français laborieux, qu'elle est venue récupérer son fils. Elle ne peut pas payer l'augmentation demandée. La jeune femme de service comprend et soupire. Sans dire un mot, elle lui donne des formulaires à remplir et va chercher l'enfant.

Après un moment d'attente anxieuse, Anna Carliewicz voit arriver ce fils qu'elle n'a pas vu depuis deux ans. C'est un grand garçon maigre, aux cheveux blonds ébouriffés, maintenu fermement par l'infirmière. Physiquement, il a changé, il a grandi. Trop vite sans doute, sans harmonie, comme une plante gênée dans sa croissance par d'autres plantes. Mais mentalement, hélas, il est toujours le même. Anna pousse un gros soupir. Sylvain émet des sons inarticulés, il se débat, il donne des coups de pied à l'infirmière. Et il se met à hurler, d'un hurlement qui a quelque chose de méchant, de sauvage. Sylvain est toujours une bête sauvage !

L'infirmière lui remet l'enfant, avec un soulagement qu'elle s'efforce de dissimuler. En passant de ses mains à celles de sa mère, le garçon ne change pas d'attitude. Il ne semble pas l'avoir reconnue. Maintenant, c'est contre elle qu'il grogne, qu'il crie, qu'il se débat. C'est vers elle qu'il essaie de donner des coups de pied...

Anna Carliewicz entraîne son fils dans les rues de Lille. Elle se dirige à vive allure vers la gare. Elle n'a qu'une idée : rentrer au plus vite. Mais quand elle arrive au guichet, l'employé lui annonce que le prochain train est dans deux heures.

Deux heures... Ce simple contretemps prend pour Anna les proportions d'un drame. Jusqu'ici, elle avait tout supporté, tout accepté. Mais brusquement, elle n'en peut plus. Elle est en face de cette épreuve qu'elle n'avait pas prévue, une chose toute bête, toute matérielle : que va-t-elle faire de Sylvain pendant deux heures à Lille ? Pas question de rester dans la salle d'attente. Dieu sait ce qui pourrait se passer au milieu de tous ces gens. Il serait capable de se jeter sur eux, de les griffer, de les mordre. Alors, malgré les cris du garçon, elle repart. Elle va au hasard des rues. Sans but, simplement pour perdre deux heures...

Les artères lilloises se succèdent. Anna les suit au hasard. À gauche, à droite ; elle traverse, elle retraverse. Sylvain est de plus en plus difficile à tenir. Il tire dans toutes les directions, il pousse de petits cris. De temps en temps, elle le regarde. Il est beau, pourtant, avec ses cheveux blonds, ses yeux bleus, ses lèvres minces. Pourquoi faut-il qu'il ne soit pas comme les autres et surtout pourquoi si méchant ?

Anna Carliewicz jette un coup d'œil à l'horloge d'un bâtiment public : encore une heure et demie. Cette promenade sans but pour attendre le train prend de plus en plus, pour elle, des allures de calvaire...

Anna et son fils sont maintenant dans une artère animée de la ville. À un passage clouté, elle décide de traverser. Elle s'engage sur la chaussée sans voir une voiture qui arrive à vive allure et la frôle. Elle a un moment de surprise, un moment d'inattention. L'espace d'une seconde, Anna a lâché le poignet de son fils. Mais c'est suffisant : Sylvain en a profité, il s'est dégagé d'un geste sec et s'est enfui. Sa mère se met à hurler :

— Sylvain !

Mais avant qu'elle n'ait pu intervenir, le garçon se précipite sur les passants. Il attaque, sans choisir, le premier qui vient à sa rencontre. C'est un homme d'un certain âge. Déjà Sylvain est sur lui en poussant ses petits cris. Il l'agrippe par le manteau. L'homme, surpris, se défend comme il peut sous les coups d'ongles et de pied. Anna arrive à sa hauteur, mais déjà c'est trop tard. Sylvain a lâché sa victime et s'enfuit droit devant lui.

La poursuite s'engage dans les rues de Lille. Anna Carliewicz, haletante, tâche de ne pas perdre de vue la mince silhouette à la chevelure blonde. Elle sait que son fils est capable de tout, absolument de tout ! Maintenant, il arrive devant le pont sur la Deûle. De loin, elle l'aperçoit qui s'arrête. Il a l'air indécis. Et puis, il tourne à gauche. Il descend sur la berge, Anna ne le voit plus.

Quand elle arrive, hors d'haleine, Sylvain est là, assis au bord de l'eau. Il semble calmé. Penché en avant, il regarde la rivière, comme fasciné. Anna s'approche et regarde l'eau à son tour. Elle aussi est fascinée, sans savoir pourquoi au début. Et puis, brusquement, elle comprend... Une vision vient de passer devant ses yeux, d'abord fugitive, puis qui s'impose peu à peu : un lac, un lac magnifique aux eaux bleues.

Il n'était peut-être pas si magnifique que cela, ce lac, après tout. Mais elle l'avait vu avec ses yeux d'enfant. Elle avait quatre ans. C'était durant une halte sur le chemin du camp. Elle s'y était arrêtée quelques instants avec les autres prisonniers. Plus tard, pendant sa captivité, elle l'avait revu souvent. C'était un peu devenu pour elle comme le symbole du monde extérieur, de la liberté. Et, quelque temps avant de mourir, sa mère lui en avait reparlé. Elle lui avait dit :

— Si j'avais su tout ce que tu allais souffrir ici, je t'aurais noyée moi-même dans ce lac.

Anna Carliewicz reste les bras ballants devant la Deûle à quelques pas de son fils, toujours absorbé dans sa contemplation. Dans son esprit les sensations se bousculent, deviennent de plus en plus confuses : sa mère, le lac... Après tout, elle avait sans doute raison. Dans tout ce qu'elle a vécu depuis, il y a eu plus de souffrances que de bons moments.

Et puis une autre image s'impose à elle : celle de Sylvain... Sylvain rôdant près de la fenêtre ouverte des voisins et, peu après, le cri de bête poussé par la mère découvrant son enfant mort. Sylvain chez eux, avec elle, avec son mari, avec ses quatre frères et sœurs. Elle comprend que cette heure épouvantable qu'elle vient de vivre dans les rues de Lille va être désormais la réalité quotidienne. Tous les jours, ce seront vingt-quatre heures comme celle-ci, des heures de peur, de terreur presque. Car il n'y a aucun espoir : Sylvain sera toujours aussi méchant ; sans doute parce qu'au fond de lui, dans son être malade, il est très malheureux.

Anna Carliewicz s'approche de son fils sans même s'en rendre compte. Elle fait un brusque mouvement en avant et ferme les yeux. Quand elle les rouvre, il n'y a, à la surface de l'eau, qu'un petit clapotis. Sylvain a disparu.

Alors, comme une folle, elle court vers la gare. Le train qui doit la ramener chez elle ne sera pas là avant trois quarts d'heure. Elle s'en moque. Elle monte dans le premier convoi en partance, sans se demander où il va. Elle ne se rend même pas compte qu'elle franchit la frontière et qu'elle se trouve désormais en Belgique. C'est là qu'elle est arrêtée le lendemain pour le meurtre de son fils. Car l'enquête n'a pas duré plus d'une journée. À Lille, plusieurs témoins avaient vu Anna en compagnie de l'enfant. La victime de l'agression de Sylvain avait porté plainte et le corps du garçon avait été repêché quelques heures plus tard dans la Deûle.

Quand s'ouvre le procès d'Anna Carliewicz, en avril 1966, presque un an jour pour jour après le drame, le public et les jurés s'attendent à des débats rapides. Ils ont eu connaissance des faits par les journaux. Le cas est clair : la culpabilité est évidente et rien ne semble devoir excuser le crime peut-être le plus horrible de tous, le meurtre d'un enfant par sa propre mère.

Mais dès la première journée, les choses prennent un tour différent. Anna Carliewicz, tout en noir, le visage ravagé, les yeux rouges, est l'image même de la tragédie. Elle est effondrée et semble indifférente à son sort qui est en train de se jouer.

Le procureur attaque. Il veut s'en tenir aux faits :

— Vous avez tué votre enfant parce qu'il était débile mental. Il existe actuellement en France un million et demi de ces enfants. Que se passerait-il si toutes les mères avaient agi comme vous ?

Mais à la stupéfaction générale, le président l'interrompt et se tourne vers les jurés :

— Il ne s'agit pas ici d'un cas qui pourrait être confondu avec un million et demi d'autres cas. Il ne s'agit pas de juger en appliquant uniquement un paragraphe de la loi. Nous devons considérer le cas unique de cette femme pitoyable et nous demander en conscience : « Le monde lui a-t-il fait justice une seule fois ? »

Cette déclaration si inattendue est suivie d'un long silence. Alors, le président se tourne vers l'accusée et commence à l'interroger. Il lui pose des questions sur l'arrivée des Allemands dans sa ferme en 1939, sur sa déportation, la mort de sa mère, sa venue en France, dans ce pays inconnu où elle se serait trouvée complètement seule s'il n'y avait pas eu Tadeus. Et puis sur la vie dure de femme de mineur. Enfin, sur Sylvain, sur cet enfer quotidien qu'il représentait à la maison.

À chaque question, Anna Carliewicz répond dans son mauvais français, laborieusement, en butant sur les mots. Quand arrive le moment de raconter la tragique promenade de Lille, elle éclate en sanglots. Mais elle se reprend. Et elle explique tout à sa manière un peu instinctive :

— Deux heures à attendre, c'était trop. J'ai compris ce que ce serait avec Sylvain. Je me suis dit : « Si deux heures c'est si difficile, tous les jours, je ne pourrai jamais. » Mais rien ne serait arrivé s'il n'y avait pas eu l'eau. L'eau, ça m'a fait penser au lac...

Aidée par le président, qui la questionne avec douceur et patience, Anna explique la vision qu'elle a eue au bord de la Deûle et le souvenir des paroles de sa mère qui a déclenché le geste meurtrier... C'est alors qu'elle s'arrête. Le président l'invite à poursuivre. Elle baisse les yeux.

— C'était aussi... à cause du fils du voisin.

— De quoi s'agit-il ? Vous n'en avez jamais parlé à l'instruction.

Effectivement, Anna Carliewicz n'en a jamais parlé à personne, pas même à son avocat. Elle raconte donc, pour la première fois, ce qui s'est peut-être passé par une chaude journée d'été ; ce qui s'est même sûrement passé car, connaissant Sylvain, on ne peut croire à une coïncidence... Le président a du mal à ne pas laisser paraître son émotion.

— De sorte que, par cet acte, vous avez voulu préserver la vie de vos enfants ?

— Oui, monsieur. Et aussi des autres enfants...

Quand le jury s'est retiré pour délibérer, chacun était sûr qu'il rendrait un verdict d'indulgence. Un acquittement était impossible : un tel acte devait être sanctionné. Anna Carliewicz a été condamnée à deux ans de prison. Mais elle avait accompli une année de préventive et le président lui a accordé une remise de peine pour l'année restante. Elle a quitté libre le palais de justice.

C'est que les jurés ont estimé que le cas d'Anna Carliewicz était unique, comme était heureusement, sinon unique, du moins rarissime, l'arriération mentale avec pulsions meurtrières dont souffrait son petit Sylvain.

La chignole miracle

— Allez, Ravensthorpe !

Le match de rugby dominical entre l'équipe de Ravensthorpe et celle de Greenway, deux localités aussi perdues l'une que l'autre à l'ouest et à l'est de l'Australie, bat son plein sur le médiocre terrain à la pelouse toute pelée. Le public n'est pas nombreux, mais il donne de la voix, d'autant que c'est l'équipe locale, celle de Ravensthorpe, qui est menée et qu'on n'est plus qu'à cinq minutes de la fin. Mais voici que l'ailier et meilleur joueur de l'équipe, Moses Brigs, se lance, balle à la main, dans une course furieuse en direction de la ligne adverse ! Va-t-il marquer ? Malheureusement, non. Un pilier de Greenway est là pour l'intercepter. C'est un colosse, il se jette devant lui et le choc est terrible.

Ils se relèvent péniblement tous les deux. Le pilier se masse les côtes en grimaçant ; Moses Brigs, lui, se tient le front et titube comme un homme ivre. Le match ne tarde pas à reprendre, mais si le pilier récupère rapidement, il n'en est pas de même de l'ailier, qui se traîne toujours sur le terrain. Depuis les gradins, les encouragements fusent :

— Allez, Moses ! Fais un effort ! Vas-y !

Mais c'est peine perdue. Moses Brigs ne participe pratiquement plus au jeu, il ne peut rien faire pour empêcher la défaite de son équipe et, au moment précis où l'arbitre siffle le coup de sifflet final, il tombe au sol comme une masse, pour ne plus se relever.

Quelques minutes plus tard, Moses Brigs, transporté en brancard, arrive au dispensaire de Ravensthorpe. Si le village, qui atteint péniblement mille habitants, dispose de cet équipement, c'est qu'il s'agit d'un vestige du passé. Cinquante ans plus tôt, on avait découvert de l'uranium dans la région, il s'était produit une ruée, analogue à celles qui avaient eu lieu autrefois aux États-Unis, et la population avait décuplé en quelques mois. Puis on s'était aperçu que les gisements étaient inexploitables et tout le monde était parti...

Ce jour-là, Moses Brigs, beau gaillard de vingt-deux ans, aux traits massifs mais harmonieux, est allongé sur un lit. Le médecin du village, Steve Hindley, fait son apparition à son tour. C'est l'un des seuls à ne pas avoir assisté au match de rugby. Il avait été appelé dans une localité voisine pour une urgence qui s'est révélée sans gravité.

Très brun, petite moustache, Steve Hindley a un type napolitain ou sicilien qu'il doit à un lointain ancêtre immigrant et il a la chaleur de ses origines méditerranéennes. Il est unanimement apprécié à Ravensthorpe, tant pour ses qualités professionnelles que pour sa bonne humeur et sa cordialité. Après un bref examen, il interroge le blessé :

— Où as-tu mal, mon garçon ?

Moses Brigs déglutit avant de répondre, tant parler semble lui être pénible. Il est tout pâle, de grosses gouttes de sueur coulent sur son visage.

— À la tête...

— Où ça ? Montre-moi.

Moses lui désigne avec difficulté une bosse bleuâtre au-dessus de la tempe.

— C'est tout ce qui ne va pas ?

— Non, je vois mal, tout est brouillé.

— Est-ce que tu peux t'asseoir ?

— Je ne sais pas... J'ai le vertige, mal au cœur...

— Essaie quand même.

Moses Brigs tente d'obéir, mais il n'y parvient pas et retombe inanimé... Le maire de Ravensthorpe, qui est présent dans la pièce avec les parents du jeune homme et quelques joueurs de l'équipe, questionne le médecin :

— C'est grave ?

— J'en ai peur.

— Il faut appeler Perth, leur demander un hélicoptère.

Steve Hindley est loin d'avoir en cet instant sa bonne humeur traditionnelle. Il secoue la tête d'un air sombre.

— Perth est à cinq cents kilomètres, je ne sais pas si un hélicoptère peut faire cette distance.

— Il faut essayer...

— De toute manière, je ne crois pas qu'il soit transportable. Mais je vais appeler quand même Perth, j'ai besoin d'avoir l'avis d'un spécialiste...

Quelques minutes plus tard, Steve Hindley, qui a demandé le principal hôpital de Perth, est en communication avec le chef du service de neurochirurgie. Il s'efforce de décrire aussi fidèlement que possible les circonstances de l'accident et les divers symptômes. Au bout du fil, la réaction de son confrère est malheureusement celle qu'il redoutait :

— Inutile d'envisager une évacuation chez nous. Un caillot de sang a dû se former dans le cerveau du blessé. Il est intransportable et, de toute manière, ce serait trop tard. Il est en danger de mort immédiat.

— Il n'y a rien à faire ?

— Si. Le seul espoir est d'opérer sur place.

— Quel type d'opération ?

— Il faut percer un trou à l'endroit du traumatisme, trépaner...

— Avec quoi ?

— Le trépan est à peu près comparable à une fraise de dentiste. Est-ce qu'il y a un dentiste chez vous ?

Un dentiste... Oui, bien sûr, il y en a eu un, au temps de l'éphémère grandeur de Ravensthorpe, pendant la ruée vers l'uranium, mais il est parti comme les autres. Steve Hindley se tourne vers le maire :

— Vous savez où se trouvait le dentiste ?

— Je crois que oui...

— J'ai besoin d'une fraise. Vous pensez que ses instruments y sont toujours ?

— C'est bien possible. J'y vais !

Et au pas de course, accompagné de plusieurs de ses administrés, le maire se rend dans la périphérie du village... Ravensthorpe est un curieux endroit : le centre de l'agglomération ressemble à ce qu'on trouve partout ailleurs, mais les alentours ont des allures lunaires. C'est un alignement de baraquements poussiéreux en ruine, en préfabriqué, parfois en tôle ondulée. Quelques volets battent au vent, quelques portes grincent, des chiens cherchent une improbable pitance dans les rues désertes...

— C'est là !

Le maire désigne, tout essoufflé, un bâtiment que rien, apparemment, ne distingue des autres, mais sa connaissance de la ville fantôme est sans faille, car, lorsqu'il y pénètre avec les autres, ils y découvrent un cabinet de dentiste, ou du moins ce qu'il en reste : le toit s'est effondré, le fauteuil où prenaient place les patients est éventré et moisi, de l'herbe pousse sur le sol. Mais le maire de Ravensthorpe ne s'en préoccupe pas, une seule chose l'intéresse : les instruments sont toujours accrochés à la longue tige près des restes du fauteuil et, parmi eux, on distingue la roulette et la fraise !

Il s'empare de cette dernière, la dévisse fébrilement et pousse un juron. En raison de la pluie qui est tombée par le toit percé, elle est entièrement rouillée. Bien sûr, il serait possible de la remettre en état avec du papier de verre, mais vu l'urgence, on ne peut pas se permettre d'attendre... Un de ses administrés, qui a fait la même constatation que lui, l'interroge du regard.

— Qu'est-ce qu'on fait ?

— On revient au dispensaire et vite !...

C'est le retour à toute allure. Le maire écarte la foule des badauds qui stationnent devant la porte de l'établissement, c'est-à-dire tout Ravensthorpe, plus l'équipe et les supporters de l'autre équipe qui sont dans l'angoisse eux aussi, et il court annoncer la mauvaise nouvelle à Steve Hindley. Au passage, il jette un coup d'œil au blessé et, bien qu'il ne soit pas médecin, la gravité de son état ne lui échappe pas : Moses Brigs semble dans une inconscience profonde, son teint est cadavérique, ses narines sont pincées, il respire avec peine... Le médecin ne perd pas son temps en regrets inutiles.

— Il me faut un autre instrument, n'importe quoi pour faire un trou ! Demandez aux habitants.

Le maire ressort et s'adresse à la foule anxieuse.

— Écoutez-moi tous. On a besoin d'un vilebrequin, d'une chignole ou de quelque chose d'approchant. Si l'un de vous a ça chez lui, qu'il l'apporte vite !

C'est la ruée dans les rues de Ravensthorpe et, peu après, un des habitants revient, avec un long instrument tout gris : une chignole poussiéreuse.

— Vous pensez que ça ira ? Elle était dans un placard. Elle n'est pas très propre...

Le maire court la remettre à Steve Hindley. Effectivement, elle n'est pas très propre, mais elle n'est ni rouillée ni émoussée. Après avoir lavé et désinfecté l'instrument à l'alcool et à la flamme, Steve Hindley se décide à opérer. Il n'y a pas une seconde à perdre : le blessé risque à tout instant un accident cérébral fatal.

Il s'approche de l'endroit du traumatisme, un peu au-dessus de la tempe. À l'aide d'un scalpel, il incise la peau et met l'os à nu, puis il se saisit de la chignole. C'est l'instant décisif. Il sait que, s'il commet la moindre erreur, il peut endommager irrémédiablement le cerveau et il n'a jamais tenté une pareille chose, il est généraliste, pas chirurgien... Au dernier moment, il se ravise : il faut empêcher que le blessé fasse le moindre mouvement ; pour l'instant, il est inconscient, mais la douleur peut le faire revenir à lui. Il s'adresse aux deux plus costauds de l'équipe de rugby :

— Tenez-le fermement. Qu'il ne bouge pas d'un millimètre !

Dans la petite chambre du dispensaire de Ravensthorpe, il règne un silence absolu. Les parents de Moses Brigs ont détourné les yeux pour ne pas voir le spectacle et, d'une main qui ne tremble pas, Steve Hindley fait pénétrer millimètre par millimètre la chignole dans l'os. Il y a soudain un léger craquement, il retire vivement son instrument et un flot de sang jaillit du trou. Il a une exclamation :

— C'est gagné !

Oui, c'est gagné. Immédiatement et comme par miracle, la coloration du visage de Steve Hindley devient moins blanche, tandis que sa respiration se fait plus régulière. L'instant d'après, il ouvre les yeux.

— Qu'est-ce qui m'est arrivé ?

Sa voix est faible, mais n'a plus rien de commun avec l'élocution oppressée qui était la sienne. Steve Hindley lui sourit, il a toujours la chignole à la main.

— Tu es passé bien près de la catastrophe, mais tu es hors de danger...

Effectivement, transporté peu après à l'hôpital de Perth en hélicoptère, Moses Brigs a été sur pied au bout de quelques jours seulement. Son sauvetage miraculeux a fait la une de tous les journaux d'Australie, qui ont reproduit le visage souriant de Steve Hindley, avec ses allures méditerranéennes et sa petite moustache. Dans ses déclarations aux journaux, ce dernier ne s'est pas départi de son humour habituel. Il a eu cette réflexion :

— Le plus drôle, c'est que je ne suis pas bricoleur, que je sais à peine me servir d'un marteau et encore moins d'une chignole !

Le choix de Sophie

Sophie Legrand, vingt-neuf ans, pénètre avec décontraction dans le hall d'un grand hôpital parisien. Elle esquisse un sourire en voyant son reflet dans une porte vitrée. Son état n'est pratiquement pas visible, ce qui lui permet de porter un tailleur presque normalement ajusté et du meilleur goût. Car Sophie Legrand, qui est directrice des ventes dans une importante entreprise de prêt-à-porter féminin, est enceinte de cinq mois.

C'est sans aucun plaisir qu'elle a pris son congé de maternité. Elle est tellement attachée à son travail que l'abandonner, même pour cette raison, ne lui disait rien. Mais elle doit reconnaître que cet arrêt lui fait du bien. Sa grossesse commence à la fatiguer, elle a même, depuis quelque temps, des douleurs. Malgré tout son dynamisme, elle doit admettre qu'elle est une femme comme les autres et qu'elle doit se ménager, ne serait-ce que pour l'enfant qu'elle porte...

Elle s'annonce à la réception du service de maternité où elle vient chercher les résultats des examens prénataux qu'elle a passés et, quelque temps plus tard, elle se trouve devant le gynécologue qui doit l'accoucher, le docteur Simon. Elle lui adresse un sourire enjoué en prenant place, mais constate, à sa grande surprise, qu'il ne lui rend pas son sourire. Au contraire, il a l'air terriblement ennuyé. Il manipule avec un embarras évident les feuillets contenant les résultats de ses examens.

— Voilà, madame... Votre grossesse se passe bien, malheureusement il y a autre chose.

— Autre chose ?

— N'avez-vous pas parlé d'une douleur au côté gauche ?

— Oui, mais vous m'aviez dit que c'était une mauvaise position de l'enfant.

— C'était une erreur. En réalité, c'est votre pancréas qui vous fait souffrir.

Le médecin prend une inspiration et lance le mot fatidique.

— Vous avez un cancer.

Sophie Legrand a pâli.

— C'est grave ?

— Je ne vous cache pas que oui. La maladie s'est certainement déclarée récemment, mais elle progresse très vite.

Dans la tête de Sophie, tout se met à tourner. Brutalement, sa vie vient de basculer. Ses projets, ses espoirs, ses contrariétés de tous les jours n'ont plus d'importance, même son métier ne compte plus. Tout cela vient d'être anéanti par les propos du docteur. Elle s'adresse à lui, mais elle a l'impression que ce n'est pas elle qui parle.

— Qu'est-ce qu'on peut faire ?

Le docteur Simon conserve la même mine sombre.

— Cela dépend. C'est à vous d'en décider...

— Je ne comprends pas. Décider de quoi ?

— De suivre ou non une chimiothérapie. Il s'agit d'un traitement très agressif pour l'enfant que vous portez.

— Il risque de mourir ?

— Très vraisemblablement. Et, dans un sens, cela vaut mieux. S'il survivait, il serait gravement anormal à sa naissance.

— Et si je ne suis pas la chimiothérapie, c'est moi qui vais mourir ?

— Vous la suivrez, mais après votre délivrance. Bien entendu, nous vous ferons accoucher par césarienne dès que possible, disons à sept mois, peut-être avant...

Sophie Legrand a retrouvé l'assurance de la femme énergique qu'elle est.

— Dites-moi les choses comme elles sont. Quelles sont mes chances dans les deux cas ?

Le médecin lui adresse pour la première fois un sourire. Il

apprécie visiblement son courage. Les larmes et le désespoir ne feraient que compliquer la situation.

— Si vous commencez le traitement maintenant, vous avez plus de cinquante pour cent de chances favorables, si vous attendez la naissance de l'enfant, disons un peu moins de vingt pour cent...

— Et c'est à moi de décider ?

— Vous seule. C'est la règle en pareil cas...

— Je peux vous demander ce qu'ont fait celles qui se sont trouvées dans ma situation ?

— La plupart abandonnent l'enfant et choisissent de se soigner. Cela dit, encore une fois, vous êtes libre.

Le docteur Simon hoche la tête.

— Je ne vous réclame pas une réponse tout de suite. Vous avez le temps de réfléchir et d'en parler avec votre entourage, mais je vous demande de ne pas trop tarder.

— Combien de temps ?

— Deux jours, trois, pas plus...

— C'est entendu. Dans trois jours...

Elle se lève, mais avant de partir, une question vient sur ses lèvres. Son mari et elle n'ont pas voulu connaître le sexe du futur bébé, maintenant, elle ne sait pas pourquoi, elle veut savoir.

— L'enfant, c'est un garçon ou une fille ?

— Un garçon, madame.

Elle s'entend dire d'une voix lointaine :

— Pour un garçon, nous avions pensé à Adolphe...

Elle salue le docteur d'un petit signe de tête et s'en va d'une démarche mécanique. En repassant devant la porte vitrée, elle revoit sa silhouette élégante dans son tailleur si bien ajusté qu'elle n'a pas l'air d'être enceinte. Mais enceinte, elle l'est et, malgré son apparente santé, elle est aussi atteinte de la plus implacable des maladies. Elle porte à la fois en elle la vie et la mort, et cette vie et cette mort sont entre ses mains, c'est à elle de les répartir d'une manière ou d'une autre... Que va-t-elle faire ? Mon Dieu, que va-t-elle faire ?

En quittant l'hôpital, Sophie Legrand se rend chez sa mère. D'abord parce que c'est sur son chemin, et ensuite parce que c'est elle qu'elle a envie de voir en premier. Elles se sont toujours merveilleusement entendues et, auprès d'elle, elle pourra redevenir une petite fille, abandonner un moment sa carapace de femme énergique, pleurer, avouer sa peur et son désespoir.

À peine en présence de sa mère, Sophie se jette dans ses bras et lui dit tout au milieu des sanglots. Après les moments de tension extrême qu'elle vient de vivre, c'est pour elle un réel soulagement, mais il faut revenir à la réalité. Elle pose à sa mère la terrible question :

— Maman, qu'est-ce que tu ferais à ma place ?

Celle-ci est évidemment bouleversée, mais elle s'efforce de ne pas trop le laisser paraître.

— Je ne vais pas te dire ce que je ferais à ta place, mais ce que je pense à la mienne : je veux que tu vives !

— Mon enfant va mourir...

— Tu en auras un autre, et puis, tu en as déjà un. Tu dois penser à lui aussi. Qu'est-ce qu'il deviendrait sans toi ?

C'est vrai, Sophie a déjà un enfant, Sylvain, six ans. Elle se rend compte que lui aussi va entrer dans sa décision. Peut-elle le priver de sa présence ? Et son mari et ses parents, va-t-elle les abandonner ? Contrairement à ce qu'avait dit le médecin, elle n'est pas seule à décider...

Le dialogue avec son mari, André, est absolument dramatique. Leur couple a toujours été très uni, plus que cela : c'est une grande passion qu'il y a entre eux, avec un brin de folie sur lequel leurs dix ans de mariage n'ont pas eu de prise. En entendant l'affreuse nouvelle, il pousse de véritables cris.

— Je ne veux pas te perdre ! Un enfant, nous en referons un autre. Sophie, tu n'as pas le droit !...

Le drame, c'est que, dans sa douleur, André Legrand a oublié leur fils. Avant de parler à son mari, Sophie avait dit à Sylvain d'aller jouer dans sa chambre, mais les cris de son père l'ont alerté, il a tout entendu, tout compris et il fait irruption dans la pièce.

— Maman, je ne veux pas que tu meures !...

Sophie et André ont beau prétendre que ce n'est pas vrai, qu'il s'est trompé, Sylvain ne veut rien entendre, il sanglote de tout son être. Ce n'est que beaucoup plus tard qu'il se calme et qu'on peut enfin le ramener dans sa chambre et le coucher. Lorsque, enfin, il s'endort, brisé par les émotions, Sophie déclare à son mari :

— C'est décidé, je vais suivre le traitement.

— C'est vrai ?

— C'est vrai. Je retourne voir le docteur demain. Ce n'est pas la peine d'attendre plus longtemps.

En revenant à l'hôpital, Sophie Legrand a l'impression que son entretien avec le docteur a eu lieu des années plus tôt. Tout a été bouleversé dans son existence et il serait bien difficile de reconnaître en elle l'insouciante jeune femme de la veille : son visage est grave, ses traits sont tirés, de temps en temps sa douleur au côté gauche, qui s'est amplifiée d'un coup, lui arrache une grimace.

En tout cas, sa décision est prise et elle a hâte de l'annoncer au médecin. Sa mère, son mari, son fils ont trop nettement manifesté leur volonté pour qu'elle puisse s'y opposer. Elle ne peut pas les abandonner, elle n'en a pas le droit !

Après s'être annoncée à l'infirmière de la réception et s'être laissée tomber épuisée sur l'une des chaises de la salle d'attente, Sophie a soudain une expression d'intense surprise, puis elle pousse un cri et se met à pleurer... L'infirmière vient la trouver.

— Le docteur ne va pas tarder, madame. Il ne faut pas vous mettre dans ces états...

— Ce n'est pas cela. C'est autre chose.

— Quoi donc ?

— Je le dirai au docteur...

Lorsque le docteur Simon la reçoit, quelques instants plus tard, elle a repris le contrôle d'elle-même. Elle lui annonce d'une voix calme :

— J'ai pris ma décision : je refuse de me faire soigner, je veux que mon fils vive.

— C'est très courageux de votre part, madame.
— Et je vais vous dire pourquoi.
— Vous n'y êtes pas obligée.
— J'y tiens... Lorsque je suis venue vous trouver, j'avais pris la décision inverse. Ma mère, mon mari, mon fils m'avaient convaincue. Je ne pouvais faire autrement que de les écouter et, voici qu'il y a quelques instants, quelqu'un d'autre m'a parlé, quelqu'un que j'avais oublié...

Le médecin considère sa patiente avec attention, un peu déconcerté par ce discours étrange.

— Juste comme j'entrais dans l'hôpital, mon fils a bougé dans mon ventre. C'est la première fois depuis ma grossesse. C'était comme s'il me disait : « Maman, pense à moi. Je veux vivre ! »... Venez, approchez-vous, il bouge encore !

Très ému, le docteur Simon pose la main sur son ventre et constate qu'à l'intérieur, l'enfant s'agite frénétiquement. Sophie le regarde avec un sourire triste.

— Est-ce qu'on peut dire non à un pareil appel, docteur ? Est-ce que j'ai le choix ?...

Opérée par césarienne un peu avant le septième mois de sa grossesse, Sophie Legrand a accouché d'un petit Adolphe prématuré, mais parfaitement constitué. Quelques jours plus tard, elle a commencé sa chimiothérapie. Huit semaines s'étaient écoulées depuis que le docteur Simon lui avait annoncé sa maladie et qu'elle avait pris sa décision. Est-ce que ce retard allait être irrémédiable ? Elle ne voulait pas le croire. Après tout, il lui restait encore près de vingt pour cent de chances favorables. Son mari gardait confiance lui aussi. Il ne cessait de lui répéter :

— Tu vas guérir, Sophie. Tu as montré un tel courage que cela ne peut pas se passer autrement !...

Et pourtant si, la maladie a fini par être la plus forte. Après une brusque rechute, les médecins ont arrêté le traitement, il n'y avait plus d'espoir.

Sophie Legrand est morte en serrant son fils Adolphe dans ses bras.

Un problème de déontologie

Un beau mariage que celui d'Horace Wade et Caroll Powers, ce 6 mars 1944, dans les salons de l'hôtel Waldorf Astoria à New York ! La réception est aussi brillante que le permettent les restrictions en cette période de guerre.

Le marié a trente-neuf ans. Il est petit, pas très bien bâti. À part ses yeux très expressifs, son visage ne présente aucun caractère particulier. Mais Horace Wade a une autre qualité : il est riche, très riche. Il dirige une entreprise de crédit et brasse des millions de dollars.

Caroll Powers, la jeune épousée, a vingt-deux ans, des cheveux blonds soyeux, une frimousse enfantine et aguichante. Elle est ravissante dans sa robe blanche qui vient du meilleur couturier new-yorkais. Il y a six mois seulement, Caroll Powers était actrice dans un théâtre de Broadway. Elle était au début d'une brillante carrière. Horace Wade, après l'avoir vue dans son spectacle, lui a fait une cour assidue. La jeune fille a refusé de l'entendre jusqu'au jour où il a prononcé le mot « mariage »... Cela changeait tout ! Devenir Mme Wade n'était pas à mépriser : les luxueuses voitures, les toilettes, les domestiques, les voyages. Caroll a dit oui.

Selon la tradition, les jeunes mariés s'éclipsent discrètement pour gagner la suite qui leur a été réservée à un autre étage de l'hôtel. Une fois la porte refermée, Horace Wade arrête sa femme sur le seuil de la chambre. Il la regarde un moment sans rien dire, et lui demande d'une voix étrange :

— Tu n'as pas l'intention de me tromper, n'est-ce pas ?

Caroll a un instant de stupeur. Comment son mari peut-il parler d'infidélité juste avant leur nuit de noces ? Enfin, elle finit par répondre :

— Mais non ! Qu'est-ce que tu vas imaginer ?

Horace Wade a un sourire satisfait. Ses yeux se mettent à briller.

— Alors il faut jurer...

Et devant sa femme interloquée, il va chercher un cahier recouvert de daim gris qu'il avait déposé dans le tiroir de sa table de nuit. Il le tend à Caroll :

— Voilà. Tu n'as qu'à signer.

De plus en plus surprise, Caroll Wade lit sur la première page : « Aujourd'hui 6 mars 1944, Caroll et Horace Wade prennent l'engagement de ne jamais être adultères. Si l'un d'eux manquait à son serment, l'autre aurait le droit de le mettre à mort de la manière qui lui conviendrait. »

La jeune femme en a le souffle coupé. Elle dit d'une voix bouleversée :

— Mais c'est affreux ! Comment est-ce que tu as pu écrire une chose pareille ?

Horace Wade ne répond pas. Son visage se durcit :

— Signe, ou je divorce demain.

Caroll n'est pas amoureuse d'Horace. Elle l'épouse pour son argent. Mais justement, elle y tient à cet argent. Elle ne va tout de même pas y renoncer dès le premier soir. D'une main tremblante, elle signe...

La physionomie d'Horace Wade s'illumine. Il signe à son tour et dit d'un ton pénétré :

— Nous ferons d'autres serments. Il faut toujours faire des serments...

C'est à cet instant précis que Caroll Powers, devenue depuis quelques heures Mme Wade, a la certitude d'avoir épousé un fou.

9 septembre 1944. Le concierge du luxueux building de New York où les Wade ont leur appartement téléphone à la police :

— Écoutez, j'aimerais bien que quelqu'un vienne. C'est au sujet de M. et Mme Wade. J'ai vu passer M. Wade ce matin. Il était en pyjama. Il est monté comme cela dans sa voiture. Mais Mme Wade, je ne l'ai pas vue. Pourtant, elle descend toujours promener son chien vers dix heures. J'ai été sonner à l'appartement et ça ne répond pas...

Un quart d'heure plus tard, le concierge est sur le palier en compagnie d'un officier de police. Après qu'ils ont sonné de nouveau vainement, l'officier donne l'ordre au concierge d'ouvrir avec son passe-partout.

C'est un spectacle d'horreur qui les attend. Le drame a eu lieu dans la chambre à coucher. Caroll Wade est nue sur son lit, les pieds et les mains attachés aux barreaux. Son corps n'est plus qu'une plaie. Elle a été battue à mort. À côté d'elle ont été déposés une cravache et un cahier de daim gris ouvert à la première page. L'officier de police lit : « Aujourd'hui 6 mars 1944, Caroll et Horace Wade prennent l'engagement de ne jamais être adultères. Si l'un d'eux manquait à son serment, l'autre aurait le droit de le mettre à mort de la manière qui lui conviendrait. » Suivent les deux signatures...

Mais ce serment n'est pas le seul à figurer dans le cahier gris. Le policier en découvre une centaine, qu'Horace Wade et sa femme ont conclus sur les sujets les plus futiles, les plus aberrants, pendant les six mois de leur mariage : « Je jure de ne pas rester plus d'une demi-heure dehors quand je vais promener le chien », « Chacun des deux jure d'avoir une pensée pour l'autre à 9 h 35 du matin », etc.

Il n'est même pas besoin de rechercher Horace Wade... À l'heure où le crime est découvert, il a déjà été arrêté dans les allées de Central Park, où il se promenait en pyjama.

En présence des policiers, Wade reconnaît le meurtre sans difficulté. Pour lui, la chose allait de soi :

— Depuis quelque temps, Caroll était retournée voir ses anciens amis de Broadway. J'ai engagé un détective et j'ai eu la preuve qu'elle me trompait. Alors je l'ai tuée. Nous avions signé...

À son procès qui s'ouvre au mois de mars 1945, Horace

Wade a l'air hagard et totalement indifférent. Son avocat plaide bien entendu la folie. Pour cela, il s'aide d'un document : le journal intime que tenait Caroll Wade et où elle a décrit, jour après jour, l'aggravation de l'état mental de son mari.

Le journal commence le lendemain même de leur mariage. Caroll fait part de ses craintes d'avoir épousé un fou. Par la suite, les choses ne font qu'empirer. Horace parle à tout propos de colère divine. Il se réveille même la nuit en criant : « Dieu nous regarde. » Alors, pour échapper au châtiment divin, les deux époux doivent multiplier les serments, prouver à la face de Dieu qu'ils sont loyaux et justes l'un envers l'autre.

On découvre ainsi quel a été le calvaire de la malheureuse qui, par intérêt, a eu tort de résister à la tentation de fuir...

À l'issue des débats, Horace Wade est condamné à mort, mais, sa folie ayant été reconnue, le juge décide qu'il sera interné dans un asile psychiatrique. Et ce curieux verdict, qui ne serait pas possible dans la loi française, va être à l'origine d'un des plus étonnants problèmes de déontologie qui se soit posé à un médecin.

Le docteur Arnold Peter dirige la plus élégante et la plus chère clinique psychiatrique de New York. Il a tout juste la quarantaine et il est considéré comme un des meilleurs spécialistes du moment. Comme Horace Wade est très riche, le tribunal a décidé de l'envoyer chez le docteur Peter. La fortune du condamné lui permettrait largement de bénéficier des soins du docteur pendant le restant de ses jours...

Arnold Peter est loin d'être un médecin mondain. C'est un praticien très brillant qui a déjà obtenu des guérisons spectaculaires. Il examine avec soin son nouveau malade, multiplie les analyses et rend son diagnostic : Horace Wade est le type même du fou dangereux, particulièrement agité et capable de tout en période de crise.

Wade est installé dans une chambre luxueuse mais pourvue de barreaux et dont la porte blindée est fermée à clé. Régulièrement, le docteur vient l'interroger. Les premiers temps, son patient n'a aucune conscience d'avoir commis un crime.

— Je n'ai tué personne. C'est Dieu qui a frappé Caroll. J'ai regardé Dieu tandis qu'il la punissait à l'aide de ma main...

Le cas d'Horace Wade est grave. Le traitement que lui administre le docteur Peter, à base d'électrochocs, est certainement extrêmement pénible pour le malade. Par moments, Arnold Peter a conscience qu'il lui inflige un véritable supplice. Mais il n'y a pas d'autre moyen s'il veut le guérir.

Les années passent... Les progrès d'Horace Wade, malgré de terribles rechutes, sont réels. Au mois de mars 1950, le docteur Peter a la certitude de la guérison de son malade. Avec une médication quotidienne appropriée, il ne risque plus aucune rechute. Arnold Peter écrit dans ce sens à l'administration pénitentiaire qui lui a confié le détenu cinq ans plus tôt.

Quelques jours plus tard, il reçoit la visite d'un officier de police. Une fois dans son bureau, celui-ci lui explique la raison de sa venue.

— Je viens prendre possession du condamné Horace Wade.

Le docteur Peter a un mouvement de surprise :

— Comment cela : prendre possession ?... Mais il est guéri.

Le policier répond avec placidité :

— Justement. Maintenant il peut passer sur la chaise électrique. J'ai ordre de le conduire à Sing-Sing.

Arnold Peter est un psychiatre, rien d'autre. Il ne s'est jamais intéressé spécialement à la criminologie et il ignore le droit pénal de l'état de New York. Or, celui-ci est formel : si la folie d'un condamné est reconnue, elle suspend seulement la peine. Celle-ci redevient applicable si le malade guérit. Le docteur Peter balbutie :

— Mais ce n'est pas possible ! Je croyais qu'on allait le libérer et qu'il allait reprendre une vie normale. Je ne l'ai tout de même pas soigné pendant cinq ans pour lui donner le droit de s'asseoir sur la chaise électrique !

L'officier de police hausse les épaules :

— Je pensais que vous le saviez.

Arnold Peter s'est levé de son fauteuil. Il arpente nerveusement la pièce :

— On n'a pas le droit de l'exécuter. Je peux vous le dire en tant que psychiatre : il n'avait pas sa raison au moment du crime. Il n'est pas responsable.

Nouveau haussement d'épaules du policier.

— Je ne suis pas juriste, docteur. Je suis là pour appliquer les ordres : il est guéri. Je dois le ramener.

Le psychiatre l'agrippe par le bras.

— Non, attendez ! Je dois encore poursuivre son traitement pendant quelques mois...

— Je regrette, docteur, vous avez signé un certificat de « guérison complète et définitive ». C'est votre propre expression...

Le docteur Peter est décomposé.

— Mais vous vous rendez compte que vous me rendez responsable de la mort d'un homme ? Vous vous imaginez ce que je vais ressentir lorsqu'il va monter sur la chaise électrique ?

Le policier a hâte de terminer l'entretien.

— Moi, je n'y suis pour rien. C'est la loi. Allons, ne perdons pas de temps, conduisez-moi à sa chambre...

Un peu plus tard, Horace Wade disparaît avec le policier. Il est souriant. Il n'a pas encore compris. Il s'imagine sans doute qu'on va le libérer après quelques formalités, alors qu'il vient de commencer sa marche au supplice.

Mars 1950. Depuis quelques jours, Horace Wade attend son exécution, dans la cellule des condamnés à mort de Sing-Sing, à quelques pas de la chaise électrique.

Lorsque la nouvelle est connue, elle provoque une émotion considérable dans l'opinion. De toutes parts, on s'indigne contre le sort réservé à Horace Wade. Il n'était pas responsable, donc il n'est pas coupable. C'est un fou qui a tué et c'est un innocent sain d'esprit qui va s'asseoir sur la chaise électrique.

Le docteur Arnold Peter, qui tente désespérément d'empêcher l'irréparable, est aux premières lignes du combat. Il écrit dans les journaux : « Si un bébé de deux ans cause sans s'en rendre compte la plus effroyable catastrophe, l'arrêtera-t-on pour l'exécuter le jour de sa majorité ? »

Mais la loi américaine offre quand même un certain nombre

de recours en cas de condamnation à mort, et l'avocat de Wade emploie tous les moyens disponibles pour retarder l'exécution. Il espère, en gagnant du temps, parvenir à le sauver... Et c'est effectivement ce qui arrive un an plus tard, au début de 1951, mais pas de la manière qu'on attendait.

Dans sa cellule, depuis quelque temps, Horace Wade donnait des signes de plus en plus grands de nervosité. Et puis, brusquement, son gardien le retrouve dans l'état où il était au moment où il a commis son crime. Il tient de grands discours confus et enflammés sur la vengeance divine, l'œil de Dieu, etc. Horace Wade est examiné à plusieurs reprises par les psychiatres de l'administration pénitentiaire. Les autorités pensent évidemment à une simulation dans le but d'échapper à l'exécution. Mais les médecins rendent leurs conclusions peu après. Elles sont concordantes et formelles : il ne s'agit pas d'une simulation, mais d'une rechute. L'aliénation mentale du condamné est certaine.

Horace Wade étant de nouveau fou, la loi de l'État de New York s'applique automatiquement. L'exécution est suspendue, il doit être interné dans un établissement spécialisé. Horace Wade ayant demandé à être soigné par le docteur Peter et nul ne pouvant s'y opposer, il se retrouve devant lui.

Le docteur Peter avait envisagé depuis déjà plusieurs semaines cette terrible éventualité. Pendant des jours et des nuits, il a réfléchi à ce qu'il devait faire. Le devoir formel, absolu, du médecin est de guérir. Mais le devoir du médecin est aussi de sauver la vie. Or, en guérissant Horace Wade, il le tue ! Jamais peut-être avant lui un médecin ne s'était trouvé devant un pareil cas de conscience. D'autant que, le docteur Peter le sait, les idées obsédantes de Wade sont extrêmement douloureuses pour lui. Quand il est en période de crise, il vit un véritable cauchemar. Peut-il le laisser souffrir ainsi pendant des années ? Est-ce que la mort ne serait pas préférable pour lui ?... Mais d'un autre côté, si dans un, deux ou trois ans, la loi de l'État de New York changeait et qu'entre-temps Horace Wade ait été envoyé sur la chaise électrique, il serait à jamais responsable de sa mort.

Arnold Peter a pensé et repensé mille fois ces choses et, maintenant, Horace est devant lui avec son visage banal qu'il connaît si bien et son regard brillant qui, seul, trahit sa démence. Wade s'adresse à lui d'une voix ardente :

— Guérissez-moi, docteur !

Arnold Peter a pâli... Son malade choisit-il délibérément la mort pour échapper à ses souffrances ? Si c'est le cas, si c'est réellement sa volonté, il obéira. Il demande :

— Vous préférez donc la chaise électrique ?

Mais Horace Wade répond avec un rire de dément :

— Quelle chaise électrique ? Nous sommes vous et moi dans les mains de Dieu !

Et il recommence un de ces interminables discours, qui sont le symptôme de ses périodes de crise.

Le docteur Peter est atterré, c'est exactement ce qu'il craignait. Horace Wade a voulu revenir dans son établissement parce qu'il conserve une vague réminiscence du soulagement qu'il lui a apporté. En revanche, sa démence a effacé en lui les souvenirs insupportables : la prison et l'attente de la chaise électrique. Horace Wade est incapable d'avoir une volonté quelconque. C'est à lui, Arnold Peter, et à lui seul, de décider de son sort...

Alors, il prend le parti qu'il a choisi après son long débat de conscience : il ne guérira pas Horace Wade. Il va lui donner des tranquillisants, de manière à diminuer autant que possible ses souffrances. Il va l'abrutir, l'amener à un état proche de l'inconscience. Mais il laissera la maladie suivre son cours. À aucun prix il ne veut revoir dans son bureau un policier qui lui dirait :

— Il est guéri. Je le ramène...

À plusieurs reprises, dans les mois qui ont suivi, le docteur Arnold Peter a reçu des lettres soupçonneuses de l'autorité pénitentiaire : comment évoluait l'état de santé du malade ? Y avait-il des progrès ? Le docteur Peter s'est refusé à toute réponse : le traitement et l'état du malade ne regardaient que lui et étaient couverts par le secret professionnel.

De son côté, l'avocat d'Horace Wade ne restait pas inactif

En 1952, il a présenté une demande de grâce au gouverneur de l'État de New York nouvellement élu, et la grâce a été accordée. Il y avait un peu plus d'un an qu'Horace Wade avait commencé son second séjour à la clinique du docteur Peter. À partir de ce moment, son état s'est amélioré rapidement et, six mois plus tard, le docteur a envoyé aux autorités un certificat de guérison. Aux policiers qui s'étonnaient de ce brusque rétablissement, le docteur Peter a répondu avec un sourire :

— Quand il s'agit de sauver un homme, la médecine fait parfois des miracles.

Angel et Angela

Angela Casares serre nerveusement contre elle sa petite valise brune. Il y a déjà huit heures que le train est parti de Bogotá et on ne devrait plus être loin de Guadalejo. Elle le souhaite en tout cas, car elle n'en peut plus. La suspension de son wagon vétuste et sa banquette de bois branlante mettent à rude épreuve son dos et ses articulations. Mais après tout, cette épreuve, c'est elle qui l'a voulue, et puis, elle a quinze ans : à son âge, on est capable de supporter ces désagréments.

Angela Casares laisse son regard se promener sur le paysage. Derrière la vitre, la forêt tropicale ne laisse rien percer de ses mystères. Elle est dense, impénétrable, elle donne une impression d'hostilité, de danger, et dangereuse, elle l'est réellement, elle le sait bien !

De temps à autre, la voûte végétale est si épaisse que la vitre s'assombrit et lui renvoie son image... Elle ne se trouve pas trop laide : c'est une jolie brune, très typée, au visage volontaire. Elle fait plus que ses quinze ans, pas loin de dix-huit, ce qui est une bonne chose. Une jeune fille de son âge prend rarement seule le train, surtout pour aller dans un endroit aussi reculé, mais avec son physique, depuis le départ, elle n'a attiré l'attention de personne. Reste le contrôle de police en arrivant : ce sera le moment crucial...

Les éclaircies se font à présent plus nombreuses dans la végétation, quelques maisons apparaissent, tandis que le train ralentit. Bientôt, il entre en gare et s'immobilise dans un crissement de freins. Angela Casares se lève et suit la foule qui commence à descendre. Ce sont pour la plupart des paysans portant d'énormes ballots. Un instant, elle a l'espoir qu'elle va passer le barrage en se faufilant au milieu de ce flot, mais un coup d'œil en direction du quai la détrompe. Les policiers sont trop nombreux et ils procèdent méthodiquement, en prenant leur temps : elle n'échappera pas au contrôle.

Tout en suivant la cohue bruyante et gesticulante, elle essaie de se rassurer. Elle a ses papiers. Le tout est de savoir si elle est déjà recherchée. Elle a pris soin de dire à ses parents qu'elle allait voir sa tante dans la banlieue de Bogotá. Celle-ci n'a pas le téléphone et il faudra un certain temps pour s'apercevoir qu'elle n'a pas été chez elle. Est-ce que ce délai sera suffisant ? Est-ce que l'alerte est donnée ou non ? Elle ne va pas tarder à être fixée...

Elle est devant le barrage. Le militaire devant elle esquisse un sourire en la voyant. Son charme opère, cela peut être utile.

— Vos papiers, mademoiselle.

Angela Casares s'exécute, le cœur battant. Le soldat les prend et n'a pas de réaction en découvrant son identité. Elle pousse intérieurement un soupir de soulagement, mais elle se reprend : tout n'est pas gagné. Elle le voit froncer les sourcils... Ce doit être son âge : il la croyait plus vieille.

— Vous voyagez seule ?

Elle se hâte de lui adresser la réplique qu'elle avait préparée.

— Je vais chez ma grand-mère passer les fêtes de Noël.

— Elle habite Guadalejo, votre grand-mère ?

— Oui, avenue de la République, près de la caserne Sainte-Cécile.

L'homme hoche la tête et lui tend sa carte d'identité.

— Ça va. Mais faites attention : les guérilleros sont tout près.

— Je sais. Ne vous inquiétez pas...

Et Angela Casares s'en va d'un pas pressé. Elle a dit vrai : elle sait que les guérilleros sont tout près, puisque c'est pour eux qu'elle est là. Car elle n'a quitté Bogotá et ses parents, elle n'a fait cette fugue que pour les rencontrer ou, plus précisément, pour devenir leur prisonnière.

Angela Casares avance d'un pas rapide... Il fait beau sur Guadalejo, l'air est relativement sec, elle s'attendait à ce qu'il soit beaucoup plus moite, dans cette agglomération située au cœur de la jungle. Elle n'a pas menti en disant qu'elle se rendait du côté de la caserne Sainte-Cécile, même si elle n'a jamais eu de grand-mère habitant par là. Mais c'est à la caserne Sainte-Cécile que doit commencer son aventure. Et, tout en parcourant les rues si pittoresques et animées de Guadalejo, Angela Casares revit les raisons qui l'ont conduite dans ces lieux...

C'est une histoire qui n'est pas la sienne, une histoire que toute la Colombie connaît par cœur, en cette veille de Noël 2001, celle d'un petit garçon de douze ans, Angel Perez. Il va mourir d'un cancer, ce qui est hélas banal, mais ce sont les circonstances qui ne le sont pas.

Tout commence deux ans plus tôt... Les Perez sont un couple modeste d'agriculteurs habitant les abords immédiats de Guadalejo. L'endroit est dangereux, en pleine zone de guérilla, mais les Perez ne s'en inquiètent pas trop. Les rebelles du Farc (Force armée révolutionnaire colombienne), qui se cachent dans les forêts avoisinantes, ne s'en prennent pas aux pauvres gens comme eux, ils réservent leurs attaques aux forces armées et aux forces de police. Tout au plus, les paysans ont-ils à subir de temps en temps quelques rapines.

Et c'est à ce moment-là qu'a lieu le drame. À la suite d'une banale visite médicale à l'école, on découvre au petit Angel Perez un peu d'anémie. On l'envoie faire des examens complémentaires à l'hôpital et le verdict tombe, terrible : forme grave et rare de leucémie, qui ne peut être soignée qu'à Bogotá. Le traitement est long et coûteux et il n'est qu'en partie remboursé par la Sécurité sociale... Entre les époux Perez a lieu une discussion dramatique. José, le père, fait part de sa décision à Francia, son épouse :

— Avec la ferme, nous n'aurons jamais assez pour payer le traitement. Tu vas l'exploiter seule, et moi, je vais m'engager dans la police.

— Ne fais pas cela, José, c'est trop dangereux !

— Il n'y a que dans la police qu'on est bien payé. C'est le seul moyen de sauver le petit.

En effet, les salaires sont très élevés dans la police municipale de Guadalejo, pour la bonne raison que personne ne veut en faire partie. Ses membres sont la cible privilégiée des guérilleros et des dizaines d'entre eux sont tués chaque année, sans compter ceux qui sont enlevés et retenus prisonniers dans le maquis... José Perez persiste quand même dans sa décision et, tandis qu'Angel part se faire soigner dans la capitale, il commence son instruction à la caserne Sainte-Cécile où sont regroupées les forces de police de la ville. C'est là que l'attend le destin.

Le 17 mars 2000, les rebelles du Farc attaquent la caserne. C'est une opération de grande ampleur, menée avec des moyens qu'ils n'avaient jamais employés jusque-là. Le combat est bref mais terrible, et il se solde par une déroute des forces gouvernementales : sept policiers sont tués et tous les autres, dont José Perez, emmenés prisonniers par les rebelles.

Et ce drame en entraîne immédiatement un autre. En apprenant la nouvelle, le petit Angel voit brusquement son état s'aggraver. Désormais, seule une greffe de la moelle osseuse de son père pourrait le sauver. Pour la première fois, le cas d'Angel Perez devient public. Alertées par des articles de presse, les autorités s'émeuvent. Des pourparlers sont menés entre elles et Ernesto Trofijo, le chef de la guérilla, pour qu'il libère José Perez, au moins le temps de l'intervention. Ces tractations prennent des mois et, pour finir, le chef rebelle refuse.

Dès lors, Angel est condamné et il le sait. Alors, au début du mois de décembre, il lance un appel pour que son père vienne passer Noël avec lui. Sa mère Francia vient en lire le texte à la télévision. Les caméras se déplacent ensuite à l'hôpital principal de Bogotá et les Colombiens, bouleversés, découvrent le visage d'Angel rongé par la maladie et le chagrin. Dans un premier temps, les dirigeants du Farc répondent au pathétique appel de l'enfant, mais ils sont méfiants et demandent qu'on amène Angel dans leur maquis pour vérifier la gravité de son état. Bien entendu, ils essuient un refus : l'enfant ne survivrait pas à un pareil déplacement. Alors, le chef du Front armé révolutionnaire colombien rompt à nouveau les négociations.

Cela se passait le 7 décembre... Angela se revoit entendre la nouvelle à la radio, le matin, alors qu'elle était en train de prendre le petit déjeuner avec ses parents. Dès le début, elle avait suivi ce drame avec passion. Elle se sentait comme directement, personnellement concernée, peut-être parce que le jeune malade portait le même prénom qu'elle au masculin. Angel et Angela : il était un peu comme son petit frère et elle ne voulait pas qu'il lui arrive du mal, elle ne le voulait pas !

En apprenant la nouvelle de la rupture des négociations, elle a éclaté en sanglots. Elle s'est écriée :

— Il faut faire quelque chose !

Sa mère l'a fait taire. La radio n'en avait pas terminé. Elle diffusait à présent une intervention du vice-président de la République, Gustavo Bell. D'une voix grave et solennelle, il déclarait aux guérilleros qu'il offrait de prendre lui-même la place de José Perez. Et, après son discours, le commentateur de la radio annonçait d'une voix émue que de nombreux Colombiens, dont plusieurs prêtres, avaient fait la même proposition... La mère d'Angela, au bord des larmes, elle aussi, a dit à sa fille :

— Tu vois ? Ils vont finir par accepter et le petit Angel pourra voir son père à Noël...

Angela n'a rien répliqué, mais elle n'était pas de cet avis. Tout cela, c'étaient des intentions très généreuses, mais qui ne pouvaient pas aboutir. Pour se constituer vraiment prisonnier, il fallait se rendre sur place, dans leur maquis... C'est à ce moment-là qu'elle a pris sa décision, comme cela, d'un seul coup : elle allait partir pour Guadalejo et s'offrir aux guérilleros en remplacement de José Perez. Et elle savait comment faire. Elle avait encore en mémoire un article sur l'attaque de la caserne Sainte-Cécile : « Les terroristes se sont enfuis avec leurs prisonniers par l'avenue de la République... »

Trois jours ont passé et, ce 10 décembre 2001, Angela Casares a réalisé son projet : elle est à Guadalejo... La situation s'est encore aggravée entre-temps. Apprenant qu'il ne reverrait pas son père, Angel Perez a fait une nouvelle crise aiguë de sa maladie. À bout de forces, il a demandé à être ramené en ambulance chez lui, à Guadalejo, pour y passer Noël. Il y est en ce moment. Ses camarades d'école ont voulu le voir, lui apporter le réconfort de leur présence, mais il est trop faible pour recevoir qui que ce soit. Seules sa mère et une religieuse veillent à son chevet...

Les hautes murailles de la caserne Sainte-Cécile viennent d'apparaître devant Angela. L'avenue de la République doit être cette grande artère qui part en direction des collines boisées qu'on aperçoit par-delà les faubourgs. Elle est toute droite, il suffira de la suivre jusqu'au bout pour arriver dans le maquis, et là, elle sait ce qu'elle va faire. Elle a dans sa valise des affichettes qu'elle a rédigées elle-même et qu'elle va accrocher aux arbres, poser sur les grosses pierres. Elle a écrit : « Aux soldats du Farc, bonjour. Je m'appelle Angela Casares et je suis votre amie. Je viens me faire prisonnière à la place de José Perez pour qu'il revoie son fils. S'il vous plaît, acceptez. » Après quoi, elle attendra, toute seule dans la forêt, à la fois pleine de crainte et d'espoir.

Mais avant de prendre l'avenue de la République, Angela Casares a l'idée d'aller vers la caserne Sainte-Cécile. C'est là que tout s'est passé. Ce lieu dont elle a entendu parler pendant des mois, qu'elle n'avait vu qu'en photo ou à la télévision est devant elle. Elle s'approche, elle veut le voir de près, la curiosité est la plus forte. Et puis, que risque-t-elle ? Ce n'est pas une jeune fille qui va attirer l'attention et la méfiance. Elle commence à faire le tour du bâtiment, s'intéressant particulièrement aux murs. Ils sont très hauts. Comment les guérilleros ont-ils pu prendre si facilement la caserne ?...

Angela s'est trompée. Une jeune fille comme elle est tout à fait suspecte. Il y a beaucoup de femmes qui combattent avec le Farc, certaines très jeunes. Et puis, il y a la valise qu'elle tient à la main et qui peut très bien contenir des armes ou des explosifs... Une patrouille l'a repérée et arrive dans son dos. Elle entend :

— Halte ! Pas un geste !

Elle se retourne et se trouve face à trois policiers porteurs de mitraillettes.

— Qu'est-ce que vous faites ici ?

— Rien de mal, je vous assure...

— On va voir...

Tandis que deux des policiers la tiennent en respect, le troisième ouvre sa valise. Elle est bourrée d'affichettes. Il en prend une et émet un petit rire.

— « Aux soldats du Farc, bonjour... je suis votre amie... » Tu appelles cela rien de mal ? Allez, en route !

Et, les mains en l'air, Angela Casares entre dans la caserne, sous la menace des mitraillettes...

Son interrogatoire, mené par un lieutenant de la police, est tendu. Au début, il la prend réellement pour un membre de la guérilla ou du moins pour quelqu'un qui voulait rejoindre leurs rangs. Mais elle raconte son histoire avec conviction et, par chance, l'avis de recherche la concernant vient d'être émis de Bogotá. En en prenant connaissance, le lieutenant comprend qu'il ne s'agit pas d'une affaire de terrorisme, mais d'un geste généreux et un peu fou. Il s'adoucit et lui parle d'un ton paternel :

— On va te raccompagner chez toi. Mais tu as de la chance, tu sais. Tu aurais très bien pu te faire tuer par mes hommes, sans parler de ceux d'en face, si tu y étais arrivée..

Angela Casares soupire. Elle sait qu'elle devrait se taire, se faire aussi petite que possible, mais elle a quand même une demande à adresser au lieutenant, une prière :

— S'il vous plaît, est-ce que je pourrais aller voir Angel chez lui ? Juste pour l'embrasser.

Le lieutenant secoue la tête.

— Je t'aurais peut-être dit oui, mais ce n'est pas possible. Angel n'est plus chez lui. Il est tombé dans le coma. On l'a conduit à l'hôpital.

— Il va mourir ?

— Oui, il va mourir.

Angela Casares a quitté Guadalejo le jour même. Elle a

repris le train en sens inverse, accompagnée d'un policier. Angel et Angela ne se sont pas rencontrés et ne se rencontreront jamais... Angel et Angela, deux anges perdus au milieu de la folie des hommes.

Changer la nature

Juillet 1824. Dans les rues de Budapest, un petit garçon de six ans se promène avec sa maman. Le temps est beau, la ville calme. Ils arrivent sur la grande avenue, ils vont bientôt passer devant la maternité modèle que l'impératrice a inaugurée il y a dix ans. Et, brusquement, la mère et l'enfant s'arrêtent.

Une jeune femme a surgi, une jeune femme enceinte. Elle est entraînée par deux autres femmes, et elle se débat, elle crie, elle hurle même :

— Je ne veux pas aller à la maternité ! Je vous en supplie, laissez-moi accoucher dans la rue ! Je ne veux pas aller à la maternité, je ne veux pas mourir comme les autres !

La mère, elle aussi, entraîne son fils dans la direction opposée, sur l'autre trottoir, et elle accélère le pas en espérant qu'il n'a pas entendu. Mais, bien sûr, le petit garçon a tout entendu, tout retenu.

— Dis, maman, c'est vrai qu'elle va mourir, la dame ?

— Mais non, mais non... Allez, viens Philippe, on va manger un gâteau chez le pâtissier.

Avec la promesse d'un gâteau, la mère pense être tranquille. Mais à six ans, les enfants sont curieux et têtus, surtout le petit Philippe.

— Dis, maman, pourquoi la dame de tout à l'heure, elle avait peur d'aller à la maternité ?

Cette fois, la mère est bien obligée de répondre.

— Parce que c'est dangereux, tu vois ?
— Pourquoi c'est dangereux ?
— Parce que c'est comme ça.
Mais ce n'est pas ce genre de réponse qui peut satisfaire l'enfant.
— Pourquoi c'est comme ça, maman ?
— Parce que, parce que... c'est la nature.
On est maintenant entrés dans la pâtisserie. L'enfant mange son gâteau en silence. Mais dans son esprit de six ans, les pensées continuent leur chemin. Il juge que quelque chose ne va pas... Et puis, soudain, il trouve :
— Maman, si la nature est comme ça, il faut la changer.
— Tais-toi, voyons ! On n'a pas le droit de dire ces choses-là !
— Ça m'est égal, moi je les dis. Et puis, quand je serai grand, je serai docteur à la maternité.

Changer la nature... Le petit Philippe Ignace Semmelweis, qui vient en cet instant précis de trouver sa vocation, ne peut évidemment pas se rendre compte de l'immensité du problème.

Car, au début du XIXe siècle, la médecine de l'accouchement est dans un état d'ignorance qu'on a du mal à imaginer. La mortalité des femmes après les couches est effarante : 20 % en moyenne et, dans certains établissements, jusqu'à 80 %. C'est un fait que les femmes meurent plus dans les hôpitaux ou les maternités que celles qui accouchent chez elles ou même dans la rue. Non seulement, comme dans tant d'autres domaines, la médecine est impuissante, mais dans ce cas précis, elle semble même un facteur supplémentaire de mort.

La cause de la mortalité est presque toujours la même : une fièvre qui se déclare un jour ou deux après l'accouchement. Sur elle, on ne sait absolument rien ; alors on s'est contenté de lui donner un nom, un beau nom, comme si on espérait ainsi l'amadouer un peu : fièvre puerpérale. Mais on n'a pas amadoué la fièvre puerpérale et elle tue, sûrement, régulièrement, massivement. Les maternités sont des lieux de cauchemar. Dans leur lit, les femmes sur le point d'accoucher voient, plusieurs fois par jour, quelquefois toutes les heures, passer le sinistre cortège : un prêtre, précédé d'un enfant de chœur qui agite une clochette, et suivi de deux infirmiers. Ils viennent chercher la dernière morte. Souvent, l'enfant est mort aussi, alors, par économie, on les met tous les deux dans le même cercueil.

Dans la sueur et la souffrance des premières douleurs, les malheureuses se répètent : « Ça va être à moi, ça va être mon tour ! » Ce jour, qui devrait être un jour de joie, ce jour où elles vont donner la vie est pour elles un jour d'angoisse et de terreur.

Quant aux médecins, ils se sont faits à la situation. Ils ont déjà depuis longtemps rangé la fièvre puerpérale au nombre des fatalités. Elle fait partie de leur métier. Chaque obstétricien sait bien qu'il y a en moyenne 20 % de décès : c'est comme cela, c'est la nature.

La situation se perpétue ainsi depuis des siècles et même des millénaires. Médecin accoucheur, c'est un bon métier, qui rapporte bien, et la mort des jeunes femmes ne diminue nullement les gains. Alors pourquoi changer tout cela ? Le fou qui voudrait s'attaquer à cet état de choses aussi vieux que le monde ne devrait pas seulement changer la nature, mais, ce qui est beaucoup plus difficile, changer les hommes...

Ce fou existe depuis six ans en cette année 1824. Il s'appelle Philippe Ignace Semmelweis, et, pour son malheur, il appartient à cette toute petite minorité d'hommes qui vont jusqu'au bout de leur idée.

1846 : Philippe Ignace Semmelweis a vingt-huit ans. À force d'obstination et de courage, il a réussi à être fidèle à son serment d'enfance. Il est maintenant assistant d'un des deux médecins-chefs de la maternité de Vienne. Mais cela n'a pas été sans mal.

Le jeune Philippe a fait de bonnes études, brillantes même. Aussi ses parents, de modestes épiciers de Budapest, ont tout de suite nourri pour lui de grandes ambitions. Il pourrait partir pour Vienne, faire son droit et devenir peut-être auditeur militaire dans l'administration autrichienne... Philippe, bon fils, part donc faire son droit à Vienne. Mais le droit ne lui plaît pas. Un soir, dans un cabaret, il rencontre des étudiants en médecine. On boit beaucoup et puis, avant de le quitter, ils lui disent :

— Eh, viens demain avec nous à l'hôpital. On va voir des filles !

Quand il arrive le lendemain à l'hôpital, Semmelweis découvre que ce n'était qu'une plaisanterie, et quelle plaisanterie ! C'est à la morgue que l'entraînent ses compagnons de la veille, et les « filles », ce sont les corps des jeunes femmes qu'ils vont disséquer. Elles sont toutes mortes après leur accouchement, mortes de la fièvre puerpérale. Pour le jeune homme, c'est un coup de tonnerre, un terrible rappel à l'ordre. Sa vocation : il l'avait oubliée ! Fini le droit. Il va dès cet instant se jeter dans la médecine à corps perdu.

Malgré ses parents, Semmelweis quitte tout pour la médecine. Il étudie comme un forcené. En un an, il a lu toute la bibliothèque de la Faculté. Il étudie seul car ses camarades ne l'aiment pas. Au début, ils l'ont taquiné à cause de son accent hongrois. Il aurait pu s'en moquer, mais c'est un hypersensible, un écorché vif. Chacune de ces railleries le blesse profondément et il ne connaît qu'une réplique : les coups. Il passe les premiers mois à se battre, et puis, on le laisse tranquille, on l'ignore.

Ses professeurs ne l'aiment pas non plus. C'est qu'il a une curieuse manie : il leur pose des questions absolument insensées auxquelles personne ne peut répondre.

— Monsieur le professeur, pourquoi meurt-on plus dans certains hôpitaux que dans d'autres ?

Mais Semmelweis est bon élève. Il passe brillamment son doctorat, puis sa spécialisation en obstétrique. Le voici donc, au début de l'année 1846, assistant du professeur Klein, un des deux médecins-chefs de la maternité de Vienne, l'autre étant le professeur Bartch. Dès qu'il arrive dans son service,

Semmelweis fait ce qu'aucun médecin n'avait fait avant lui : il parle avec les futures accouchées, il leur pose des questions. Et ce qu'elles lui racontent est étrange, incroyable même.

D'abord, elles sont toutes terrorisées. Et elles ont peur, précisément, parce qu'elles sont chez le professeur Klein. Toutes le disent, c'est connu et toute la ville le sait : on meurt quatre fois plus chez Klein que dans le service d'à côté, chez Bartch. D'ailleurs, chez Klein, il n'y a que les plus pauvres, les plus abandonnées, celles qui sont totalement seules, celles qui n'ont même pas eu un bras pour les empêcher d'entrer ici. Ce sont presque toutes des filles-mères. Et elles sont là, à attendre dans l'angoisse, en se bouchant les oreilles pour ne pas entendre la clochette du prêtre qui vient chercher les victimes.

« On meurt plus chez Klein que chez Bartch » : pour n'importe quel médecin de l'époque, ce genre de constatation n'amène aucun commentaire. C'est comme cela, c'est tout. Mais pas pour Semmelweis. Lui, au contraire, cela l'empêche de dormir. Comme lorsqu'il était enfant, il n'arrive pas à admettre ce que tout le monde trouve normal.

Le lendemain, il interroge tout le personnel, les médecins, les internes, les sages-femmes, les garçons et les filles de salle : tout le monde lui confirme que c'est vrai. Il y a en moyenne 20 % de décès chez Bartch et 80 % chez Klein. Quant à savoir pourquoi, visiblement, personne ne s'est posé la question.

— C'est comme ça parce que c'est comme ça. Ça fait des années que ça dure, alors nous, qu'est-ce que vous voulez qu'on y fasse ?

Semmelweis, lui, veut y faire quelque chose. Il sait qu'il ne trouvera pas le repos tant qu'il n'aura pas répondu à cette question qui l'obsède : « Pourquoi meurt-on plus chez Klein que chez Bartch ? » Il écrit à ses parents : « Je ne peux plus vivre en paix dans cet endroit où tout est obscur, tout est mystère, sauf le nombre des morts. Même la nuit, j'ai l'impression d'entendre dans mon sommeil la clochette du prêtre qui vient chercher les victimes. »

Semmelweis passe tout au crible. Il examine les deux pavillons, celui de Klein et celui de Bartch ; il se procure même les plans. Ils sont absolument pareils, orientés de la même manière, construits avec les mêmes matériaux. L'équipement hospitalier est également identique : ce sont les mêmes lits, le même équipement sanitaire et, bien sûr, les méthodes médicales, dans leur indigence, sont exactement les mêmes des deux côtés. Et puis, au bout d'une semaine, brusquement, il trouve. Il y a une seule différence et donc une seule raison possible : chez Klein, ce sont des étudiants en médecine qui font les accouchements, alors que chez Bartch, ce sont des sages-femmes. Au comble de l'excitation, il fonce chez son patron.

— Monsieur, j'ai trouvé, j'ai trouvé pourquoi on meurt plus chez vous que chez Bartch.

Le professeur Klein qui, comme tout le monde, a admis depuis longtemps cette évidence n'aime pourtant pas trop qu'on la lui rappelle. Il fait la grimace.

— Et selon vous, Semmelweis, quelle est la raison ?

— Les étudiants. Chez nous, ce sont des étudiants, alors que chez Bartch, ce sont des sages-femmes qui font les accouchements.

— Ridicule ! Mes étudiants pratiquent aussi bien que les sages-femmes.

— Mais je vous dis que c'est cela ! J'ai tout examiné. Il n'y a pas d'autre raison possible.

— Eh bien, allez voir vous-même...

Dans les semaines qui suivent, Semmelweis assiste à des centaines d'accouchements, tant chez les étudiants que chez les sages-femmes. Et le résultat est décourageant, désespérant : il n'y a aucune différence entre les sages-femmes et les étudiants. Ils opèrent exactement de la même manière, ils font les mêmes gestes au même moment.

Alors il est pris d'un doute affreux. Il a tout examiné, la seule différence entre les deux services, ce sont les étudiants, la seule raison possible, ce sont les étudiants. Mais si les étudiants font exactement comme les sages-femmes ? Alors, si c'était Klein et tous les autres qui disaient vrai ? S'il n'y avait aucune raison ? Si c'était comme ça tout simplement parce que c'est comme ça ? Semmelweis se sent brusquement tout petit, aussi petit que l'enfant de six ans qui ne voulait pas croire sa mère quand elle disait :

— C'est la nature. Il ne faut pas changer la nature.

Mai 1846 : Philippe Ignace Semmelweis est depuis cinq mois assistant du professeur Klein à la maternité de Vienne et, en ce mois de mai, la mortalité chez Klein bat tous ses records : 96 % ! Même à l'époque, c'est trop. Le scandale éclate et une commission d'enquête est nommée par le gouvernement.

Mais que peuvent-ils faire, tous ces médecins de la commission d'enquête ? Ils sont aussi ignorants que les autres et n'ont en fait qu'un seul souci : ne pas mécontenter le professeur Klein qui est très bien vu à la cour et qui dispose d'appuis considérables.

D'ailleurs, ils vont directement le trouver pour lui demander de leur dicter ses conclusions. Klein réfléchit un instant, et puis il sourit. Pour une fois, Semmelweis va lui servir à quelque chose. Les responsables, ce sont les étudiants. Mais attention, pas n'importe lesquels ! Ce sont les étudiants étrangers qui rapportent de leur pays les pires maladies. La commission dépose ses conclusions. Les étudiants étrangers sont renvoyés du service ; ils sont même expulsés d'Autriche. Le mois de mai étant tout de même un mois exceptionnel, par la suite la mortalité reprend son taux de croisière : 80 %. Tout le monde est satisfait.

Tout le monde sauf Semmelweis. Depuis des mois, il ne parvient plus à trouver le sommeil. Il a refait entièrement son enquête et il n'y a aucun doute possible : la seule différence entre les deux services, ce sont les étudiants d'un côté et les sages-femmes de l'autre. Pourtant leurs méthodes d'accouchement sont exactement les mêmes.

Semmelweis est plus abattu encore quand il apprend la mort de Rokitansky, un médecin de son âge, le seul ami qu'il s'était fait dans le milieu médical. Et Rokitansky est mort dans des circonstances particulièrement tragiques. Il s'est blessé au cours d'une dissection et sa blessure s'est infectée au contact du cadavre. À l'enterrement, curieusement, malgré sa peine, Semmelweis ne parvient pas à se recueillir. Il y a quelque chose qui le trouble : c'est la mort de Rokitansky, ou plus exactement, la façon dont il est mort. Et brusquement, à la stupeur et à l'indignation de l'assistance, il pousse un cri... Il a trouvé ! Elles sont sauvées, des millions de femmes sont sauvées !

En bousculant tout le monde, il quitte l'église en plein milieu de la messe et court comme un fou vers l'hôpital... Les étudiants : ils font des dissections, pas les sages-femmes ! Après les dissections, les étudiants ne se lavent pas les mains ou pas assez et ils infectent les femmes au moment de l'accouchement...

Pour comprendre ce qui va suivre, il faut rappeler qu'en 1846 on ne connaît pas les microbes et leur rôle dans la transmission des maladies. S'il n'y a aucune trace visible, sur les mains par exemple, on n'imagine pas qu'il puisse y avoir quelque chose. Semmelweis, d'ailleurs, l'ignore comme les autres. Sa découverte est totalement empirique. Il a trouvé la cause parce que c'est la seule possible, mais il ne pourrait pas l'expliquer.

Le professeur Klein a du mal à calmer son assistant qui gesticule dans son bureau.

— Il faut qu'ils se lavent les mains, tous. Vous entendez ? Et pas avec de l'eau, avec du chlorure de zinc.

— On peut dire que vous avez de la suite dans les idées, Semmelweis... Entendu, entendu, je vais « recommander » à mes étudiants de faire ce que vous dites...

Et, au bout d'un mois, dans le service du professeur Klein, le taux de mortalité est tombé à 0,23 %. Oui, de 80 à 0,23 % !

Voilà... Cela pourrait s'arrêter là, et ce serait une belle histoire. Mais il y a malheureusement ce que Semmelweis ne peut pas imaginer, car c'est un pur : il y a l'affreuse, l'ignoble, la criminelle bêtise des hommes. Les étudiants n'apprécient pas du tout les nouvelles mesures et vont se plaindre au professeur Klein :

— Ces lavages sont vexatoires, inutiles et même malsains. Et puis, ce Semmelweis, il est toujours là à nous espionner, à inspecter nos mains. Enfin, monsieur le professeur, est-ce lui ou vous qui dirigez le service ?

Klein a pâli. Il est atteint dans son amour-propre. On va voir qui commande dans son service. Qu'est-ce que c'est que ce petit médecin de vingt-huit ans qui veut en savoir plus que tout le monde, et qui prétend lui donner des leçons, à lui, Klein, que toute la cour impériale admire ? Et Klein prend sa décision. Les étudiants pourront désormais faire ce qu'ils veulent ; quant à Semmelweis, il est renvoyé le 20 octobre 1846.

Au service du professeur Klein, tout le monde respire. On est enfin débarrassé de ce gêneur, de cet excité. On va pouvoir reprendre les bonnes vieilles habitudes. Le mois suivant, le taux de mortalité remonte à 80 %. Tout est rentré dans l'ordre, l'ordre ancien, l'ordre millénaire. Maintenant, la paix règne de nouveau.

Non, pas tout à fait encore. Car Semmelweis a décidé de se battre. Il ne se bat pas pour lui, mais pour les millions de femmes qu'il veut sauver. Et il se bat au mépris de toute prudence. Ce n'est pas un prudent, Semmelweis, ce n'est pas un diplomate. Il sait qu'il dit la vérité, alors il la crie, il la hurle :

— Klein est un assassin ! Il faut l'arrêter, l'empêcher de commettre des dizaines de meurtres par jour !

Ses collègues, à qui il s'adresse, le reçoivent d'abord avec une certaine gêne, et puis, peu à peu, ils lui ferment leur porte. Ils savent sans doute qu'il a raison, mais de là à s'attaquer à Klein... Klein est puissant, Klein est bien vu à la cour.

Quand, le 20 mars 1849, Semmelweis est expulsé de Vienne, il sait qu'il a définitivement perdu. Rentré à Budapest, il continue à se battre sans espoir, simplement pour être fidèle à lui-même. Et il se bat de plus en plus maladroitement, de plus en plus seul.

Il veut prendre l'opinion publique à témoin. Il publie dans les journaux des articles : « Assassins ! Je les appelle assassins, tous ceux qui s'élèvent contre les règles que j'ai prescrites pour éviter la fièvre puerpérale. Contre ceux-là, je me dresse en adversaire résolu, comme on doit se dresser contre les partisans d'un crime. Et tous ceux qui ont le cœur à la bonne place penseront comme moi. » Semmelweis fait même imprimer ses articles sur des affiches qu'il va coller la nuit dans les rues de Budapest. Peine perdue. Personne ne comprend, les gens sont hostiles ou indifférents. C'est un fou, voilà tout !...

Non, Semmelweis n'est pas fou, mais il va le devenir. Au mois de juin 1865, ses adversaires lui portent le coup de grâce. Il est mis en disponibilité, il n'a plus le droit d'exercer la médecine. Cette fois, tout s'écroule et il perd la raison. Par une chaude après-midi de juin 1865, on le voit se diriger vers l'amphithéâtre de la faculté de Budapest. Là, il s'empare d'un scalpel, se précipite vers le corps qu'on est en train de disséquer et, devant l'assistance horrifiée, se met à le frapper à coups redoublés en hurlant :

— Il faut changer la nature ! Il faut changer la nature !

Il s'arrête soudain... Il vient de se blesser profondément à la main. On l'entoure, on le désarme, on essaie de le soigner. Il se laisse faire. Il se contente de répéter doucement en secouant la tête :

— Les hommes, on ne peut pas ! On ne peut pas changer les hommes...

Semmelweis est mort deux mois plus tard, sans avoir retrouvé la raison. Il est mort de l'infection de sa blessure, comme son ami Rokitansky, comme toutes ces femmes qu'il avait voulu sauver...

Aujourd'hui, bien sûr, la fièvre puerpérale n'existe plus depuis longtemps. Elle a disparu avec les antibiotiques, en même temps que toutes les grandes maladies infectieuses. Et Semmelweis ? Eh bien, on l'a oublié. On l'a oublié jusqu'à ce jour de 1924 où un étudiant en médecine, lui aussi un inquiet, un tourmenté, un écorché vif, lui a consacré sa thèse de doctorat. C'est qu'il avait vu en lui un frère et, peut-être, dans son existence, une préfiguration de son propre destin. Cette thèse s'intitulait : *La vie et l'œuvre de Philippe Ignace Semmelweis*, elle était signée Louis-Ferdinand Destouches, un inconnu qui n'avait pas encore choisi le pseudonyme sous lequel il allait devenir un de nos plus grands écrivains : Céline.

Deux femmes

Elisabeth Price regarde la forme allongée sur le lit d'une chambre de l'hôpital Santa Barbara, dans la ville de Stockton, en Californie.

La quarantaine, blonde, solidement charpentée, Elisabeth Price manque peut-être un peu de féminité. Mais son visage bronzé et ses très beaux yeux bleus lui donnent tout de même du charme. Ce jour-là, les beaux yeux bleus sont rougis. Elisabeth Price a beaucoup pleuré. C'est son mari, Francis, qui repose sur le lit, emmailloté comme une momie. Il a eu un grave accident de voiture en revenant de Sacramento, situé à une centaine de kilomètres plus au nord... Pourquoi se trouvait-il à cet endroit où son travail ne l'appelait nullement ? Mystère. Toujours est-il qu'il a été trouvé avec de nombreuses fractures, dont une au crâne. L'opération a été pratiquée la veille avec succès. Le chirurgien a été très optimiste :

— Votre mari vivra, madame. Aucun centre vital n'a été atteint et sa constitution est excellente.

Mais le neurologue, le docteur Arnold, a été moins rassurant :

— Je ne peux pas vous garantir qu'il n'y ait pas de séquelles au niveau cérébral et je ne pourrais vous dire précisément lesquelles.

— Mais il va tout de même sortir du coma ?

— Je le pense, madame.

— Vous n'en êtes pas certain ?

— Je ne suis certain de rien. Il faut attendre...

Voilà pourquoi Elisabeth Price regarde, l'air bouleversé, le blessé inconscient... Une silhouette rose pénètre sans bruit dans la pièce. C'est une fille de salle, vêtue de la tenue plutôt impersonnelle et disgracieuse de l'établissement. Mais si on y faisait un peu attention, on pourrait discerner sous le bonnet carré un visage tout ce qu'il y a d'attrayant, et sous la blouse rose mal coupée un corps auquel il n'y a pas grand-chose à reprocher.

La jeune femme jette un coup d'œil au malade, donne un rapide coup d'éponge sur la table de chevet et disparaît. Elle revient quelques instants plus tard et, sans un mot, vient reprendre l'éponge qu'elle avait laissée... Elisabeth Price, tirée de ses pensées douloureuses, a un mouvement d'impatience, puis elle oublie l'incident.

Elle a tort, mais elle ne peut évidemment soupçonner la vérité. La jeune fille de salle de trente-cinq ans et qui en paraît à peine trente s'appelle Carole Fisher. Elle est fleuriste. Elle habite Sacramento. Et c'est de chez elle que Francis Price revenait quand il a eu son accident. Carole Fisher est la maîtresse de Francis depuis cinq ans... Lorsqu'elle a appris le drame, Carole Fisher a abandonné aussitôt sa boutique, qu'elle a confiée à l'une de ses employées. Elle s'est rendue à l'hôpital et elle a demandé un emploi, n'importe lequel, pourvu qu'il soit en contact avec les malades. Elle a obtenu le plus humble : fille de salle.

Nous sommes le 21 avril 1977. Dans un hôpital de Californie, deux femmes, dont l'une ignore tout de l'autre, viennent de se croiser au chevet du même homme.

Une semaine a passé depuis l'opération de Francis Price. Comme l'avait dit le chirurgien, il se rétablit d'une manière très satisfaisante sur le plan physique, mais comme le neurologue, le docteur Arnold, l'avait laissé craindre, il y a des séquelles sur le plan cérébral. Précisément, Francis Price est devenu amnésique. Sa perte de mémoire est totale, tout ce qui précède son accident a disparu en lui. Elisabeth Price est intérieurement désespérée, mais en femme forte et courageuse, elle n'en laisse rien paraître. Elle lui parle avec un grand sourire ; ses beaux yeux bleus ont un éclat tendre :

— Regarde-moi bien, mon chéri. Tu ne me reconnais pas ?

Francis est assis, calé sur deux oreillers. Il est bel homme, autant qu'on puisse le discerner avec les bandages qui lui enveloppent la tête. Mais on se rend compte qu'il est sérieusement atteint : sa pâleur est impressionnante et surtout sa physionomie a quelque chose d'inexpressif, de vide.

— Non, je ne me souviens pas. Qui êtes-vous ?

— Je suis ta femme, Elisabeth.

— Ma femme ? Je suis marié ?... Qu'est-ce qui m'est arrivé ?

— Tu as eu un accident de voiture. Tu n'as rien de grave. Tu revenais de Sacramento. Tu te souviens de ce que tu allais faire par là ?

— Pas du tout. Sacramento, ça ne me dit rien...

— Nous habitons Stockton. Ici, nous sommes à Stockton. Ça ne te dit rien non plus, Stockton ?

Le blessé secoue la tête négativement. Il y a un moment de silence, puis il reprend la parole.

— Vous devez avoir environ quarante ans. Donc, j'ai à peu près le même âge. Comment est-ce que je m'appelle ?

— Francis Price. Tu as quarante et un ans. Tu ne te souviens vraiment pas de notre vie ?

— Non. J'ai beau faire des efforts, il n'y a rien.

Le blessé semble réfléchir un moment et puis déclare :

— Pourquoi n'êtes-vous pas venue avec nos enfants ? Nous n'en avons pas ?

— Non, nous n'en avons pas.

Le visage d'Elisabeth Price s'assombrit brusquement.

— Je ne peux pas en avoir...

Mais elle se reprend et se force à sourire.

— Tout va te revenir. Regarde-moi bien. Mon visage finira bien par te dire quelque chose.

Le mari et la femme se regardent plusieurs minutes en silence. À la fin, Francis Price pousse un soupir accablé.

— Je suis désolé...

— Ça ne te procure même pas une petite émotion ?

— Non. Je suis désolé.

— Tu es fatigué. Je reviendrai demain.

Et Elisabeth Price s'en va, sans prêter attention à la fille de salle insignifiante qu'elle croise dans le couloir.

Quelques heures ont passé. Les visites sont maintenant terminées. Une silhouette rose entre dans la chambre de Francis Price... Carole Fisher s'approche du blessé et le regarde sans mot dire. Au bout d'un certain temps, ce dernier a une exclamation.

— Qu'est-ce que vous voulez ?

— Tu ne me reconnais pas ?

— Parce que je vous connais ?

— Je suis Carole... Je suis... ta maîtresse.

— Vous vous moquez de moi !

— Non. C'est la vérité.

Malgré son état Francis Price parvient quand même à raisonner.

— Comment se pourrait-il que ma maîtresse soit justement infirmière à l'hôpital où on m'a envoyé ?

— Ce n'est pas une coïncidence...

Et Carole explique par quelle démarche elle a réussi à le rejoindre. Francis Price reste un moment silencieux, les sourcils froncés. Elle reprend :

— J'ai l'impression que tu ne me crois toujours pas. Tu penses que je suis une infirmière qui cherche une aventure.

— Il faut se mettre à ma place.

— Eh bien j'ai une preuve : j'habite Sacramento. C'est de chez moi que tu revenais quand tu as eu ton accident.

Francis Price se souvient des questions de sa femme à ce propos. Tout concorde. Cette petite infirmière doit bien être sa maîtresse. Carole Fisher enlève son bonnet, libérant une magnifique chevelure brune. Elle sourit.

— Franchement, si tu avais à choisir, laquelle des deux voudrais-tu ?

— Choisir ?...

— Eh oui. Il va bien falloir maintenant.

Un peu plus d'un mois a passé, nous sommes le 19 juin 1977. Francis Price se trouve dans le bureau du docteur Arnold. Avec les soins qu'il a reçus, il a retrouvé ses moyens d'avant l'accident. Nul ne pourrait se rendre compte qu'il a été gravement blessé, à un détail près cependant... Le docteur Arnold s'adresse à lui avec bienveillance :

— Vous allez pouvoir nous quitter, monsieur Price. Vous êtes tout à fait rétabli à présent.

— Et mon amnésie ? Depuis que j'ai repris conscience, je me souviens de tout. Mais d'avant, pas le plus petit souvenir.

— Je sais. Mais ici, nous ne pouvons plus rien faire.

— Vous voulez dire que je vais rester amnésique toute ma vie ?

— C'est peu probable. Pourtant, pour éviter ce risque, il faut que vous mettiez toutes les chances de votre côté.

— En faisant quoi ?

— Ce qui compte surtout, c'est le climat affectif. Il faut que vous choisissiez celui qui vous convient le mieux...

Au mot « choisir », Francis Price a un petit sursaut. Le docteur Arnold hoche la tête.

— Je suis au courant de la situation, monsieur Price. La jeune femme, Carole Fisher, qui s'est fait engager chez nous comme fille de salle le lendemain de votre accident, était bien votre maîtresse. Logiquement, je devrais vous dire de retourner avec votre femme légitime, mais elle a accepté de s'effacer pour votre bien. Si vous choisissez l'autre, vous n'aurez qu'à divorcer.

— Mais je ne peux pas choisir !

— Réfléchissez. Vous avez bien une préférence...

Francis Price a un regard effaré. Il se trouve dans l'incroyable situation d'avoir à décider de sa vie sur un mois de souvenirs. Après un long moment de silence, il répond d'une voix blanche :

— Je ne peux pas ! Elles sont trop différentes...

— J'avais prévu cette éventualité, monsieur Price. Voici ce que je vous propose. Vous allez vivre quinze jours chez l'une et quinze jours chez l'autre, et dans un mois nous nous revoyons. D'accord ?

Francis Price regarde longuement le docteur et laisse enfin tomber :

— D'accord.

15 juillet 1977 : un mois s'est presque écoulé depuis l'extraordinaire expérience qu'est en train de vivre Francis Price au sortir de l'hôpital. Il a d'abord passé les deux premières semaines à Stockton avec Elisabeth, dans son foyer légitime. Contrairement à ce qu'ils espéraient tous deux, le fait de se retrouver dans les murs de sa maison, au milieu de ses objets familiers, n'a apporté aucun résultat. Et c'est toujours vide de souvenirs qu'il s'est rendu à Sacramento, chez Carole Fisher. Là non plus, aucun événement ne s'est produit, du moins jusqu'à ce 15 juillet 1977...

Le lieutenant Spring sonne à la porte d'un gracieux pavillon de la banlieue de Sacramento. Carole Fisher va lui ouvrir. Elle est bouleversée. Sans un mot, elle le conduit dans une chambre du premier étage. Elle ouvre la porte et laisse passer le policier.

— C'est là, lieutenant. Je n'ai touché à rien.

Le lieutenant Spring s'approche du lit sur lequel gît un homme d'une quarantaine d'années, la tête fracassée d'un coup de revolver. L'arme repose sur le côté droit. Après l'avoir pris dans un mouchoir et avoir constaté sur la tempe des brûlures caractéristiques d'un coup à bout portant, le lieutenant quitte la pièce du drame en compagnie de la jeune femme. Il l'interroge en bas, dans le living.

— C'est votre mari ?

— Non, mon amant. J'ai prévenu sa femme. Elle habite Stockton. Elle va arriver.

— Parce qu'elle est au courant de votre liaison ?

En quelques mots, Carole Fisher raconte la peu banale situation. Celui-ci hoche la tête un bon moment.

— Le revolver était à lui ?

— Non. Vous pensez bien que dans son état, je ne l'aurais pas laissé avec une arme. Le revolver est à moi. Je le gardais dans le tiroir du buffet. Je ne lui avais pas dit qu'il y en avait un. Il a dû le trouver... Je ne me le pardonnerai jamais !

— D'après vous, c'est parce qu'il ne pouvait pas supporter sa dépression ?

Carole Fisher regarde très loin devant elle, l'air perdu.

— Je crois que c'est plus précis que cela. Demain, c'était le quinzième jour, je veux dire : le trentième.

— Je ne comprends pas...

— Demain, il devait retourner chez le docteur pour lui dire laquelle de nous deux il avait choisie. Je crois que c'est cela qu'il n'a pas supporté : le choix.

— On ne se suicide pas pour cela.

— Si. Sa femme et moi, nous sommes très différentes. Tant que durait notre liaison, il nous avait toutes les deux. Depuis que la situation était devenue officielle, ce n'était plus possible...

Le rapport du médecin qui a constaté le suicide et délivré le permis d'inhumer a conclu à un brusque accès dépressif consécutif au traumatisme de l'accident. C'était certainement en partie vrai. L'amnésie de Francis Price l'avait considérablement fragilisé et il faut reconnaître que le docteur Arnold, qui était neurologue et non psychiatre, avait été bien léger en proposant au malade de tenter si vite cette expérience.

Mais Carole Fisher n'avait pas tort non plus. C'est quand il a été placé devant ce choix impossible que Francis Price a craqué. À la question : « Laquelle des deux ? », il aurait voulu répondre : « Les deux », mais il s'est décidé en définitive pour une troisième solution.

L'infirmière-chef

Assis derrière son bureau, Guido Romano, directeur de l'hôpital de Bari, dans le sud de l'Italie, est nerveux ce 7 février 1947. Tout à l'heure, on a opéré une des malades du service gynécologique pour une intervention bénigne. Il a tenu à y assister lui-même. Tout s'est normalement déroulé, mais c'est maintenant que le danger commence vraiment, il le sait.

Car il se passe quelque chose de grave à l'hôpital. Depuis quatre ans, seize personnes sont décédées dans le service de gynécologie. Pour toutes, l'issue fatale a eu lieu entre vingt-quatre et trente-six heures après une opération. Les symptômes étaient toujours les mêmes : brutale et incompréhensible poussée de fièvre, délire, état d'hébétude avec dilatation des pupilles, suivi du coma et de la mort.

Au début, Guido Romano n'a pas fait vraiment attention à cette surmortalité. C'était la guerre. Les conditions de soins et d'hygiène dans son établissement surpeuplé n'étaient pas idéales. Mais après la seizième mort suspecte, il n'était plus possible de se voiler la face. Bien que tout soit apparemment normal dans le service gynécologique, il s'y passait quelque chose...

On frappe à la porte du bureau. C'est Vera Longhi, l'infirmière-chef du service. Vera Longhi, une belle brune d'une quarantaine d'années, un peu forte, est le type même de la personne parfaitement maîtresse de ses nerfs. Elle parle, comme à son habitude, d'une voix calme :

— Docteur, il faut que vous veniez voir l'opérée.

Comme s'il ne savait pas par avance la réponse, Guido Romano demande :

— Que se passe-t-il ?

— Je viens de prendre sa température. Elle a 40°...

Quelques instants plus tard, le directeur est au chevet de la malade. La femme, d'une trentaine d'années, semblait de constitution robuste. Et pourtant, ses traits creusés, ses pommettes brillantes, ses yeux hagards indiquent qu'elle est à la dernière extrémité. Elle délire, émettant par intermittence des suites de sons qui n'ont aucun sens. Guido Romano donne des ordres pour que tous les traitements soient mis en œuvre, mais il sait déjà que c'est trop tard, le scénario sera le même que les seize fois précédentes...

Le lendemain 8 février à sept heures du matin, l'infirmière-chef constate le décès de l'opérée. Guido Romano sait ce qui lui reste à faire : aller au commissariat et porter plainte contre X. Car le doute n'est plus permis : il y a un assassin dans l'hôpital de Bari, un assassin qui vient de faire sa dix-septième victime.

Le commissaire Giulio Mazzola a tout de suite saisi l'extrême gravité de ce que vient de lui raconter son interlocuteur.

— Êtes-vous sûr de votre personnel, docteur ?

— Évidemment non. Il y a plus d'une centaine d'infirmiers et infirmières. Et puis, avec la guerre, il y a eu beaucoup de va-et-vient. Certains sont partis, d'autres ont été engagés.

Le commissaire Giulio Mazzola réfléchit quelques instants. À soixante ans passés, c'est un homme d'expérience. Il tient, quelles que soient les circonstances, à examiner les choses posément.

— D'après vous, quelqu'un pouvait-il venir de l'extérieur ?

— Difficile. La nuit, il y a le personnel de garde. Le jour, c'est plus risqué encore. Il se serait sûrement fait remarquer. Et puis, il y a autre chose...

Le directeur de l'hôpital de Bari s'arrête quelques instants. Ce qu'il a à dire ne lui fait pas plaisir, mais il doit le dire :

— J'ai examiné la dernière victime. D'après les symptômes, je pense à une intoxication aiguë à l'aide d'un alcaloïde ou quelque chose d'approchant. Pour se procurer ce genre de substance et pour l'injecter, il faut vraisemblablement faire partie d'un hôpital.

Le commissaire Mazzola approuve silencieusement.

— Je vous remercie de votre franchise, docteur. Je vais vous demander de me dresser la liste des membres de votre personnel qui étaient présents lors des dix-sept décès. Le coupable est logiquement parmi eux.

Guido Romano reconnaît d'une voix sourde :

— Oui, malheureusement.

Le commissaire Mazzola commence son enquête. Dans le service de gynécologie, il ne remarque rien d'anormal. Vera Longhi, l'infirmière-chef, répond avec une certaine réticence à ses questions :

— Cette affaire est très désagréable pour moi, commissaire...

Giulio Mazzola considère cette femme, dont la beauté indéniable est presque gâchée par la dureté des traits et du regard. Il remarque sèchement :

— Elle est plus désagréable encore pour les victimes et leurs familles... Dites-moi, y a-t-il dans votre service quelqu'un qui vous ait paru suspect ?

Vera Longhi réplique avec rudesse :

— Non. Sans quoi, il ne serait plus ici.

— Pensez-vous que quelqu'un, un étranger quelconque, ait pu s'introduire dans ce service ?

L'infirmière-chef fait, à sa manière à elle, la même réponse que son directeur :

— Qu'est-ce que vous croyez ? On n'entre pas ici comme dans un moulin !

— Et une personne d'un autre service de l'hôpital ?

— Cela, évidemment ! Je ne surveille pas mes collègues.

Dans les jours qui suivent, l'enquête progresse, mais pas exactement de la manière que souhaitait le commissaire. D'abord l'autopsie de la victime a révélé, comme l'avait supposé le docteur Romano, une forte quantité d'alcaloïde, du genre belladone, ce qui, à vrai dire, ne signifie pas grand-chose car cette drogue entrait à dose raisonnable dans le traitement de la malade. Mais le résultat le plus marquant de l'enquête, c'est qu'elle a soulevé dans la ville de Bari une intense émotion. Toutes les familles, ou presque, qui ont perdu l'un des leurs à l'hôpital au cours des quatre années précédentes sont persuadées qu'il s'agit d'un meurtre. Giulio Mazzola est submergé de plaintes et de témoignages. C'est un incessant défilé dans son bureau.

— Ma mère est morte en avril 1944 à l'hôpital, monsieur le commissaire. J'ai toujours pensé qu'il s'était passé quelque chose. Maintenant, j'en suis certain !

— Elle était dans le service gynécologique ?

— Non, mais cela ne change rien.

— Pour quoi était-elle soignée ?

— Elle avait eu une attaque.

— Et quel âge avait-elle ?

— Quatre-vingt-huit ans...

Toutes les dépositions sont du même genre. Après plusieurs jours d'auditions inutiles, le commissaire Mazzola en revient à son point de départ : le docteur Romano avait raison, il y a eu dix-sept morts suspectes et pas une de plus à l'hôpital de Bari. Ce qui est déjà bien suffisant !

20 février 1947. Un homme d'une soixantaine d'années a demandé à parler de toute urgence au commissaire. Il se tient dans son bureau, l'air très agité.

— Je m'appelle Pietro Mancini. Il s'agit de ma mère, monsieur le commissaire...

Giulio Mazzola pousse un soupir. Il pensait en avoir terminé avec le défilé des familles mythomanes. Il demande assez sèchement :

— Quand et de quoi est-elle morte ?

Mais la réponse n'est pas du tout celle qu'il attendait.

— Elle n'est pas morte. Elle est arrivée chez moi cette nuit en robe de chambre. Elle s'est échappée de l'hôpital. Il faut que vous veniez la voir tout de suite. Elle a des choses très graves à vous dire !...

Une heure plus tard, le commissaire Mazzola est au chevet de Mme Mancini mère. Il regarde la vieille femme au visage fiévreux, aux cheveux ébouriffés, aux yeux hagards.

— Pouvez-vous me parler sans trop vous fatiguer, madame ?

La malade se redresse. Elle s'exprime d'une voix rauque, avec un débit saccadé :

— Oui, il faut que je parle. Il faut que vous sachiez... C'est elle !

— Qui, « elle » ?

— Elle, l'infirmière-chef !... Hier soir, elle m'a dit : « Cette nuit, je vous ferai une piqûre. » J'ai été surprise parce qu'elle ne m'avait jamais fait de piqûre la nuit. Mais surtout, il y avait ses yeux quand elle m'a dit cela. Si vous aviez vu ses yeux : des yeux d'assassin ! Alors, quand la lumière a été éteinte, je me suis sauvée...

Selon son habitude, Giulio Mazzola reste circonspect.

— Il s'agit d'une simple impression. Ce n'est pas une preuve...

Mme Mancini s'agite. Elle se met à trembler de tout son corps.

— C'est elle, je vous dis ! Toutes mes voisines pensent comme moi. Seulement elles n'osent pas parler. Elles ont bien trop peur !

Le commissaire Mazzola se lève.

— Je vous remercie, madame. Je pense qu'effectivement il serait bon que j'entende de nouveau Vera Longhi...

Lorsque, quelque temps plus tard, le commissaire arrive dans le service gynécologique de l'hôpital de Bari, il est surpris de se trouver en face d'une inconnue portant les insignes d'infirmière-chef.

— Mlle Longhi ? Ah non, elle n'est pas là. Elle est partie. C'est moi qui la remplace.

— Elle est partie ?

— Oui, depuis ce matin. Elle prend une semaine de vacances.

Le commissaire Mazzola a un très désagréable pressentiment : la semaine de vacances de Vera Longhi risque de durer beaucoup plus longtemps. Il va désormais falloir la rechercher dans toute l'Italie, peut-être même plus loin encore... Mais tout d'abord, il fait part de ses craintes au directeur Guido Romano. Celui-ci n'a pas l'air de partager son point de vue.

— Mlle Longhi est partie tout à fait normalement. Je lui avais donné mon accord pour qu'elle prenne une semaine de vacances à cette date. Bien entendu, elle m'a laissé son adresse. Elle est chez ses parents, à Tarente.

Le commissaire note l'adresse. Le médecin reprend :

— Je suis certain que ce n'est pas elle. C'est une femme qui a du caractère, qui est autoritaire, certainement, peut-être un peu brusque, mais elle est au-dessus de tout soupçon. Elle est à mon service depuis quinze ans.

Le commissaire Mazzola se lève pour prendre congé.

— Vous avez sans doute raison, mais j'aimerais quand même l'entendre...

Le directeur avait raison. Vera Longhi n'était nullement en fuite : elle était bien à Tarente chez ses parents. Et, à la suite du télégramme que lui expédie le commissaire, elle est dans son bureau dès le lendemain 21 février... Entre-temps, Giulio Mazzola s'est renseigné sur son passé : il n'y a absolument rien à lui reprocher. Mais il a aussi recueilli le témoignage d'autres malades du service de gynécologie. Et là, c'est accablant : toutes ou presque accusent formellement l'infirmière-chef...

Celle-ci fixe le policier d'un air impatient. Elle garde le silence, considérant sans doute que ce n'est pas à elle de parler la première. Le commissaire Mazzola pressent qu'il n'aura pas la tâche facile avec elle. Il se décide à engager le dialogue, ou plutôt les hostilités :

— Vous n'avez jamais été mariée, mademoiselle Longhi ?

Comme prévu, la réaction de l'intéressée est assez vive :

— Je ne vois pas en quoi ma vie privée vous regarde !

— Répondez, je vous prie... Dans votre intérêt.

— Non, je n'ai jamais été mariée.

— Vous n'avez jamais eu d'enfant ?

La voix de l'infirmière-chef est de plus en plus irritée.

— Non, je n'ai jamais eu d'enfant. Mais je ne vois toujours pas...

— Je vais y venir... Mme Mancini vous accuse d'avoir voulu la tuer au moyen d'une piqûre.

Vera Longhi bondit de son siège.

— Et vous l'avez crue ! Est-ce que vous savez qu'elle présente des troubles mentaux dus à son âge ?

— De nombreuses autres malades de votre service vous accusent également. Je ne pense pas qu'elles aient toutes des troubles mentaux.

Les yeux de Vera jettent des éclairs.

— Hystérie collective, méchanceté pure, racontars de bonnes femmes ! Il leur faut une coupable, alors pourquoi pas moi ? C'est de la vengeance et de la jalousie !

— Ne vous inquiétez pas, je ne me contente pas de simples impressions. Je cherche des preuves.

— Quelle preuve pourriez-vous avoir ?

— Eh bien, vos aveux, pour commencer... Vous parliez de jalousie. Voyez-vous, j'imagine assez bien les choses ainsi... Depuis des années, vous êtes responsable d'un service de gynécologie. Vous voyez quotidiennement des femmes qui ont eu des enfants ou qui vont en avoir. Or, vous-même, vous ne pouvez pas être mère. Ce spectacle de femmes normales vous devient progressivement insupportable. Vous les haïssez toutes. Alors, une nuit...

L'infirmière-chef regarde le commissaire avec le plus profond mépris.

— Qui vous a dit que je ne pouvais pas avoir d'enfants ?

Je n'en ai pas parce que je n'en veux pas. Vous croyez qu'il me serait difficile de me marier ? Je préfère ma liberté et cela me regarde !... Je peux partir, maintenant ?

— Non, mademoiselle, je suis obligé de vous garder.

Cette décision, le commissaire Mazzola était bien forcé de la prendre. Personne n'aurait compris qu'il agisse autrement. Car la nouvelle s'est répandue comme une traînée de poudre à Bari. Et, pour l'opinion, il n'y a aucun doute : la coupable est Vera Longhi. La presse l'affirme. D'anciens malades de l'hôpital témoignent de gestes suspects et même de tentatives de meurtre de sa part.

Seulement, tout cela ne fait pas un acte d'inculpation. Au bout de quarante-huit heures, Giulio Mazzola est bien obligé de relâcher la prisonnière et de continuer l'enquête. À vrai dire, après avoir effectivement suspecté l'infirmière, il n'y croit plus tellement à présent. Sa défense l'a impressionné : c'était l'attitude de quelqu'un qui n'avait rien à se reprocher. Avant tout, encore une fois, il faut garder son calme. La solution est peut-être toute différente...

La solution, on l'a connue trois jours plus tard. Et, dans Bari, elle a pris l'allure d'un coup de tonnerre. À force d'inspecter sous tous les angles le service gynécologique, le directeur de l'hôpital, l'infirmière-chef et le commissaire ont fini par découvrir que l'eau servant pour les lavements était fortement salée. Le responsable de sa préparation était un aide-infirmier, Paulo Albani, un garçon de la campagne engagé en 1943 à quinze ans, dans une période de grande pénurie de personnel. À la question horrifiée du directeur, il a répondu placidement :

— Ben quoi ? Le sel ça purge et ça protège du mauvais œil. C'est ma grand-mère qui m'a appris ça...

Le sel, au contraire, que l'organisme n'arrivait pas à éliminer, provoquait dans la plupart des cas une intoxication fatale. Les lavements n'étant administrés qu'avant les opérations, celles-ci devenaient le plus souvent mortelles...

Giulio Mazzola a présenté ses excuses à Vera Longhi, qui s'est contentée de hausser les épaules.

La plus vieille ennemie de l'homme

« L'homme est un apprenti, la douleur est son maître. » Au moment où Baudelaire écrit ce vers, rien ne semble plus vrai. La douleur est pour l'homme une compagne de toujours et sa plus vieille ennemie. Certes, elle joue un rôle essentiel dans le maintien de la santé. Ce signal d'alarme donné par le système nerveux prévient d'une maladie ou d'une agression : c'est la douleur qui permet de retirer la main de l'objet brûlant, c'est elle qui révèle l'existence du mal caché à l'intérieur de l'organisme. Mais à côté de cela, que d'épreuves inutiles elle impose : les rhumatismes, les maux de tête, les rages de dents, les souffrances de l'enfantement ! Alors, le mieux n'est-il pas d'accepter l'inévitable ? C'est ce que préconisent les religions : « Tu enfanteras dans la douleur », dit la Bible. C'est ce que recommandent les sagesses et les philosophies : l'homme digne de ce nom se doit de mépriser la douleur.

Il y a bien eu, dès l'Antiquité, des tentatives pour la combattre. Les Romains avaient recours à l'opium, à la racine de mandragore, à la réfrigération du corps dans la neige ou à la saignée préalable. Mais rien n'était satisfaisant. Les narcotiques rendaient malades, les saignées entraînaient la mort. Le temps a passé sans que rien ne change... Le grand chirurgien de la Renaissance Ambroise Paré a tenté une technique nouvelle : comprimer le cou au niveau de la carotide, ce qui entraînait la perte de conscience et supprimait la douleur.

Mais il a arrêté bien vite car, lorsqu'ils reprenaient connaissance, les opérés ne retrouvaient pas leurs facultés mentales et il en est revenu aux techniques ancestrales...

On en est toujours là au milieu du XIXe siècle. La situation semble sans issue. Pour la résumer d'une phrase, les produits ou les méthodes vraiment efficaces aboutissent à la mort ou à une dégradation irréversible du sujet, les produits inoffensifs ne sont pas de véritables anesthésiques. C'est le cas de l'alcool, qu'on emploie faute de mieux : les patients semblent s'assoupir sous l'effet de l'ivresse, mais dessoûlent en un clin d'œil quand ils voient arriver le chirurgien armé de sa scie. Les hôpitaux d'alors ressemblent à de véritables salles de torture, dont on n'a plus guère idée aujourd'hui. Le chirurgien Tenon écrit : « On opère les malades les uns devant les autres, l'appareil redoutable des instruments s'étale à leurs yeux sans précautions. Les cris du malheureux attaché sur la table de douleur portent d'avance l'effroi dans l'âme de ceux qui doivent lui succéder. »

En désespoir de cause, les chirurgiens tâchent d'aller le plus vite possible : peu d'opérations durent plus de cinq minutes. William Ferguson, un praticien anglais renommé, a l'habitude de dire à ses élèves assistants de ne pas cligner des yeux s'ils ne veulent pas rater le spectacle. Dominique Larrey, le fameux chirurgien de la Grande Armée, réalise l'amputation d'une jambe en vingt secondes et celle d'un bras en trente. À la suite de la bataille de la Moskova, il pratique deux cents opérations de suite sur le champ de bataille. Cette vitesse s'impose tant pour des raisons humanitaires que médicales, car une douleur extrême et prolongée peut tuer, mais elle n'est évidemment pas faite pour améliorer la qualité des interventions. La chirurgie d'alors n'est pas loin de la boucherie, mais encore une fois qu'y faire ? L'illustre praticien Alfred Velpeau, professeur et académicien, une des gloires de son temps, résume le sentiment général lorsqu'il écrit, en 1839 : « Éviter la douleur en chirurgie est une chimère qu'il n'est plus possible de poursuivre aujourd'hui. »

On étonnerait beaucoup Velpeau si on lui disait que ce

problème insoluble va recevoir sa solution grâce à une attraction de foire. Le protoxyde d'azote est un gaz découvert en 1799 par le chimiste anglais Davy. Il présente la particularité remarquable d'avoir une action puissante sur le cerveau humain, tout en restant inoffensif. Davy fait toutes sortes d'expériences à ce sujet et consigne dans ses notes : « Le protoxyde d'azote paraissant jouir, entre autres, de la propriété d'abolir la douleur, on pourrait probablement l'employer avec avantage dans les opérations de chirurgie. » Mais cette phrase, perdue dans un long exposé de plusieurs centaines de pages, ne retient l'attention de personne. Le public se passionne, au contraire, pour les effets spectaculaires du protoxyde d'azote, qu'on surnomme gaz hilarant : les personnes qui en respirent sont prises d'une soudaine euphorie et se livrent à toutes sortes de pitreries avant de retrouver leurs esprits. La chose a beaucoup de succès, on respire du protoxyde d'azote en société dans les salons et des entrepreneurs de spectacles ont l'idée d'organiser des démonstrations publiques de gaz hilarant. C'est aux États-Unis que le phénomène connaît le plus d'ampleur et c'est aux États-Unis que tout va se passer...

Gardner Quincy Colton vient d'avoir trente ans en cette année 1844. Ses débuts dans l'existence n'ont pas été faciles. C'est le dernier d'une famille pauvre de douze enfants, mais il est d'un naturel optimiste, débrouillard, et il prend vite la vie à bras-le-corps. Dès qu'il est en âge, il quitte sa famille et mène une vie ambulante, jusqu'au jour où un de ses frères lui donne de l'argent pour faire des études de médecine. Ces dernières comportent des rudiments de chimie, ce qui lui permet de découvrir certains gaz, comme le protoxyde d'azote. Ce savoir lui semble suffisant, il arrête tout, se décerne le titre de professeur et fonde un cirque dans lequel il donne des représentations de gaz hilarant.

Le 10 décembre 1844, le cirque Colton est à Hartford, dans l'État du Connecticut. Pour attirer la clientèle, Colton a fait paraître l'annonce suivante dans le journal local :

« Aujourd'hui, mardi 10 décembre, aura lieu dans l'Union Hall, sous la direction du professeur Colton, Maître du gaz hilarant, une grande démonstration des effets de ce gaz. 160 litres en seront mis à la disposition des spectateurs qui voudront l'essayer. Ce gaz provoque chez ceux qui l'ont inhalé une envie de rire, de chanter, de danser ou de se battre, suivant le tempérament de chacun. Seuls les messieurs jouissant d'une excellente réputation seront admis à respirer ce gaz dont le poète Robert Southley a dit un jour qu'il le transportait dans une atmosphère céleste. »

Cette annonce, Horace Wells y jette un regard distrait, tandis qu'il prend le thé, en compagnie de sa femme Liza, dans son appartement situé au-dessus de son cabinet de dentiste. Il a trente ans, tout comme Colton, et il réussit très bien dans son travail. Il a une excellente réputation et une clientèle nombreuse, même si c'est la recherche qui l'intéresse avant tout. Il a inventé un nouveau modèle de dents artificielles. Elles sont tout à fait au point, mais il se heurte à un problème majeur : leur implantation est si douloureuse que personne ne la supporte.

La douleur... De toutes les pratiques médicales, c'est sans doute, avec la profession de chirurgien, celle de dentiste qui y est le plus confrontée. C'est sur le fauteuil du dentiste qu'on souffre le plus et la douleur, précisément, est devenue l'obsession d'Horace Wells. Il ne supporte pas d'entendre ses patients hurler, sans compter ceux qui ne veulent pas se faire soigner parce qu'ils ont peur et qui perdent leurs dents alors qu'on aurait pu les sauver. C'est pourquoi il s'est mis en tête de trouver un anesthésique. Il y consacre des heures entières dans le laboratoire qu'il s'est aménagé, malheureusement sans le moindre résultat... Ces échecs à répétition lui sont particulièrement pénibles, et il est en cet instant précis complètement abattu. C'est pourquoi la lecture de la réclame de Colton lui arrache un sourire. Il s'adresse à sa femme :

— On donne une démonstration de gaz hilarant ce soir. Si nous y allions ?

Liza Wells n'est guère enthousiaste.

— Je n'aime pas trop ces spectacles. C'est si vulgaire...

— S'il te plaît, cela me changera les idées.

Liza finit par céder et, le soir, ils se retrouvent tous les deux à l'Union Hall, noir de monde... Sur la scène, Gardner Quincy Colton, « Maître du gaz hilarant », un grand et fort gaillard, s'exprime d'une voix ample :

— Maintenant, je vais demander à des volontaires de monter sur scène pour tenter cette fabuleuse expérience. Mais j'insiste, je ne veux que des gentlemen, pas de dames, bien sûr, ni des personnes vulgaires qui pourraient se livrer à des débordements inconvenants. Je rappelle que le gaz hilarant est absolument sans danger... Allons, un peu de courage, messieurs... Tenez, vous, le gentleman au premier rang !

Horace Wells lève les yeux. C'est lui que l'organisateur du spectacle est en train de désigner du doigt. Il a un sourire.

— Après tout, pourquoi pas ?

Liza n'est pas du tout de cet avis.

— Tu ne vas pas t'exhiber devant tout le monde. C'est ridicule !

— Mais non. C'est une expérience scientifique et, après tout, je suis un scientifique...

Et il se lève d'un pas décidé, tandis qu'une douzaine d'autres spectateurs en font autant. En gravissant l'escalier qui monte à la scène, il se trouve nez à nez avec Samuel Cooley, un brave garçon qui lui sert de commis et d'homme à tout faire au cabinet et à l'appartement. Tout le monde prend place sur des sièges, Colton leur fait inhaler tour à tour plusieurs bouffées de gaz hilarant et le résultat est immédiat : tous ces messieurs, jusque-là réservés, se mettent à se déchaîner, à rire, à gesticuler, à pousser des sons inarticulés, à danser.

Les effets sont pourtant très variables selon les individus. Alors que certains sont pris d'une véritable frénésie, d'autres restent beaucoup moins démonstratifs. C'est le cas d'Horace Wells, qui est le premier à regagner sa place, au grand soulagement de sa femme. En sa compagnie, il regarde le spectacle se poursuivre et il est alors le témoin d'un pénible incident : Samuel Cooley, l'un des plus agités, s'est lancé dans une gigue endiablée, mais il se prend les pieds dans une chaise et s'étale par terre. Il s'est certainement fait très mal, car il a chuté lourdement sur le genou. Wells s'attend à le voir reprendre conscience et à crier, mais pas du tout : il se relève comme si de rien n'était et continue à rire et à danser avec les autres... Liza se tourne vers son mari, qui s'est levé et reste la bouche ouverte, les yeux écarquillés.

— Qu'est-ce qui t'arrive ? Tu en fais une tête !

— C'est merveilleux, Liza ! C'est miraculeux !

— Je vois que tu n'es toujours pas dans ton état normal.

— Mais si ! Et je crois que j'ai enfin trouvé ce que je cherchais...

Lorsque Samuel Cooley redescend à son tour de scène, Horace Wells se précipite vers lui.

— Comment vous sentez-vous ?

Cooley affiche une mine réjouie ou, pour reprendre le qualificatif qui désigne le gaz qu'il vient d'inhaler, hilare.

— Merveilleusement bien ! Je ne me suis jamais senti mieux de ma vie !

— Et votre jambe ne vous fait pas souffrir ? Vous ne vous êtes pas fait mal en tombant tout à l'heure ?

— Oh, ce n'était rien du tout !

C'est alors que le commis découvre son genou, parfaitement visible à travers son pantalon déchiré : il est tout boursouflé, il a presque doublé de volume et il saigne abondamment.

— Eh bien, ça alors !

Le dentiste se baisse et lui palpe la jambe.

— Sam, vous ne ressentez vraiment rien ?

— Rien, rien du tout...

Pendant tout le temps que dure encore la représentation, Horace Wells a du mal à contenir sa fébrilité. Lorsque celle-ci est terminée il se précipite vers les coulisses, où il trouve le « professeur » Colton en train de ranger son matériel. Il lui fait part de ses recherches et de la découverte qu'il vient de faire. Colton réagit avec enthousiasme. C'est un esprit curieux de tout et les quelques études qu'il a faites lui ont donné un grand respect de la science en général et de la médecine en particulier.

— C'est extraordinaire ! Qu'est-ce que vous me proposez ?

— De tenter demain l'expérience à mon cabinet dentaire.

— Sur qui ?

— Sur moi. J'ai une molaire qui me fait mal. Je vais demander à un de mes confrères de me la retirer...

Le lendemain, c'est le grand jour. Horace Wells a réussi à convaincre son collègue et ami John Riggs de se joindre à l'expérience. Cela n'a pas été sans mal, car ce dernier est loin d'avoir le même caractère aventureux que lui, mais finalement, Riggs a même promis d'aller jusqu'au bout quoi qu'il arrive... Colton arrive avec son inhalateur et une bouteille de protoxyde d'azote. Wells prend place sans attendre sur son propre fauteuil. Il s'adresse au « Maître du gaz hilarant » :

— J'ai remarqué que j'étais peu réceptif au produit. N'hésitez pas à mettre la dose nécessaire.

Colton introduit le tube dans la bouche d'Horace Wells qui inspire profondément à plusieurs reprises. Comme sur scène, il n'a pas de manifestation d'euphorie spectaculaire, seul un air de béatitude apparaît sur son visage. Puis ses yeux se ferment et il retombe inerte le long de l'accoudoir, tandis que sa peau prend une coloration rouge sombre, presque bleue. John Riggs, lui, est tout pâle. Il est tenté d'arrêter tout et de réanimer son ami, mais il a promis. Il prend son davier et se met au travail. Il saisit la dent et commence à la faire remuer dans son logement, s'attendant à une réaction ou à un cri, mais Horace Wells ne dit rien, ne bouge pas. Il est tellement désorienté par cette situation extraordinaire qu'un instant il croit que Wells est mort. Il se penche sur sa poitrine. Mais non, son cœur bat, il respire. Alors, il tire d'un coup sec et arrache la molaire. Peu après, Wells reprend conscience et, quand il voit Riggs brandir la dent, il a une exclamation de triomphe :

— C'est une des plus grandes découvertes qui aient jamais été faites. C'est à peine si j'ai ressenti comme une piqûre d'aiguille.

Et il conclut à l'adresse de son confrère :

— Une nouvelle ère s'ouvre pour la chirurgie dentaire...

À partir de ce moment, Horace Wells ne vit que pour son anesthésique. Il essaie de perfectionner la composition du produit ainsi que le mode d'administration. Durant le mois qui suit, il l'utilise quinze fois sur ses clients ; dans deux cas seulement c'est un échec. Bien entendu, il parle de son invention autour de lui, en particulier dans le milieu dentaire. Si John Riggs est trop timoré pour tenter l'aventure avec lui, un jeune praticien de Boston, William Morton, se propose pour être son associé. Ensemble, ils travaillent d'arrache-pied, décident, à la suite de plusieurs expériences, d'ajouter de l'éther au protoxyde d'azote et déposent un brevet. Mais surtout, William Morton convainc Horace Wells d'aller plus loin. Ce dernier avait eu tort en disant qu'il s'agissait d'une ère nouvelle pour la chirurgie dentaire, c'est une ère nouvelle pour la chirurgie tout court. Or, Morton se prépare à abandonner la dentisterie pour la chirurgie et il a dans ce domaine quelques relations.

C'est ainsi qu'il va trouver le professeur Warren, pour le persuader de tenter l'expérience. Ce bel homme imposant de soixante-huit ans est une sommité en matière de chirurgie. Le cours qu'il donne à l'Hôpital central du Massachusetts est suivi par les étudiants de tout le pays. Si lui est convaincu, tout le monde le sera... Mais comme tous ses confrères, Warren partage l'opinion de Velpeau. Après avoir entendu l'exposé du jeune dentiste, il affiche un sourire à la fois sceptique et amusé.

— Depuis que le monde est monde, on cherche un produit contre la douleur, et votre collègue et vous, vous prétendez l'avoir trouvé ? Et dans un cirque, par-dessus le marché !

— Parfaitement, monsieur. C'est souvent ainsi que se font

les grandes découvertes. Je vous supplie de me laisser essayer. Notre produit est sans danger.

Le professeur Warren a un instant d'hésitation et finit par hausser les épaules.

— Eh bien soit, venez à mon prochain cours...

Le cours en question a lieu le 16 octobre 1846. Comme à l'accoutumée, l'amphithéâtre de l'Hôpital central du Massachusetts est comble. Le docteur Warren apparaît sur l'estrade, très détendu, dans sa blouse blanche. Les étudiants ne partagent pas tous sa décontraction. Le cours précédent a été en effet dramatique. Ils sont encore novices, ils n'ont pas l'endurcissement de leur aîné et beaucoup ont été vivement choqués...

Warren avait procédé devant eux à l'ablation d'une tumeur cancéreuse sur la langue. C'est une des opérations les plus douloureuses qui soient. Quand le docteur a appliqué son fer rouge, le malade a poussé un cri affreux, interminable, emplissant l'amphithéâtre jusqu'aux derniers gradins. Puis, le silence s'est fait d'un coup : le malade était mort, mort de douleur ! Impassible, tandis qu'on emmenait le cadavre, le professeur en avait profité pour improviser un exposé sur « les effets mortifères de la douleur en chirurgie »...

Ce dernier prend de nouveau la parole :

— Aujourd'hui, messieurs, je vais opérer notre patient, M. Gilbert Abbott, d'une tumeur vasculaire au cou. L'ablation sera suivie d'un curetage de la mâchoire.

Les étudiants prennent des notes, tandis que l'intéressé, blanc comme un linge, serre les dents. Il est attaché à la table d'opération, comme cela se fait toujours à l'époque, en raison des violents mouvements que ne manquera pas d'occasionner la souffrance. Après avoir laissé passer un temps, le professeur ajoute :

— Pour la présente expérimentation, nous aurons recours au produit d'un M. Morton, qui a fait la stupéfiante assertion que les hommes qui l'inhalent deviennent insensibles à la douleur.

Il se permet un rire léger. Ravi de cette occasion de se

laisser aller avant les instants tendus qui vont suivre, son auditoire lui fait écho. Seul Gilbert Abbott, ficelé sur sa table d'opération, ne donne pas le moindre signe d'hilarité... William Morton fait alors son entrée avec l'inhalateur de verre terminé par un tuyau de caoutchouc et une bouteille du mélange de protoxyde d'azote et d'éther. Il imbibe un coton, le met dans l'inhalateur de verre et s'approche d'Abbott.

— Avez-vous peur ?

Ce dernier, même s'il n'a guère le choix, fait preuve de pas mal de cran.

— Non. J'ai confiance et je suis prêt à suivre les instructions.

— Respirez profondément. Vous n'avez rien d'autre à faire.

Morton approche de lui l'inhalateur et le lui glisse dans la bouche. Celui-ci prend de larges inspirations à plusieurs reprises, sa face s'empourpre, ses bras et ses jambes s'agitent plusieurs fois et, au bout de quatre minutes, il tombe inconscient. Morton se tourne vers Warren :

— Votre patient est prêt.

Le praticien se saisit de son scalpel et c'est alors que se produit l'extraordinaire : au lieu des cris qui accompagnent depuis toujours les interventions, il n'y a rien, rien que le silence ! Les étudiants se lèvent de leurs bancs pour mieux voir. Est-ce que le malade serait mort, comme celui du cours précédent ? Mais non, sa poitrine se soulève régulièrement, il respire, il vit. Le docteur Warren procède à l'ablation de la tumeur, au curetage de la mâchoire, repose ses instruments et déclare :

— Je m'étais trompé. Ce n'était pas une plaisanterie.

Puis il lance tout aussitôt :

— Qu'on amène le patient suivant !

Le patient suivant est justement atteint du même mal que celui du cours précédent : une tumeur cancéreuse sur la langue. Cette fois, c'est l'expérience cruciale. S'il ne ressent vraiment rien, alors on pourra dire que la réussite est totale ! De nouveau, Morton procède à l'anesthésie et, dans une atmosphère d'émotion intense, le professeur applique son fer rouge. Sur les gradins de l'amphithéâtre, le silence est absolu et le reste pendant toute l'intervention. L'homme ne commence à gémir faiblement que quand il se réveille.

Alors, les étudiants de l'Hôpital central de Massachusetts, bouleversés, assistent à un spectacle extraordinaire : leur professeur se passe la manche droite de sa blouse sur le visage. Le docteur Warren, cet homme dur, insensible en apparence, aguerri par des dizaines d'années de pratique chirurgicale, avait vu l'homme triompher pour la première fois de sa plus vieille ennemie et il venait d'essuyer une larme.

Le docteur courage

27 avril 1938. Milly Brown et ses deux petites camarades, Lucy et Patricia, font ce que font beaucoup de Londoniens un dimanche : elles regardent la relève des Horse Guards. Elles sont venues à pied de Croydon, la banlieue ouvrière où elles habitent. Milly, Patricia et Lucy ont le même âge, quatorze ans, et elles sont toutes trois apprenties dans une fabrique de chaussures. Milly Brown est pourtant très différente de ses petites collègues : à quatorze ans, elle a un corps de femme et même de femme particulièrement bien en chair. Pourtant, son visage est resté celui de son âge, avec quelque chose de candide et de poupin, qu'accentuent encore ses cheveux bouclés d'un blond très clair. De temps à autre, un jeune homme ou un homme moins jeune se retourne sur elle. C'est comme cela : Milly attire les regards. Sans doute à cause du contraste entre ses formes et ses traits. Une tête de petite fille sur un corps de femme, cela a quelque chose de troublant et de presque monstrueux, qui fait penser aux sirènes...

Le ballet bien réglé des hommes à cheval aux uniformes impeccables se poursuit sous un fin crachin. Milly Brown ne se lasse pas de les admirer. Il est 18 h 30. Patricia et Lucy, elles, voudraient rentrer.

— Allez, viens ! Il est tard. On a tout le chemin à faire à pied...

Mais Milly ne les écoute pas. Bien plus : les Horse Guards

rentrent maintenant à l'intérieur du palais et elle les suit... Près de la porte de la caserne, un soldat de grande taille vient à sa rencontre.

— Vous aimez les chevaux, mademoiselle ?

— Oh oui, je les adore !

— Eh bien, venez avec moi. Je vais vous montrer un cheval extraordinaire qui a une crinière verte.

Patricia et Lucy, qui la suivaient à quelques pas, ont la même réaction :

— Ne l'écoute pas, Milly. Allez, viens !

Mais Milly Brown n'en fait qu'à sa tête, sa tête d'enfant de quatorze ans, naïve et pure. Elle disparaît dans la caserne des Horse Guards...

Deux heures plus tard, alors que la nuit est déjà tombée, un policeman voit une femme sortir en titubant du palais. Il s'approche d'elle. Son corsage est déchiré, sa jupe aussi, ses cheveux sont ébouriffés. Avec le flegme qui caractérise les policiers de Sa Majesté, il lui demande :

— Quelque chose ne va pas, miss ?

Pour toute réponse, elle éclate en sanglots. Et le policier, cette fois, perd son flegme. Ces sanglots, ce sont des sanglots d'enfant...

Le lendemain, l'annonce de l'odieux attentat commis par les Horse Guards provoque la fureur des Anglais. Car ils sont une dizaine à avoir violé Milly Brown dans leur caserne. Depuis, la jeune fille a été hospitalisée dans un état de choc profond... Formellement reconnus par elle, les coupables seront rapidement jugés et condamnés à de lourdes peines de prison. Pourtant, hélas pour Milly, l'histoire ne s'arrête pas là.

30 mai 1938. Le docteur Charles Hardy pénètre dans un petit appartement de trois pièces de la banlieue ouvrière de Croydon. C'est là que Milly Brown vit avec ses parents et ses deux frères. Un peu plus d'un mois après son affreuse aventure, Milly est retombée dans l'anonymat. Elle a même repris depuis une semaine son apprentissage à la fabrique de

chaussures. Évidemment, une longue convalescence aurait été nécessaire sur le plan psychique, mais ce n'est pas avec ce qu'ils gagnent que les Brown pouvaient l'offrir à leur fille.

Pourtant, ce 30 mai, Milly n'est pas allée à la fabrique. Elle ne se sentait pas bien. Son état est même devenu si alarmant que M. et Mme Brown ont décidé d'appeler le médecin... Le docteur Hardy prend le pouls de Milly. Celle-ci est toute pâle sur son lit, elle est couverte de sueur et respire avec peine. Le docteur se relève et se dirige vers ses parents qui se tiennent immobiles dans un coin de la pièce.

— Eh bien, il n'y a aucune raison de s'inquiéter. Votre fille n'est pas malade. Pas malade du tout. Elle... attend un heureux événement.

— Non, ce n'est pas possible !

C'est Milly qui vient de lancer ce cri, un cri jailli du fond de son être. Le docteur Charles Hardy s'approche d'elle, avec une bonne humeur forcée sur le visage.

— Tout va bien se passer. Faites-moi confiance. Vous aurez le plus beau des bébés.

Milly Brown éclate brusquement en sanglots hystériques. Elle hurle en se convulsant sur son lit :

— Je ne veux pas ! Je veux mourir !

Le médecin lui fait une piqûre et rejoint de nouveau ses parents.

— Rassurez-vous, ce n'est qu'un mauvais moment à passer. C'est une réaction normale étant donné les circonstances de... enfin de ce que nous savons tous. Je vais lui prescrire des calmants. Maintenant ils sont très au point. Un le matin, un le midi, un le soir et il n'y paraîtra plus.

Mme Brown pose brusquement sa main sur le bras du docteur Hardy :

— Est-ce que vraiment il n'est pas possible de faire quelque chose ?

— Faire quelque chose pour quoi, madame ?

— Pour le bébé.

— Le bébé ? Il n'y a rien de particulier à craindre pour l'instant.

Mme Brown prend un ton implorant :

— Je suis catholique... Je vous jure que jamais je n'aurais voulu commettre un crime. Mais là, ce n'est pas possible ! Milly n'a que quatorze ans et cet enfant est le résultat de...

Le docteur Hardy la repousse sèchement :

— Je ne comprends rien à ce que vous me dites et je préfère qu'il en soit ainsi... Je vois que, vous aussi, vous avez été ébranlée. Je vous prescris les mêmes médicaments qu'à votre fille. Tout ira bien et vous reprendrez rapidement vos esprits.

Le médecin fait signe à M. et Mme Brown de le suivre dans la pièce voisine et reprend la parole à voix basse :

— Je vais vous donner les coordonnées d'un de mes confrères gynécologues. Un excellent praticien. C'est le spécialiste des grossesses à haut risque...

— À haut risque !

— Oui. Le bassin de votre fille n'est pas encore tout à fait fermé. Ce n'est jamais bon.

31 mai 1938. À l'hôpital Sainte-Marie, le docteur Alexander Bourne, chef du service gynécologique, replie pensivement le journal qu'il vient de lire. L'information, qui concerne l'affaire Milly Brown, occupe juste quelques lignes en pages intérieures. Elle annonce brièvement que la jeune fille est enceinte des suites du viol.

Le docteur Bourne a un éclair dur dans ses yeux bleus. À cinquante et un ans, il est resté très bel homme. Il a même un physique d'acteur de cinéma : la taille imposante, les cheveux noirs plaqués et grisonnants sur les tempes. C'est aussi, sur le plan professionnel, une des sommités de la médecine britannique. Il a publié plusieurs ouvrages qui font autorité et son service de gynécologie, bien qu'il soit dans un hôpital public, est un des plus prisés de la clientèle chic. Ces dames de la bonne société finissent par oublier la surprenante particularité de ce médecin, par ailleurs irréprochable : ses opinions. Bien qu'Alexander Bourne, fils d'un pasteur presbytérien, ait été élevé dans les principes les plus stricts, il n'a jamais cessé de professer depuis son adolescence les idées les plus avancées, ce qui lui a valu le surnom de « docteur rouge ».

Alexander Bourne tape du poing sur son bureau... Ce n'est pas possible ! On ne va tout de même pas laisser accoucher cette malheureuse enfant ! Ce serait lui infliger une épreuve inhumaine, sans parler de ce que serait la vie du bébé. Car le docteur Bourne est un farouche adversaire de la loi anglaise de 1861 sur l'avortement, une loi incroyablement répressive, édictée en pleine époque victorienne. La femme qui avorte et le médecin ou la sage-femme qui l'aide sont passibles des travaux forcés à perpétuité. Aucune exception n'est admise, même si la future accouchée a eu la rubéole ou doit donner naissance à un monstre, même si la vie de la mère est en danger au moment de l'accouchement, même s'il s'agit d'un viol... Alexander Bourne a pris plusieurs fois publiquement position à ce sujet, appuyé par plusieurs associations féministes. Et il a fallu que ses mérites professionnels soient éclatants pour que ses collègues n'aient pas osé lui faire de sérieux ennuis.

Le docteur Bourne n'est pas homme à tergiverser. Le temps de trouver l'adresse des parents de Milly, et il saute dans sa puissante voiture, direction Croydon. M. et Mme Brown se sont effacés avec déférence devant ce gentleman qui voulait voir Milly. Seul avec elle dans sa chambre, Alexander Bourne lui parle d'une voix douce :

— Milly, veux-tu de cet enfant ?

Milly Brown répond d'un ton de défi :

— Non !

Le médecin hoche la tête.

— C'est bien ce que je pensais. Eh bien, je te propose de faire le nécessaire...

La jeune fille regarde avec étonnement ce monsieur si élégant qui doit sûrement être un grand docteur. Elle dit timidement :

— Mais on va vous mettre en prison...

Le gynécologue a un sourire.
— C'est exactement ce que je souhaite.

14 juin 1938. Il est trois heures de l'après-midi. Le matin, le docteur Alexander Bourne a pratiqué l'interruption de grossesse sur Milly Brown. Tout s'est passé sans problème. Peu avant, il avait posté, à l'attention de Scotland Yard, un mot ainsi conçu : « J'ai l'intention d'avorter Milly Brown pour des raisons humanitaires. Signé : Professeur Bourne, chef de service à l'hôpital Sainte-Marie. »

Deux hommes, introduits par une de ses infirmières, entrent dans son bureau. L'un d'eux prend la parole, l'air gêné :

— Inspecteur Caroll... C'est à propos de la jeune Miss Brown. Nous avons des raisons de penser qu'elle serait dans cet établissement.

— Ne perdons pas notre temps, inspecteur. Milly Brown se repose des suites de l'avortement que j'ai pratiqué sur elle ce matin.

Les deux inspecteurs sont visiblement choqués par cette brutale franchise. Ils cherchent vainement leurs mots. Le docteur Bourne vient à leur secours :

— Eh bien qu'attendez-vous ? S'il vous plaît, messieurs, je vous prie de m'arrêter.

18 juillet 1938. Devant la chambre criminelle de Londres s'ouvre le procès du docteur Alexander Bourne, coupable d'avoir pratiqué un avortement sur Milly Brown. Selon les termes de la loi de 1861, le docteur Bourne risque les travaux forcés à perpétuité, mais il est évident que même la partie la plus conservatrice de l'opinion ne souhaite pas cela pour lui. Quant à Milly elle-même, la justice a purement et simplement renoncé à la poursuivre.

Les policiers n'ont pas osé arrêter Alexander Bourne. Le juge d'instruction l'a laissé en liberté sous caution, et c'est donc à bord de sa voiture personnelle qu'il se rend au tribunal de Londres. La foule des grands jours est là pour l'attendre car ce procès passionne le public. Le docteur Bourne a pu s'en rendre compte pendant les quelques semaines qui se sont écoulées entre l'avortement et le jugement. C'est par milliers que les lettres se sont accumulées chez lui, des lettres aussi véhémentes dans un sens que dans l'autre : d'un côté les encouragements les plus chaleureux, de l'autre les injures les plus grossières...

C'est le juge Somerset Irish qui préside les débats. Sir Somerset Irish est le type même du puritain, comme tout droit descendu d'un tableau de galerie des ancêtres. Parmi la magistrature londonienne, il est célèbre pour ses condamnations à mort. Quant à Donald Humphrey, le procureur, il professe que toute libéralisation vis-à-vis des femmes contribue à en faire des prostituées.

Face à de tels adversaires, Alexander Bourne est bien décidé à ne pas se laisser faire. Il a engagé Roy Oliver, l'avocat le plus célèbre et le plus cher de Londres, de tendance résolument libérale. Et Roy Oliver est effectivement un excellent avocat. Il a étudié de très près la fameuse loi de 1861 réprimant l'avortement. Partant de la phrase : « Si une femme se sert illégalement d'un instrument pour avorter, etc. », il a tiré la conclusion que, s'il est fait mention d'une manière illégale d'avorter, c'est qu'il en existe une légale. Telle n'était évidemment pas la pensée du législateur, qui avait commis là une simple maladresse, mais Roy Oliver va se servir de cette erreur. Sans remettre en question la loi de 1861, on peut donner à l'avortement un caractère légal, dans certains cas limités, comme le risque d'enfant monstrueux, le danger mortel pour la mère ou le viol...

Le président Irish pose à l'accusé la question traditionnelle :

— Plaidez-vous coupable ou non coupable ?

Le docteur Bourne répond d'une voix forte :

— Non coupable, Votre Honneur.

Les débats commencent. Le premier témoin appelé à la barre est Milly Brown elle-même. Le public a un « oh ! » de surprise. Son visage n'a plus cet air poupin qu'on avait vu dans les journaux au moment du viol. Les épreuves ont fait vieillir la petite Milly. Maintenant, elle a l'allure d'une femme ; le contraste entre ses traits et son corps a presque disparu. Et Milly parle, d'une voix qui, elle aussi, a perdu les intonations de l'enfance. Elle raconte son calvaire, devenu plus horrible encore lorsqu'elle a su qu'elle était enceinte. Et elle dit la décision qu'elle a prise secrètement à ce moment-là : elle avait résolu de se tuer... C'est alors que le docteur Bourne est apparu. Dans la vaste salle, le public est au comble de l'émotion. Le président Somerset Irish est lui aussi plus troublé qu'il ne l'aurait voulu. Il demande :

— Vous étiez réellement décidée à faire une chose pareille ?

— Oui, j'allais me suicider, et de toute manière mon enfant serait mort. Le docteur Bourne n'a fait qu'une chose : me sauver la vie !

Un tonnerre d'applaudissements retentit, les jurés sortent leur mouchoir. Cette fois, la cause est entendue... Elle l'est d'autant plus que les témoins suivants ne font que renforcer la position de la défense. Le docteur Wilson, gynécologue, a étudié le cas de quarante-cinq jeunes filles de moins de seize ans qui se sont retrouvées enceintes après avoir été violées : près de la moitié d'entre elles ont eu des enfants anormaux. Le docteur Thomas Horder, médecin personnel d'Édouard VIII, s'avance à la barre, avec toutes ses décorations sur la poitrine et, dans un silence impressionnant, déclare :

— Si j'avais été à la place du docteur Bourne, j'aurais fait la même chose que lui !

Conformément à la loi britannique, Me Roy Oliver prend la parole le premier, l'accusé ayant plaidé non coupable. Dans sa plaidoirie, il développe son ingénieuse argumentation : le docteur Bourne n'a pas enfreint la loi de 1861 ; puisque celle-ci parle d'une manière illégale d'avorter, c'est qu'elle admet une manière légale, précisément dans le cas de viol.

C'est maintenant à son adversaire, le procureur Donald Humphrey, de s'exprimer. Mais malgré ses opinions rigoristes, il est visible qu'il a été lui aussi ébranlé. Il prononce son réquisitoire d'un ton morne, sans y mettre la moindre conviction et, après une très courte délibération, le jury revient avec son verdict : Alexander Bourne n'est pas coupable, il est acquitté.

Le « docteur rouge », qu'on appelle désormais le « docteur courage », a gagné, et sur toute la ligne, car son procès a fait jurisprudence. La loi de 1861 a été interprétée par la suite comme permettant l'avortement dans les cas graves. Et, plus tard, l'Angleterre a été l'un des premiers pays européens à légaliser complètement l'interruption volontaire de grossesse. C'était en 1968. À cette époque, le docteur Bourne était un vieux monsieur et Milly une mère de famille sans histoires.

Les Rolls-Royce du docteur Adams

— C'est très grave, ce que vous me dites là, monsieur Henson !

Le surintendant Pickett, responsable de la police d'Eastbourne, station balnéaire renommée du sud de l'Angleterre, affiche une mine particulièrement soucieuse en ce jour de fin juillet 1956. La déposition qu'il est en train d'entendre est en effet on ne peut plus fâcheuse. L'homme en face de lui est en train d'accuser le docteur Adams d'avoir volontairement provoqué la mort d'une de ses patientes, Gertrude Hullet.

Le docteur Adams, le surintendant Pickett le connaît bien. Qui, d'ailleurs, ne le connaît à Eastbourne ? Âgé d'une cinquantaine d'années, c'est le plus en vue des patriciens de la ville où pourtant les médecins réputés ne manquent pas. Tout ce qui a un nom et de l'argent tient à se faire soigner par lui. Il fait partie de multiples associations charitables, il est convié aux réceptions mondaines, il est ami avec le maire, avec le député, bref, si quelqu'un mérite le nom de notable, c'est bien lui.

Mais d'un autre côté, Gertrude Hullet, qui vient de décéder, était une personnalité plus considérable encore. Le Tout-Londres était présent il y a quelques jours à ses obsèques, l'église était noire de monde, le corbillard croulait sous les fleurs. Âgée de quarante-neuf ans, elle était veuve depuis peu de Jack Hullet, homme d'affaires richissime. Elle n'a pas supporté cette perte et a été la proie d'une profonde dépression. Malgré les soins du docteur Adams, son médecin traitant, elle a, dans un brutal accès de désespoir, mis fin à ses jours en avalant des barbituriques. Cela, du moins, c'est la vérité communément admise jusqu'à présent, car son interlocuteur vient de lui tenir un tout autre langage.

Le surintendant Pickett considère son vis-à-vis... Leslie Henson est acteur, mais ce n'est pas un de ces vulgaires saltimbanques qu'il pourrait se permettre de traiter de haut : lui est un acteur shakespearien, ce qu'il y a de mieux et de plus respectable en fait de comédien, on dit même qu'il a ses entrées à la cour royale. Bref, de quelque côté qu'il se tourne, il se retrouve en face de gens riches, puissants et influents. Ce genre d'affaire est le cauchemar du policier, où le moindre faux pas peut vous coûter votre carrière. Le surintendant poursuit son propos. Il objecte avec toute la déférence voulue :

— Voyons, monsieur, pourquoi le docteur Adams aurait-il fait une chose pareille ? On ne devient pas criminel sans raison.

L'acteur shakespearien a une moue ironique.

— Mais pour hériter, tout simplement. Et c'est déjà fait ! Ce matin, il s'est présenté à la villa en sortant de chez le notaire. Gertrude lui avait légué sa Rolls-Royce et 1 000 livres. Il a demandé les clés de la voiture et il est parti avec. Alors, que comptez-vous faire, surintendant ?

Ce dernier pousse un soupir à fendre l'âme.

— Enquêter, bien sûr, enquêter...

Et le directeur de la police d'Eastbourne commence son enquête. Intérieurement, il espérait que Leslie Henson avait exagéré, grossi les faits, mais il doit tout de suite déchanter. Les témoignages des familiers et du personnel sont concordants et accablants à l'égard du docteur. Une de ses amies confirme :

— Bien sûr, elle a eu du chagrin à la mort de son mari, mais ce n'est pas cela qui l'a tuée. C'est à partir du moment où le docteur Adams l'a soignée qu'elle a brutalement chuté. Il l'a transformée en zombie. J'ai assisté à sa désintégration mentale.

Les domestiques ne sont pas moins précis :

— La pauvre Madame descendait en titubant chaque matin, comme si elle était ivre. Ce sont les pilules qu'elle prenait qui l'ont rendue folle...

D'autre part l'existence du testament est parfaitement établie. Les faits sont même particulièrement compromettants pour le docteur. Il a apporté lui-même la donation à signer. Et c'est tout de suite après avoir apposé son paraphe sur le document que Gertrude Hullet a sombré dans le coma pour ne plus en sortir. Si ce n'est pas un meurtre, il faut bien reconnaître que cela y ressemble !

Ce n'est pas tout... Au cours de son enquête, le surintendant apprend — ce que les policiers sont en général les derniers à savoir — qu'une rumeur circule à Eastbourne au sujet du docteur Adams : on lui attribue beaucoup d'autres meurtres, il aurait aidé à passer de vie à trépas bon nombre de ses patients, après avoir pris soin de faire établir un testament en sa faveur. Une plaisanterie circule même : le docteur Adams fait le tour des riches vieillards d'Eastbourne avec une bouteille de morphine dans une poche et des formulaires de testament en blanc dans l'autre. Si personne n'avait rien dit à la police jusque-là, c'est qu'il s'agissait de personnes âgées, toutes octogénaires, et qu'il n'y avait aucune certitude. Ce n'était évidemment pas le cas de Gertrude Hullet, qui n'avait pas cinquante ans, et c'est pourquoi ses familiers ont parlé...

Dans ces conditions, il n'est plus possible d'éviter l'autopsie. Le surintendant Pickett s'y résout, en redoutant que c'en soit fini pour longtemps du calme d'Eastbourne, station balnéaire familiale et paradis pour riches retraités où il ne se passait pour ainsi dire rien.

Il ne se trompe malheureusement pas... L'autopsie de la malheureuse Gertrude Hullet ne donne pas de résultat, ou plutôt elle révèle une dose mortelle de barbituriques, ce qui est parfaitement normal, qu'il s'agisse d'un meurtre ou d'un suicide. En revanche, l'événement attire un nombre considérable de journalistes. Du jour au lendemain, la presse s'empare de l'affaire. En Angleterre et même à l'étranger, le nom du docteur Adams devient d'un seul coup célèbre. On parle d'abord de trois riches veuves passées de vie à trépas, puis de six, bientôt on évoque quatre cents testaments suspects. C'est une affaire criminelle de premier plan, peut-être celle du siècle !

Quoi qu'il en soit, pour l'instant, sur le plan judiciaire, le cas du docteur ne dépasse pas les limites locales. Conformément à la loi britannique, c'est à un jury d'enquête composé d'habitants d'Eastbourne qu'il appartient de prononcer la mise en accusation. Et ce dernier recule devant l'inculpation. Tout en adressant un blâme au docteur Adams pour « une extraordinaire négligence dans les soins prodigués », il conclut au suicide de Gertrude Hullet par « surdose de somnifères ». On pourrait croire l'affaire enterrée, mais elle est allée trop loin et elle se poursuivra jusqu'à son terme...

Car, toujours conformément à la loi anglaise, ce non-lieu ne met pas un point final à l'action policière. L'enquête se poursuit à un niveau plus élevé. Elle est confiée à Scotland Yard et, plus précisément, à deux de ses plus prestigieux limiers : le commissaire Herbert Hannam et son adjoint Charles Hewitt. Ceux-ci débarquent à Eastbourne accompagnés d'une cohorte de journalistes. Cette fois, c'en est bien fini de la tranquillité de la station balnéaire !

La tâche du commissaire Hannam et de son adjoint est à la fois plus difficile et plus facile que celle du surintendant. Plus ardue, car il s'agit d'affaires déjà anciennes, les parents des disparus ont disparu eux aussi ou sont très âgés et la plupart des corps ont été incinérés. Mais elle est plus simple car leur champ d'investigation ne se limite pas à la seule Gertrude Hullet. À la différence de Pickett, ils vont pouvoir se pencher sur la fameuse rumeur d'Eastbourne et ils vont tout de suite se rendre compte à quel point elle est effrayante.

Les gens se bousculent pour accuser le docteur et il ne s'agit pas d'accusations vagues, de simples on-dit, les faits sont précis et terribles. Une femme a chassé le docteur Adams à coups de canne en l'entendant dire à son mari mourant : « Léguez-moi votre fortune, je m'occuperai de votre femme. » Une infirmière vient dire que le médecin a prescrit une énorme quantité de médicaments à une patiente peu de temps avant sa mort et qu'il l'a tuée. On évoque le cas de deux sœurs, Hilda et Clara Miller, mortes en 1953 et 1954 : Hilda avait tout légué à Clara, qui avait à son tour légué la plus grande partie de ses biens au docteur Adams. Une pensionnaire de la maison de repos où Clara est décédée décrit devant les enquêteurs la dernière visite de ce dernier :

— Après son départ, je me suis rendue dans sa chambre et ce que j'ai vu m'a horrifiée. C'était une nuit d'hiver et il faisait un froid de canard. Les couvertures et les draps avaient été abaissés, sa chemise de nuit avait été relevée jusqu'au cou. Les fenêtres de la chambre étaient grandes ouvertes et un vent glacé balayait la pièce. Voilà comment le docteur Adams l'avait laissée...

D'une manière générale, sa manière de procéder semble toujours la même : il s'attire la clientèle d'une personne riche et âgée, il la persuade de faire un legs en sa faveur et son patient décède rapidement après. En France, une pareille chose ne serait pas possible, la loi interdisant à un médecin d'hériter de son malade, mais en Angleterre, c'est parfaitement admis. En tout, le docteur Adams aurait reçu la somme, énorme pour l'époque, de 45 000 livres, provenant de cent trente-deux testaments, sans compter les dons en nature, dont plusieurs Rolls-Royce, pour lesquelles il semble avoir une affection particulière.

Et le docteur lui-même dans tout cela ? Il est bien sûr au courant de toute cette agitation autour de sa personne, mais il prend les choses avec un calme étonnant. Le commissaire et ses hommes l'interrogent dès le début de l'enquête. C'est un curieux individu. Il n'est pas beau, il est gros et même obèse : 1,65 mètre pour 115 kilos, il est chauve, avec un visage adipeux et rose, il porte des lunettes rondes et ses petits yeux ont le tic déconcertant de rouler vers le haut en ne laissant voir que le blanc. Mais il a des manières extrêmement polies, une voix très douce, et on conçoit que ce genre de charme soit particulièrement efficace, spécialement auprès de ses patientes vieillissantes. Dès son premier interrogatoire, il adopte l'attitude humble dont il ne se départira pas par la suite. Évoquant les accusations dont il est l'objet, il commente :

— Je crois que tout cela fait partie d'un plan divin et que Dieu veut que je traverse une épreuve...

Quand le commissaire Hannam évoque les legs, il a cette réponse, toujours de la même voix douce :

— En fait, beaucoup de ces donations remplaçaient mes honoraires...

Les enquêteurs comprennent qu'ils n'obtiendront rien avec les interrogatoires. Ils préfèrent continuer leurs investigations en ignorant le médecin, puis lorsqu'ils estiment en savoir assez, ils passent à l'action. À la fin novembre 1956, à 8 h 30 du matin, ils font une perquisition à son domicile. Adams n'a pas été averti, mais la presse l'a été et la maison est assiégée par les journalistes. Le médecin ouvre en smoking, car il doit aller à une réunion mondaine. Le commissaire Hannam lui demande le registre de prescription des médicaments dangereux et réglementés. Le docteur Adams perd pour la première fois son flegme. Complètement paniqué, il balbutie :

— Je ne vois pas de quoi vous parlez. Je n'utilise que très rarement des médicaments de ce type.

Le commissaire produit alors une liste impressionnante de médicaments prescrits à Mme Morrell, une vieille dame décédée en 1950. Il a pu établir la liste grâce aux registres que tenaient les pharmaciens.

— Qui a administré ces médicaments ?

— Moi, le plus souvent. Les infirmières en ont donné, mais ce fut le plus souvent moi.

— Docteur, vous lui avez prescrit soixante-quinze comprimés d'héroïne la veille de sa mort.

Et le docteur Adams s'effondre en pleurant. À la suite de quoi, le commissaire Hannam l'inculpe pour le meurtre de Mme Morrell. Dans la conférence de presse qui suit immédiatement et qui réunit des journalistes du monde entier, le policier déclare :

— Je suis tout à fait persuadé que le docteur Adams a tué à de nombreuses reprises. Il a sans aucun doute assassiné quatorze personnes. Si nous étions arrivés plus tôt, j'aurais pu démontrer que le nombre de ses victimes est en fait plus élevé que cela.

Mais alors, pourquoi le praticien n'est-il poursuivi que pour le seul meurtre de Mme Morrell et non pas, par exemple, pour celui de Gertrude Hullet, qui avait lancé toute l'affaire ? C'est qu'intervient ici une autre particularité de la loi britannique : on ne peut, selon cette dernière, poursuivre que pour un seul homicide à la fois. Le commissaire Hannam a choisi le décès de Mme Morrell parce qu'il a estimé que dans son cas les preuves étaient les plus nombreuses et les plus tangibles, ce qui ne signifiait pas qu'on ne pourrait pas poursuivre ultérieurement le docteur pour d'autres affaires.

En attendant, Adams est inculpé, il va bientôt passer en jugement et c'est sur cette affaire vieille de six ans que son sort va se jouer.

C'est la grande salle d'Old Bailey, la cour d'assises de Londres, qui sert de cadre à ce procès sensationnel. Avec la patience légendaire des Britanniques, le public a fait la queue toute la nuit pour avoir le privilège d'assister aux débats. Quant aux journalistes, de mémoire de chroniqueur judiciaire, ils n'ont jamais été aussi nombreux.

Old Bailey ne ressemble vraiment à aucun autre endroit. C'est une pièce à plafond haut, aux fenêtres treillissées, encombrée d'un entassement de meubles en bois foncé. Le banc des accusés surplombe la salle d'audience et il est lui-même dominé par le banc des magistrats. En bas se trouvent le public, l'avocat et le représentant de l'accusation, l'attorney général.

Il convient de dire un mot de ce dernier, car sa personnalité, ainsi que celle du défenseur, va jouer un rôle capital. Sir Reginald Buller a des ambitions politiques. Il appartient au parti conservateur et veut devenir président de la Haute Cour de justice. Il possède les appuis politiques nécessaires et il ne lui reste plus qu'à se faire remarquer dans un procès retentissant. L'affaire Adams semble toute trouvée : c'est pourquoi il va se jeter dans l'affrontement avec une fougue et une vivacité qui dépassent ce qu'on attend généralement de sa fonction...

C'est lui qui a la parole le premier, pour le discours de mise en accusation. En face de lui, dans le box des accusés, le docteur Adams, massif et rondouillard, affiche une mine paisible, comme à son habitude. Le juge Patrick Devlin préside, juché sur son perchoir, revêtu de la toge rouge et de la lourde perruque traditionnelles.

— Donc, attaque d'une voix tonitruante sir Reginald Buller, le docteur Adams soignait la riche Mme Morrell. Certes, elle était très malade et âgée de quatre-vingt-deux ans, mais elle est décédée tout de suite après avoir légué au docteur une partie de son argenterie et sa Rolls-Royce, cette dernière pièce d'héritage semblant une spécialité du docteur.

— Mme Morrell est morte le 13 novembre 1950, clame l'attorney général. Auparavant, les 9, 10 et 11 novembre, Adams avait prescrit six grains d'héroïne. Le 12, veille du décès, il en ordonne douze. Douze grains pour une seule journée, alors que la dose normale est d'un quart de grain par vingt-quatre heures, n'est-ce pas la preuve d'une intention de meurtre ?

Et le représentant de l'accusation, qui soigne sa mise en scène avec l'arrière-pensée de favoriser ses ambitions, de décrire de manière théâtrale les derniers moments de la moribonde. Il s'empare d'une énorme seringue et la lève vers le ciel.

— Le médecin a donné cette seringue à l'infirmière de

nuit et lui a dit de faire une injection à sa patiente. Elle s'est exécutée. Le médecin a pris la seringue vide, l'a remplie de la même quantité, puis, avant de partir, lui a demandé de faire une seconde injection si la malade ne se calmait pas. L'infirmière hésitait à faire une piqûre avec une seringue d'une taille si inhabituelle. Tard dans la soirée, elle lui a téléphoné. Il a répété ses instructions, en précisant qu'elle devait s'y conformer scrupuleusement. L'infirmière a fait alors la deuxième injection. À deux heures du matin, Mme Morrell était morte.

Dans le public, l'excitation est nettement perceptible, tandis que l'accusé reste toujours aussi flegmatique… Sir Reginald Buller n'en a pourtant pas fini :

— Ce n'est pas tout, Adams a menti ! Au moment des formalités consécutives au décès de sa cliente, à la question : « Avez-vous un intérêt pécuniaire à la mort de Mme Morrell ? », le docteur a répondu : « Non, pas que je sache. » Plus tard, interrogé sur ce point, l'accusé s'est contenté de répondre : « Si j'avais déclaré que je savais que Mme Morrell me léguait quelque chose, j'aurais été suspecté de sa mort. Or, je suis un homme paisible, je n'aime pas les complications. »

Et le représentant de l'accusation s'écrie :

— C'est un crime, absolument un crime !

Cette fois, il en a terminé. Le juge Devlin se tourne vers l'accusé.

— Docteur John Bodkins Adams, vous avez entendu le réquisitoire. Comment plaidez-vous ? Coupable ou non coupable ?

La réponse vient immédiatement, de la même petite voix douce :

— Non coupable, Votre Honneur.

La réplique n'a rien de surprenant puisque le médecin a toujours proclamé son innocence. Mais elle est de première importance car, selon la loi anglaise, l'accusé qui plaide non coupable n'assiste plus qu'à titre de témoin à son procès. Il ne peut pas être interrogé et il peut, s'il le veut, garder le silence. Ce sera le cas. Durant la suite des débats, le docteur Adams continuera à se taire. Il aura, en tout et pour tout, prononcé quatre mots à son procès...

On entre tout de suite dans le vif du sujet : l'audition des deux infirmières de Mme Morrell, qui administraient les piqûres que l'attorney vient de décrire avec emphase. Mme Stronach est la première à se présenter à la barre. La cinquantaine, physique passe-partout, elle semble très sûre d'elle.

— Est-ce vous qui remplissiez la seringue ? demande l'attorney général.

— Non, monsieur, c'était le docteur Adams.

Et l'infirmière ajoute :

— Le docteur Adams venait tous les soirs. Mais lorsqu'il était au chevet de Mme Morrell, il ne tolérait la présence d'aucune infirmière.

— Précisez votre pensée, madame Stronach, demande l'attorney. Le docteur Adams vous congédiait-il ou bien trouvait-il un prétexte pour vous éloigner de la chambre de la malade ?

— Il nous disait : « Mme Morrell veut être seule avec moi. Elle ne supporte pas d'autre présence que la mienne. »

— Pensez-vous, madame Stronach, que, pendant que le docteur Adams était seul avec sa cliente, il procédait à des actes médicaux ?

— Oh, certainement ! Il préparait d'autres injections.

— Lesquelles ?

— Mon Dieu, je ne sais pas...

Puis, Mme Stronach raconte à la cour qu'un autre médecin, le docteur Harris, appelé au chevet de la malade alors qu'Adams était allé pêcher le saumon en Écosse, lui a déclaré : « Elle est intoxiquée par les stupéfiants. » Elle ajoute qu'elle a surpris une discussion entre les deux praticiens, au retour d'Adams. Le docteur Harris a suggéré à son collègue de faire procéder à un examen gastrique de la vieille dame à l'hôpital. « Pas question, a répliqué Adams, Mme Morrell est ma malade ! » La première journée du procès se termine sur cette déposition. De l'avis général, elle a été accablante pour l'accusé. Mais la défense compte sans doute se rattraper le lendemain...

C'est le lendemain, effectivement, qu'on entend pour la première fois l'avocat du docteur Adams, Geoffrey Lawrence. Il est âgé de cinquante-cinq ans et peu connu dans les procès criminels ; il a seulement la réputation d'être un redoutable spécialiste en matière de divorce. Son choix par le docteur Adams, qui avait les moyens de se payer les avocats les plus célèbres, est une surprise. Mais on va vite s'apercevoir qu'il s'agit de sa part d'un trait de génie.

Mme Stronach est de nouveau à la barre des témoins. Geoffrey Lawrence vient vers elle. Mince, calme dans ses gestes, il est physiquement l'exact opposé de Reginald Buller, massif et emporté. D'ailleurs, la presse comparera leur affrontement à celui du torero et du taureau. Me Lawrence parle sans élever la voix.

— Madame Stronach, à quelle date avez-vous cessé de soigner Mme Morrell ?

— Le 2 novembre 1950.

Surprise dans le public. Mme Morrell est morte le 13, onze jours plus tard. Contrairement à ce qu'on imaginait, ce n'est pas Mme Stronach qui a fait la fameuse injection terminale avec l'énorme seringue... L'avocat poursuit :

— Quelles piqûres faisiez-vous ?

— Les piqûres ordinaires, de morphine par exemple.

— Je suppose que vous notiez chaque jour et chaque heure, sur votre cahier réglementaire, les soins que vous dispensiez à Mme Morrell, ainsi que les réactions de la malade ?

— Naturellement.

— Alors, madame Stronach, voulez-vous avoir l'obligeance de jeter un coup d'œil sur ceci ?

Stupeur dans le prétoire ! Me Lawrence brandit un cahier rouge et le passe à l'infirmière. Elle l'examine et doit reconnaître que c'est bien son cahier. L'avocat déclare alors qu'il en possède sept autres, des pièces capitales, officielles, dont l'accusation n'a jamais eu connaissance, que personne ne s'est même soucié de rechercher pendant toute l'instruction. Comment a-t-il fait pour les découvrir ?

Mystère. Il y a un long brouhaha dans le public, tandis qu'il en fait distribuer des photocopies aux juges et aux jurés.

À vrai dire, leur contenu ne révèle rien de particulier. Ils indiquent seulement qu'au mois d'octobre 1950 et dans les premiers jours de novembre, l'état de Mme Morrell n'était ni meilleur ni plus mauvais qu'à l'ordinaire et qu'elle semblait bien supporter le traitement du docteur. Mais leur présence va jouer un rôle décisif pour l'audition de la seconde infirmière. Ils constituent une sorte de menace, ils intimident, ils paralysent...

On s'en rend immédiatement compte lorsqu'on introduit cette dernière, Mme Randall. Sa déposition est la plus importante des deux, car c'était elle qui était présente au moment de la mort de la malade. Devant les enquêteurs, Mme Randall ne s'était pas gênée pour accuser catégoriquement le docteur, mais tout a changé avec les cahiers. Elle vient à la barre hésitante, intimidée.

Après l'interrogatoire de l'attorney général, qui ne débouche sur rien d'important, Me Lawrence entame le sien. Et c'est le cahier rouge en main qu'il aborde la nuit fatidique du 12 au 13 novembre 1950... Il en lit un extrait :

— « 10 h 39, paraldéhyde. Intraveineuse faite par le docteur Adams, qui a lui-même rempli la seringue. 11 h 30 : très agitée, tremblements, convulsions, délire. 0 h 30 : calme. 2 heures : vient de passer, tranquillement. »

L'avocat marque un temps et regarde le témoin bien dans les yeux.

— N'avez-vous pas déclaré à l'instruction qu'à minuit, vous aviez fait une piqûre à la malade ?

— Oui.

— Mais sur votre cahier, je ne vois pas trace de cette piqûre.

L'infirmière perd totalement pied.

— J'étais inquiète, très inquiète. Il fallait agir vite. C'était terrifiant. Mme Morrell était agitée de convulsions épouvantables, elle râlait !

— Bien sûr, madame Randall, je comprends votre angoisse. Mais votre cahier ne mentionne rien de tel. Absolument rien. Je dois constater à mon grand regret que vous avez manqué à votre devoir en ne consignant pas votre intervention sur le cahier réglementaire.

La malheureuse est terrorisée : pour un peu, elle se verrait accusée de meurtre à la place du docteur. D'autant que Geoffrey Lawrence, décidément impitoyable, n'en a pas fini. Toujours avec le même calme, il continue son interrogatoire :

— Madame Randall, aviez-vous de la sympathie pour Mme Morrell ?

— Certainement, monsieur, comme pour mes autres malades.

— Mais n'aviez-vous pas des raisons d'avoir une sympathie particulière pour Mme Morrell ?

L'infirmière est tellement effrayée qu'elle se trouve dans l'incapacité d'émettre un son. L'avocat lui vient en aide.

— Ne figuriez-vous pas parmi les légataires de Mme Morrell ?

— Si, monsieur.

— Pour quelle somme ?

— Pour une somme de 300 livres...

— Je vous remercie, madame Randall, ce sera tout !

Et l'infirmière quitte le prétoire en s'enfuyant presque, sous les regards sévères de l'assistance. Avec beaucoup d'habileté, sans l'accuser de rien de grave, Me Lawrence est parvenu à la discréditer totalement. Et il a discrédité du même coup l'accusation, qui reposait en grande partie sur son témoignage. Le torero est en train de l'emporter sur le taureau. Quant au public et aux journalistes, qui étaient venus pour assister à la condamnation d'un monstre, ils voient les choses prendre une tournure absolument inattendue...

Mais peut-être tout va-t-il changer. Le témoin suivant est le docteur Douthwaite, expert en toxicologie, cité par l'accusation. Durant l'enquête, il s'est montré accablant envers le docteur Adams et c'est une sommité dans sa spécialité... Il arrive à la barre avec assurance. L'attorney général Buller lui pose la question que chacun attend :

— Que pensez-vous des doses administrées à Mme Morrell pendant les cinq derniers jours de sa vie ?

L'expert regarde l'attorney bien en face et répond sans hésiter :

— Ces quantités énormes de morphine et d'héroïne m'obligent à conclure qu'il y a eu intention de donner la mort !

Cette fois, l'avantage change de camp. Le spectre du monstrueux meurtrier en série plane de nouveau sur la salle d'Old Bailey. Mais Me Lawrence se lève pour le contre-interrogatoire et c'est le coup de théâtre ! Il exhibe de nouveau des pièces inédites : les registres du Neston Cottage Hospital où Mme Morrell avait été admise avant d'être soignée par le docteur Adams. Comment se les est-il procurés ? Encore une fois, c'est le mystère. En tout cas, à la différence des cahiers rouges dont le contenu était sans surprise, les registres apportent une information de taille : Mme Morrell a été transportée dans cet hôpital à la suite d'une attaque et c'est là qu'on lui a fait les premières piqûres de morphine.

— Ceci est à retenir, s'écrie Me Lawrence, car le docteur Adams, prenant la suite des médecins de l'hôpital, a été obligé de continuer le traitement : il ne pouvait pas supprimer la morphine sans risquer de tuer la malade !

L'avocat se tourne vers l'expert Douthwaite :

— Nous direz-vous, docteur, si les médecins de l'hôpital ont eu raison ou tort de soigner Mme Morrell à la morphine ?

L'expert ne sait plus très bien où il en est, il bredouille :

— Oui, peut-être... dans une certaine mesure... Mais je dirais que les médecins de l'hôpital n'étaient pas tenus de s'inquiéter des conséquences éventuelles que la morphine pouvait entraîner...

Des médecins pas tenus de s'inquiéter des conséquences de leurs actes ? La phrase est pour le moins malheureuse, d'autant que Douthwaite est médecin lui-même. Le président Devlin intervient d'ailleurs immédiatement dans les débats.

— Selon vous, docteur Douthwaite, la mort de Mme Morrell a-t-elle pu être provoquée par une mauvaise thérapeutique, par l'incompétence d'un médecin ?

— Naturellement, c'est possible, balbutie l'expert. De telles choses sont toujours possibles...

— Sans doute, poursuit le juge, mais jusqu'ici vous n'avez parlé que d'intention meurtrière. Je suis obligé de vous dire, docteur Douthwaite, que vous auriez dû déclarer à la cour : « La mort de Mme Morrell peut avoir été causée aussi bien par incompétence ou par erreur que par une intention meurtrière. »

Le docteur Douthwaite ne peut prononcer que « Oui, Votre Honneur ! » avant de se retirer, totalement discrédité.

Le procès du docteur Adams vient de basculer définitivement en faveur de l'accusé. Car les témoins suivants, notamment le docteur Ashby, éminent toxicologue, font preuve de la plus grande prudence. Alors que lui aussi avait accablé Adams à l'instruction, il se montre confus au possible. Il multiplie dans sa déposition les « euh... », les « n'est-ce pas... », les « c'est-à-dire » et, quand il se retire, on n'a rien appris du tout. Même chose pour une troisième infirmière qui s'est occupée de Mme Morrell, sœur Helen Masson-Ellis. Son témoignage est à peine audible, elle élude toutes les questions, avec à chaque fois la même réplique :

— C'était il y a longtemps. Je ne me souviens pas...

Toujours impassible dans son box, le docteur Adams doit jubiler intérieurement. Sans prononcer une seule parole, il est en train d'assister à la déroute de ses adversaires. D'autant que, dans sa plaidoirie, Geoffrey Lawrence, décidément remarquable de bout en bout, enfonce le clou. Après avoir anéanti les témoignages à charge, il s'emploie à ruiner le mobile.

— Pourquoi mon client serait-il devenu meurtrier ? On vous l'a dit : pour hériter de Mme Morrell un cabriolet Rolls-Royce modèle 1937 et un coffret d'argenterie d'une valeur de 275 livres. Ainsi, voici un homme qui, jour après jour, s'ingénie diaboliquement à hâter une mort pour hériter d'une vieille Rolls-Royce. Oh, je sais bien, on a vu des gens tuer pour moins. Mais tout de même... Croyez-vous qu'un homme aussi rusé que lui n'aurait pas attendu quelques jours, quelques semaines, une issue qu'il savait fatale et prochaine ? Non, messieurs, c'est absurde. Et faut-il vous rappeler que la mort de Mme Morrell pouvait avoir été parfaitement naturelle ? Je suis certain que vous ne voudrez pas désigner un coupable pour un crime qui n'a pas eu lieu...

En face, à son banc, sir Reginald Buller voit s'envoler ses ambitions politiques. Lorsqu'il se lève pour prononcer son réquisitoire, le bouillant attorney général n'est plus que l'ombre de lui-même. Le torero a définitivement eu raison du taureau. Pour l'accusation, c'est l'heure de la mise à mort !

Effectivement, son discours est embarrassé au possible et, lorsque le jury se retire, il ne lui faut pas plus de trois quarts d'heure pour rendre son verdict : le docteur Adams est non coupable du meurtre de Mme Morrell, il est acquitté. Reconnaissant sa défaite, l'attorney général Buller déclare alors qu'il n'y a pas lieu de maintenir d'autres poursuites contre l'accusé. Si le docteur Adams n'a pas été reconnu coupable de ce meurtre, pourquoi le serait-il des autres ? Le médecin d'Eastbourne a gagné sur toute la ligne...

Ainsi s'est terminée l'affaire Adams sur le plan judiciaire. Toute la suite n'a fait que consacrer son triomphe et la totale déroute de ses adversaires. Il a vendu pour la coquette somme de 10 000 livres ses Mémoires au *Daily Express*, le seul journal qui l'ait soutenu, et il a, au contraire, intenté un procès à treize quotidiens qui avaient fait campagne contre lui. Ceux-ci ont préféré transiger que d'affronter un procès.

Ils lui ont versé une somme restée secrète, mais sans nul doute considérable.

À l'inverse, son procès a marqué la fin des ambitions de sir Reginald Buller, qui ne fut jamais président de la Haute Cour et dont la carrière s'interrompit prématurément. Il en fut de même pour le commissaire Hannam, qui quitta la police l'année suivante. Son adjoint Hewitt, lui, resta à Scotland Yard et déclara même quelques années plus tard : « Adams méritait vingt fois d'être pendu. Dans cette affaire, la justice s'est ridiculisée. » Si c'était là se montrer peu respectueux de la chose jugée, il traduisait pourtant le sentiment général : l'affaire Adams s'était jouée sur la qualité de l'accusation et de la défense et non sur la réalité des faits eux-mêmes.

Le médecin d'Eastbourne eut bien à connaître ensuite quelques démêlés avec la justice. Peu après le procès, il comparut devant les assises de Lewes pour fautes professionnelles. Il fut condamné à 2 400 livres d'amende et se vit retirer le droit de détenir des produits dangereux. En novembre 1957, il comparut devant l'ordre des médecins et fut radié. Mais il fut réintégré en 1961 et, après une fin de vie dorée, il mourut paisiblement à quatre-vingt-trois ans, l'âge des victimes qu'on lui avait imputées...

Un dernier détail pour mettre un point final à cette histoire. Le docteur Adams fit, par-delà la mort, un clin d'œil à l'affaire qui l'avait rendu célèbre. Dans son testament, en répartissant la fortune considérable — plus de 400 000 livres — qu'il laissait derrière lui, il n'oublia pas son médecin de famille. Avec un mot ému pour le remercier de ses services, il lui légua... sa Rolls-Royce !

La Dame à la lampe

Le docteur Menzies, médecin-chef de l'hôpital militaire britannique de Scutari, dans la banlieue d'Istanbul, est d'une humeur massacrante ce 15 novembre 1854.

Depuis qu'il est directeur des services sanitaires anglais et qu'a commencé la guerre de Crimée, les revers se sont accumulés pour lui. Pourtant, il connaît son métier de médecin militaire. Il est sûr de n'avoir commis aucune faute, pas la moindre erreur. Il a bien fait contresigner chacune de ses décisions par deux médecins dont un major ; il a adressé en temps voulu les formulaires voulus aux personnes voulues, bref il a appliqué le règlement. Et maintenant, malgré ses services irréprochables, quelqu'un vient lui chercher des histoires ! Et un civil par-dessus le marché ! Un petit journaliste du *Times* s'est permis de critiquer l'organisation de ses hôpitaux. Il paraîtrait que les blessés anglais sont mal soignés ou pas soignés du tout, qu'ils y meurent comme des mouches. Comme s'il était scandaleux qu'un soldat meure à la guerre ! Mais le pire, c'est qu'il a réussi, ce fichu journaliste ! Avec tous ses articles larmoyants, il a ému l'opinion publique. Il y a eu une interpellation à la Chambre. Et voilà que le ministre de la Guerre, *son* ministre, lui a écrit une lettre de blâme lui annonçant la nomination d'un surintendant général qui aurait autorité sur lui...

Pour la énième fois, le médecin-chef Menzies relit nerveusement la lettre du ministre. Il bougonne :

— Un blâme ! Comment peut-on adresser un blâme à quelqu'un qui a appliqué le règlement ?

C'est à ce moment que le planton frappe à la porte.

— Major, il y a là une personne qui prétend être envoyée par monsieur le ministre.

— Oui, je sais, je sais. Faites entrer.

Mais le planton ne bouge pas.

— Major, c'est que...

Cette fois, le docteur Menzies est franchement excédé.

— Eh bien, faites entrer l'envoyé du ministre, qu'est-ce que vous attendez ?

Le brave planton est de plus en plus gêné. Il est même rouge de confusion.

— C'est que, major... la personne en question est une femme.

En cette année 1854, depuis le 27 mars, la France et l'Angleterre sont intervenues aux côtés de la Turquie et ont déclaré la guerre à la Russie. Ce que l'histoire appellera la guerre de Crimée est commencé.

La guerre de Crimée n'évoque pratiquement plus rien de nos jours, à part peut-être des souvenirs un peu anecdotiques : des zouaves en pantalons bouffants et moustaches à la Napoléon III, quelques noms de batailles, toutes victorieuses : l'Alma, Sébastopol. Ce fut une guerre relativement courte, qui s'est passée loin de chez nous, au cours de laquelle aucun intérêt vital n'était en jeu. Pourtant, comme toutes les guerres, celle de Crimée a apporté avec elle son cortège de misères et de mort, à un point même qu'on a du mal à imaginer aujourd'hui... Dès qu'ils débarquent sur les côtes de la mer Noire, les corps expéditionnaires français et britanniques, qui se dirigent vers Sébastopol, sont aux prises avec un ennemi terrible et inattendu, contre lequel ni les canons ni les généraux ne peuvent rien : le choléra. Dès les premières semaines, en vingt jours à peine, sans avoir tiré un seul coup de feu, certaines divisions perdent le quart de leur effectif.

Du côté français, l'équipement sanitaire est relativement

bien organisé. Mais il n'en est pas de même chez les Anglais, loin de là. Leur centre hospitalier a été installé à Scutari dans la banlieue d'Istanbul. À la fin du premier mois de guerre, l'hôpital de Scutari est déjà encombré de mille malades atteints de choléra qu'on traite comme on peut, c'est-à-dire mal ou pas du tout car, de toute manière, à l'époque, on ne sait pas soigner le choléra.

Et puis, le 20 septembre, c'est enfin la première bataille, qui a lieu à l'Alma. Cette grande et belle victoire est célébrée comme il se doit dans la presse française et anglaise. À Paris, on décide même de lui donner le nom d'un pont.

Mais après avoir fêté ce succès par des bals et des réceptions officielles, on reçoit les premiers comptes rendus du front. Oui, on a gagné, c'est incontestable, mais dans quelles conditions ! Car, du côté anglais surtout, les installations sanitaires sont épouvantables. Voici ce qu'écrit un observateur britannique qui était sur le champ de bataille : « Les blessés gisaient à même le sol ou sur la paille mêlée de fumier d'une cour de ferme. On asseyait les victimes dans des baquets ou on les allongeait sur des portes démontées et on les amputait sans anesthésie. Les chirurgiens opéraient au clair de lune, faute de lampes ou de bougies. » Après quoi, tous ces blessés sont conduits à l'hôpital de Scutari où les attendent les mille malades du choléra, une maladie dont la contagion est foudroyante.

Comme ils seraient tout de même un peu à l'étroit dans l'unique hôpital prévu pour toute l'armée anglaise, les autorités donnent l'ordre au responsable, le médecin-chef Menzies, de transformer la caserne d'artillerie voisine en hôpital. Transformer une caserne en hôpital, cela demande un certain nombre de choses : des moyens matériels, des lits par exemple, et du personnel, des médecins, des infirmiers et infirmières. Le docteur Menzies sait parfaitement qu'il n'a ni les uns ni les autres à sa disposition. Mais là n'est pas son problème. Ce qui compte avant tout dans son esprit, c'est d'appliquer le règlement. Et le règlement consiste à transmettre l'ordre à ses subordonnés, lesquels n'auront qu'à se débrouiller avec les moyens du bord. Le subordonné, en l'occurrence, se nomme Francis Ward. C'est un homme de plus de soixante-dix ans, oublié à ce poste on ne sait trop pourquoi. On l'a surnommé à Scutari « le pauvre vieux Ward », ce qui en dit long sur ses capacités. Il n'a sous ses ordres que deux fonctionnaires sans expérience et trois commis, il est incapable de faire quoi que ce soit et il ne fait rien.

Donc, quand, quelques jours plus tard, arrive la longue colonne des blessés de l'Alma, on les met là où l'on peut : dans des pièces vides, sans lits, à même le sol d'une saleté repoussante. Il n'y a pas de salle d'opérations, pas de draps, quelques couvertures qu'on a retirées aux morts et qu'on n'a pas pu laver. Il n'y a pas de nourriture et même pas d'eau. Les blessés et les mourants attendront quarante-huit heures avant d'en avoir.

Le docteur Menzies, qui a le sens de ses responsabilités, ne reste pas inactif devant une telle situation. Il fait des rapports, car c'est ce qu'a prévu le règlement. Moyennant quoi tout est en règle et on ne pourra l'accuser de rien. Malheureusement, avec les blessés de l'Alma, est arrivé quelqu'un qu'il n'attendait pas : un civil, un journaliste qui exerce la profession tout à fait nouvelle à l'époque de correspondant de guerre. Ce journaliste du *Times*, William Russel, raconte dans ses articles tout ce qu'il voit. Il ne mâche pas ses mots : « La manière dont sont traités les malades, écrit-il, est digne des sauvages. Il n'y a ni infirmier ni médecin. Les hommes attendent quelquefois plus d'une semaine qu'on panse leurs blessures. Notre organisation sanitaire est lamentable alors que celle des Français est remarquable. » Et il conclut par un vibrant appel : « N'y a-t-il pas parmi nous des femmes de cœur qui soient disposées à aller soigner les malades et les blessés à Scutari ? L'Angleterre n'a-t-elle pas des filles qui soient prêtes à se dévouer à cette heure de souffrance extrême ? Devons-nous nous laisser à ce point devancer par la France en fait de sacrifice et de dévouement ? »

Inutile de dire que, dans l'opinion britannique, de pareils

articles sont ressentis comme un véritable coup de fouet, comme une gifle. Et parmi les lecteurs du *Times* qui découvrent avec accablement l'incurie de leurs médecins militaires, une femme se sent particulièrement touchée et presque visée personnellement.

C'est une femme encore jeune de trente-quatre ans, qui appartient à la meilleure société. Elle a pour particularité ravissante de porter un nom on ne peut plus poétique, un nom de ville d'art et d'oiseau de conte de fées : Florence Nightingale, car *nightingale* signifie en anglais « rossignol ». Et son physique est à l'avenant : longue, mince, distinguée, le teint très blanc, les yeux gris-bleu, les cheveux bruns coiffés en bandeaux, elle semble sortie tout droit d'une gravure romantique. Quand on s'appelle ainsi, qu'on est jeune, charmante, quand on a reçu une éducation artistique et mondaine, on n'a plus, semble-t-il, qu'à prendre sa place toute préparée dans la société et, à première vue, on n'est concerné ni de près ni de loin par les dramatiques événements de Crimée. D'ailleurs, la petite Florence a passé son enfance dans les luxueuses résidences des Nightingale, au milieu des chiens de race et de poneys. Elle a appris la danse et la musique, et quand elle a eu vingt ans ses parents se sont mis en devoir de lui trouver le beau parti qui lui convenait.

Cela ne semblait pas difficile, car, en plus d'être jolie, elle était spirituelle, intelligente, un peu trop même au goût des hommes de l'époque. Elle s'intéressait à la philosophie et aux sciences. Mais ce que personne ne savait, c'est qu'elle écrivait au même moment dans son journal intime : « Oh, qu'un événement survienne, qui rejette dans le passé cette vie méprisable ! »

Cet événement survient en 1842, au hasard d'une rencontre avec Richard Milnes, richissime philanthrope âgé de la trentaine. Celui-ci est beau, intelligent, ils s'aiment l'un et l'autre, ce devrait être le début d'une histoire d'amour, mais le caractère de Florence en décide autrement. Car, en compagnie de Richard, elle a visité les quartiers pauvres de Londres (ceux qu'au même moment Dickens décrit dans ses romans). Elle a été frappée, en particulier, par les hôpitaux pour miséreux où les malades croupissent sur des matelas pourris, mal couverts de draps crasseux. Pendant quelque temps, elle hésite, déchirée entre ses sentiments et l'appel de sa conscience, et puis, brusquement, elle se décide : elle n'épousera pas Richard Milnes, elle sera infirmière !

Il est difficile d'imaginer aujourd'hui l'incongruité, l'indécence, l'énormité d'une pareille décision. À l'époque, dans les pays protestants, qui n'ont pas de tradition de religieuses soignantes, le métier d'infirmière est le dernier des métiers. Il est exercé par les femmes du peuple les plus misérables, celles qui ne peuvent pas faire autre chose. La plupart des infirmières anglaises se livrent d'ailleurs à l'ivrognerie et à la prostitution. Aussi on comprend la réaction des Nightingale quand Florence leur dit bravement, en rassemblant tout son courage :

— Je veux être infirmière.

La malheureuse maman fond en larmes en maudissant cette enfant qui la déshonore à tout jamais ; quant au père, il se sent si humilié qu'à partir de ce moment il n'ose plus remettre les pieds dans son club.

Et Florence, à vingt-cinq ans, entourée de sentiments qui vont de la surprise à l'indignation, en passant par la simple réprobation, se lance dans une entreprise où tout est à faire, à inventer, à créer de toutes pièces. Elle essaie pourtant de s'inspirer des précédents qui existent dans d'autres pays. Elle fait notamment un long stage à Paris, chez les religieuses de Saint-Vincent-de-Paul. Et puis, en 1853, elle fonde la première institution anglaise d'infirmières. Pour ce coup d'essai, elle n'a pas voulu trop effaroucher. C'est qu'il y a tant de préjugés à combattre. L'institution, précisent ses statuts, est destinée à « venir en aide aux dames bien nées dans le besoin ». Et puis, c'est la guerre de Crimée et le scandale de l'hôpital de Scutari. Les activités de Florence Nightingale commencent à être connues et, par sa naissance, elle a malgré tout gardé des relations.

Aussi, le ministre de la Guerre lord Herbert se fait la réflexion suivante : « Après tout, pourquoi ne pas envoyer Florence Nightingale et ses infirmières à Scutari ? Ce serait un geste spectaculaire, qui compenserait la fâcheuse impression créée par les articles du *Times*. Pourquoi ne pas la nommer surintendante générale de l'hôpital de Scutari, avec tous les pouvoirs et mission de tout remettre en ordre ? » Florence, bien entendu, accepte et, le 15 novembre 1854, elle se trouve devant celui qui est maintenant sous ses ordres, l'homme du règlement, le médecin-chef Menzies. Leurs rapports ne vont pas manquer d'intérêt.

Le docteur l'accueille, raide, glacial, humilié au-delà de toute expression que le ministre ait nommé quelqu'un pour le diriger, et surtout que ce quelqu'un soit une femme. Quant à Florence Nightingale, elle sait qu'elle a une partie très difficile à jouer. Le personnel hospitalier militaire mais aussi l'opinion anglaise ne l'épargneront pas. Pour l'instant, elle a droit à une sympathie un peu paternelle. Dans les journaux, on les appelle, elle et ses vingt-cinq infirmières, « les Nightingales », « les Rossignols », mais on se demande, mi-sérieux, mi-amusé, si toutes ces jeunes femmes de la bonne société ne vont pas s'enfuir devant le premier soldat qu'elles auront à soigner ou, au contraire, tomber amoureuses de lui.

Or tout cela, Florence Nightingale l'oublie à l'instant même où elle pénètre dans la première salle de l'hôpital de Scutari. Car ce qu'elle a devant les yeux est inimaginable. Ce sont, pour reprendre son expression, « des kilomètres de souffrance humaine ». Ce sont, allongés côte à côte, par terre, dans les salles, mais aussi dans les couloirs, dans les escaliers, dans les cours, pêle-mêle, les blessés qu'on n'a pas pu amputer faute de médecins et de matériel et les malades du choléra qui sont en train de mourir après avoir contaminé leurs compagnons. Les malheureux doivent se défendre à tout instant contre les rats qui les attaquent ; quand l'un d'eux cesse de les écarter de la main, cela veut dire qu'il est mort et qu'on peut l'enlever pour donner sa place à un autre.

Et puis il y a les documents, les registres, que Florence exige du médecin-chef, et qui sont peut-être plus effrayants encore. L'hôpital de Scutari est un véritable camp de la mort. Un blessé abandonné sur le champ de bataille aurait bien plus de chances de survivre. La mortalité à Scutari dépasse tout ce qui est concevable : en janvier-février 1854, sur 2 349 hospitalisés, il y a eu 2 315 décès !

Le docteur Menzies ne comprend pas bien la réaction d'horreur qu'a Florence quand il lui communique les chiffres. Un instant il est inquiet. Est-ce que par hasard son rapport n'aurait pas été fait selon le règlement ? Mais un coup d'œil à son registre le rassure aussitôt. Il a bien été contresigné par deux médecins, dont un major. Donc, tout va bien... En revanche, le médecin-chef est surpris et même outré quand Florence lui tend une enveloppe contenant 100 000 livres : le résultat de la souscription organisée par le *Times*. Là, il refuse tout net : un hôpital militaire, utiliser des fonds civils, on n'a jamais vu cela, c'est impensable, c'est contraire au règlement !

Florence Nightingale n'insiste pas, elle a compris à qui elle a affaire, elle s'adressera au ministre pour demander un ordre écrit. Pour l'instant, il y a plus urgent, beaucoup plus urgent. Il faut soulager la douleur, sauver les vies qui peuvent encore être sauvées et, pour cela, il n'y a pas de temps à perdre. Il faut se mettre au travail, sans discussions inutiles. Florence Nightingale, dans ses bagages, a apporté une provision de balais-brosses et de serpillières. Elle en distribue à chacune de ses infirmières et elles partent dans les salles, dans les couloirs, dans les escaliers, dans les cours.

Elles frottent, elles grattent, elles lavent, sous les yeux des blessés, des mourants ébahis. Jamais ils n'ont vu ça. Des infirmières, on ne sait pas ce que c'est à l'époque dans un hôpital militaire anglais. D'autant qu'elles ne se contentent pas de laver. Elles viennent vers eux, elles leur parlent, elles leur demandent de quoi ils ont besoin, et elles s'efforcent dans la mesure du possible de leur donner satisfaction.

Et Florence Nightingale, avec douceur, patience, sans élever la voix, prend les choses en main. Par son action décidée, énergique, elle s'impose à tous les militaires de l'hôpital. Au bout de quelques semaines, personne ne discute plus l'autorité de celle qu'on surnomme « la lady en chef ». Avec l'argent de la souscription, qu'elle a enfin réussi à faire accepter au docteur Menzies, elle achète des chaudières pour laver le linge à l'eau bouillante, car avant on le lavait à l'eau froide ou on ne le lavait pas du tout ; elle achète des lits, des tables d'opération, des instruments chirurgicaux, du linge, des chemises. Elle s'occupe aussi de la nourriture. Jusque-là, l'ordinaire était immangeable : du lait aigre, du beurre rance, de la viande avariée.

Et puis il y a le principal : Florence Nightingale elle-même. Plusieurs fois par nuit, elle parcourt l'ensemble de ses hôpitaux, une lampe à huile à la main. Sa jeunesse, sa douceur, sa beauté et son élégance ont tout de suite créé parmi les soldats une sorte de légende. Son nom, son nom de ville d'art et d'oiseau de conte de fées, est bientôt connu jusque dans le plus petit cantonnement du plus lointain régiment anglais de Crimée. Pour tous, il est synonyme de réconfort. On sait que si par malheur on est blessé, là-bas, à l'hôpital de Scutari, on sera veillé par le bon ange, par celle que tout le monde appelle, à cause de ses rondes nocturnes, « la Dame à la lampe ».

La Dame à la lampe, c'est ainsi que l'appellent aussi les journaux anglais, car la popularité de Florence Nightingale devient en quelques mois prodigieuse. Le poète Longfellow lui dédie une ode :

Dans cette maison de misère,
Je vois une dame avec une lampe
Passer à travers l'obscurité où glisse sa lueur
Et disparaître de chambre en chambre...

Elle est la femme la plus célèbre et la plus aimée de son pays, après, bien entendu, la reine Victoria qui, elle-même, en 1855, lui écrit une lettre personnelle à l'hôpital de Scutari, pour lui exprimer son admiration et sa reconnaissance...

Florence Nightingale est morte beaucoup plus tard, en 1910, âgée de quatre-vingt-dix ans, après avoir fondé un nombre impressionnant d'hôpitaux et d'œuvres charitables et avoir inspiré à Henri Dunant la fondation de la Croix-Rouge. Mais pour tous, elle reste la Dame à la lampe. Celle qui parcourait la nuit les salles de l'hôpital de Scutari et qui faisait semblant de ne pas voir que, quand son ombre projetée par la lampe à huile passait sur leur oreiller, les blessés, en silence, se retournaient pour l'embrasser.

Un notable

Nous sommes en 1955. Ce n'est pas si loin, c'est une période que beaucoup ont vécue, et pourtant c'est, à bien des égards, un autre monde. Sur le plan des conventions sociales notamment. À l'époque, on a un respect bien plus grand qu'aujourd'hui pour la fortune, dans les campagnes surtout. En 1955, quand on est un notable, dans sa petite ville ou dans son village, on peut tout se permettre ou presque...

Et notable, c'est bien le qualificatif qui convient à Joseph Durieux. Ce médecin, héritier d'une longue dynastie médicale, possède une luxueuse clinique à Roubaix. Lui-même n'habite pas la grande ville de l'agglomération lilloise, mais à quelques dizaines de kilomètres de là, à Cerquin, un bourg de trois mille habitants, dont il a acheté le château. C'est dire s'il est entouré de la considération générale. On lui parle respectueusement, en retirant son chapeau ; le curé, dont il est la providence par ses dons aux bonnes œuvres, ne tarit pas d'éloges sur lui, il est même intime avec l'évêque ; le maire ne fait rien sans le consulter et on chuchote qu'il a des appuis politiques dans la capitale.

Jacqueline Viguier, dix-neuf ans, sait tout cela. Depuis qu'elle existe, elle a entendu parler du docteur Durieux. Il faut dire que son père, André Viguier, est presque médecin lui aussi, il est vétérinaire et, à ce titre, il lui arrive fréquemment de se rendre au château. Joseph Durieux possède, en effet, une écurie de course. André Viguier s'en occupe et, comme il a une excellente connaissance des chevaux, des relations cordiales se sont établies entre le châtelain et lui. C'est ainsi que, début avril 1955, après la mise bas difficile et réussie d'une jument, les deux hommes ont un moment de détente devant un verre. Le vétérinaire en profite pour demander une faveur au maître des lieux :

— Ma fille Jacqueline cherche du travail. Est-ce qu'il vous serait possible de l'aider ?

— Qu'est-ce qu'elle sait faire ?

— Elle a terminé ses études de secrétariat.

— Dites-lui de passer à la clinique. On verra...

Et, peu après, Joseph Durieux voit arriver une ravissante brunette à l'aspect piquant. Il lui sourit... Jacqueline, de son côté, le regarde émerveillée. Il est pour elle un personnage mythique, l'homme du château, dont elle a vu parfois avec envie son père franchir les grilles, elle-même n'ayant jamais eu ce droit. En plus, il porte ses quarante-trois ans avec beaucoup d'aisance. Il n'y a pas à dire, il est incontestablement séduisant... Il s'adresse à elle de sa voix naturellement autoritaire :

— Vous me plaisez. Je vous engage à l'essai. Si vous faites l'affaire, je vous garde.

Six mois ont passé et le docteur a fait mieux que garder Jacqueline, il en a fait sa maîtresse. Leur entente est sans nuage. Elle, c'est son premier amour, l'argent et la situation sociale n'y sont pour rien, elle est vivement éprise. Et lui-même, malgré son âge et son expérience, est également amoureux pour la première fois.

Sa vie sentimentale, en effet, a été bien vide jusque-là. Après quelques aventures sans lendemain, du temps de sa jeunesse étudiante, il a épousé très vite sa femme Émilie. C'était un mariage d'intérêt : elle appartenait elle aussi à une grande famille du Nord et l'argent qu'elle a apporté a permis de développer la clinique. Ensemble, ils ont eu trois enfants et ils ont mené la vie austère des grands bourgeois de province. C'est dire ce que représente l'arrivée brutale de Jacqueline dans la vie de Joseph Durieux : c'est comme un souffle de jeunesse, une renaissance !

À tel point que Joseph Durieux décide de franchir un pas de plus. Il propose à Jacqueline de s'enfuir avec elle. Elle est abasourdie, à la fois émerveillée et terrorisée :

— Mais que vont dire les gens ?

— Ils ne diront rien. Je les connais.

— Et ta femme ?

— Elle ne dira rien non plus...

À l'automne 1955, le couple quitte Cerquin pour s'installer en Belgique. Ils restent là plusieurs semaines, et le plus étonnant, c'est que le directeur de la clinique avait raison : à Cerquin, personne ne dit rien quand sa fugue est connue. Qu'un homme de son âge et de sa situation ait une aventure, on trouve cela normal. C'est au contraire Jacqueline Viguier qui fait l'objet de toutes les critiques. Ce n'est qu'une aventurière, qui a décidé de mettre la main sur la fortune de son amant ! Quant à Émilie Durieux, en digne épouse chrétienne, elle se tait et attend. Elle va prier à l'église, en compagnie du curé, pour le retour de son mari.

Mais Joseph ne rentre pas... De retour de Belgique, il décide de s'installer dans la région parisienne avec Jacqueline. C'est qu'il est décidément amoureux. Par un de ses amis notaire à Lille, Me Revalet, il fait l'achat d'une villa à Meudon pour y abriter sa liaison. Me Revalet, qu'il est allé voir secrètement dans son étude lilloise, désapprouve vivement son comportement :

— Tu es fou ! Tu ne vas pas refaire ta vie avec une fille de cet âge ?

— Je l'aime.

— Cela ne tiendra pas. Tu te comportes comme un gamin. Tu n'auras que des ennuis...

Me Revalet ne se trompe pas. Passé les moments d'euphorie, le couple se révèle bien mal assorti. Joseph Durieux continue à diriger de loin sa clinique, par courrier et par téléphone, alors que, pour Jacqueline, seuls comptent les sentiments. Et c'est alors que se produit l'événement qui va tout faire basculer. Un beau soir, alors que son amant rentre de Paris où il est allé rencontrer des collègues médecins, Jacqueline lui annonce tout émue :

— J'ai une grande nouvelle à t'apprendre : je suis enceinte !

Mais Joseph Durieux n'a pas l'air du tout de trouver la nouvelle à son goût. Il fronce les sourcils.

— Tu en es certaine ?

— Aussi certaine qu'on peut l'être !... Eh bien, tu ne dis rien ? C'est tout l'effet que cela te fait ?

Effectivement, le docteur Durieux ne dit rien. Pour lui, cette grossesse est une prise de conscience brutale. Elle signifie que les choses sont devenues vraiment sérieuses. Il ne s'agit plus d'une folle aventure pendant laquelle il se sentait redevenir l'étudiant qu'il était autrefois. Un enfant, cela signifie un nouveau foyer, cela signifie qu'il va falloir faire un choix... Mais cela, c'est trop tôt. Il ne le veut pas. Il s'entend répondre :

— Tu as dix-neuf ans.

— Eh alors ? Ma mère m'a eue au même âge. Où est le problème ?

— C'est bien jeune.

— Je ne trouve pas.

— Moi, si. Je veux que nous profitions l'un de l'autre. Nous avons tout le temps.

— De toute façon, il va naître. Nous n'avons pas le choix.

— Peut-être que si...

Jacqueline Viguier secoue la tête, incrédule. Elle regarde son amant comme elle ne l'avait jamais fait jusque-là.

— Qu'est-ce que tu veux dire ?

— Je suis médecin. Je suis tout à fait capable de faire le nécessaire. Crois-moi, c'est la meilleure solution...

Et c'est ce qui se produit : Joseph Durieux pratique l'avortement sur sa maîtresse. Mais à partir de là, tout est brisé. D'abord, l'intervention se passe mal, il y a une hémorragie, des complications et le médecin doit user de ses relations pour que Jacqueline soit hospitalisée discrètement dans une clinique parisienne... Durant son séjour, il a le temps de faire le point. Il comprend dans quelle situation inextricable il s'est mis. Sa liaison ne peut s'éterniser : il doit divorcer ou rompre. Mais divorcer, il n'en est pas question : il y a trop d'intérêts en jeu. En contrepartie de l'argent qu'elle a apporté, Émilie a obtenu des parts dans la clinique et il faudrait faire le partage. Ne reste que la rupture.

Il décide de le faire élégamment et même princièrement, car il a conservé tous ses sentiments pour Jacqueline. Au retour de la clinique, quand ils sont de nouveau dans leur pavillon, il annonce à sa maîtresse :

— J'ai une surprise pour toi ! J'ai décidé de t'offrir une boutique de mode à Paris.

La réaction de Jacqueline est loin d'être enthousiaste. Elle arbore une mine soupçonneuse.

— Qu'est-ce que ça veut dire ?

— Tu ne m'as pas dit que tu adorais la mode ? Ce serait merveilleux d'en faire ton métier.

— Et toi, tu vas tenir la boutique avec moi ?

— Non bien sûr, il y a la clinique...

— Alors, tu vas retourner dans le Nord et tu viendras me voir de temps en temps, ou même plus du tout, c'est cela ?

— Tout sera comme avant, je t'assure...

Mais Jacqueline Viguier a compris et elle oppose un refus catégorique. Elle ne veut pas entendre parler de rupture, même avec ce somptueux cadeau d'adieu, même avec la promesse de fréquentes retrouvailles. Et, comme Joseph insiste encore, elle franchit le pas :

— Si tu me quittes, je dis à tout le monde que tu m'as avortée et ta carrière est fichue !

— Tu ne ferais pas cela !

— Sans la moindre hésitation.

— On ne te croira jamais...

— À la clinique, ils m'ont dit que je garderais des

séquelles. Je ne suis pas médecin, mais je suis sûre que, si on m'examine, on verra tout de suite que je me suis fait avorter !

Joseph Durieux, lui, est médecin et il sait parfaitement que Jacqueline a raison... Il sait aussi, après six mois de vie commune, de quoi elle est capable : Jacqueline a un caractère entier, elle sait se montrer violente quand elle tient vraiment à quelque chose et, s'il y a quelque chose auquel elle tient, c'est leur couple.

Or, sa menace ne peut être prise à la légère. On ne plaisante pas avec l'avortement, en 1955. Il n'y a pas si longtemps, sous l'Occupation, on a guillotiné une femme qui s'en était rendue coupable. Dans le cas de Joseph Durieux, cela n'irait sans doute pas jusque-là, mais malgré toutes ses relations, il ne pourrait pas échapper à la prison et il serait certainement radié de l'ordre des médecins. Ce serait la ruine et le déshonneur, la fin à tout jamais de son statut de notable. Alors, dès cet instant, sa décision est prise. Il calme sa maîtresse d'un geste et se fait tout sourire.

— N'en parlons plus. Tout continue comme avant.

— C'est vrai ?

— Puisque je te le dis...

Mais le lendemain, lors d'une des escapades dans la capitale qui lui sont coutumières depuis quelque temps, Joseph Durieux téléphone à sa femme.

— J'ai décidé de rentrer. J'irai seulement de temps en temps à Paris. Disons un week-end sur deux. Est-ce que tu es d'accord ?

Émilie n'a pas une seconde d'hésitation.

— Je suis d'accord.

— Tu ne me poseras jamais aucune question ?

— Je te le promets...

C'est ainsi que, début janvier 1956, Joseph Durieux revient à Cerquin. Les habitants de la petite localité l'accueillent avec émotion. Personne, à commencer par Émilie, ne fait la moindre allusion à ce qui s'est passé. Et, par la suite, chacun fait semblant de ne pas remarquer qu'un samedi sur deux, il part seul au volant de sa voiture pour ne rentrer que le lundi... Le docteur a eu une liaison, c'était parfaitement son droit. À présent, il la poursuit épisodiquement et discrètement, cela ne regarde que lui. Un jour, il finira par se lasser et tout rentrera dans l'ordre.

Il n'y a qu'à André Viguier que le directeur de la clinique se sent le devoir de donner des explications. Il le fait appeler au château quelques jours après son retour et le conduit dans son bureau pour un entretien en tête à tête.

— Jacqueline est restée à Paris. Je vais la voir de temps en temps. Nous avons pris cette décision ensemble : c'était la seule solution raisonnable. Je pense que vous êtes d'accord.

— Vous avez sans doute bien agi. Qu'est-ce qu'elle fait en ce moment ?

— Pour l'instant, elle hésite. Elle parle d'ouvrir un commerce de mode, mais elle ne s'est pas encore décidée. De toute façon, quel que soit son choix, je lui donnerai l'argent nécessaire...

La conversation s'en tient là. André Viguier est satisfait et n'insiste pas... Tout semble donc aller au mieux pour le médecin, mais le danger va survenir du côté où il ne l'attend pas. Quelques semaines plus tard, alors qu'il a invité son ami Me Revalet à déjeuner au château, ce dernier demande à lui dire quelques mots en particulier. Joseph Durieux le conduit dans son bureau et le notaire entre sans plus attendre dans le vif du sujet :

— Où est Jacqueline ?

— À Meudon.

— Non, elle n'y est pas, j'ai fait une enquête. Et je me demande qui tu vas rencontrer deux fois par mois en région parisienne.

Surpris par cette attaque brutale, Joseph Durieux répond néanmoins sans se démonter :

— Ce n'est pas elle. C'est une autre femme que j'ai rencontrée à Paris durant notre liaison.

— Qui est-ce ?

— Je ne peux pas te le dire.

— Et Jacqueline ?

— Nous avons rompu précisément à cause de cette femme. Je ne sais pas où elle est, peut-être loin, peut-être en Amérique. Je lui ai donné beaucoup d'argent...

— Je veux bien te croire, mais je te donne une semaine pour me prouver qu'elle est en vie. Sinon, je préviens la police.

Le médecin regarde son vieil ami avec des yeux ronds.

— Tu penses vraiment que je pourrais être un assassin ?

Et il entend ce dernier lui répondre bien en face :

— Oui.

Me Revalet tient parole. La date fatidique arrivée et en l'absence de toute réponse, il alerte la police... Très vite, l'enquête prend une très mauvaise tournure pour le médecin. Il est incapable de donner la moindre précision sur l'endroit où se trouve Jacqueline Viguier. D'autre part, il refuse obstinément de citer le nom de sa mystérieuse nouvelle maîtresse. Selon lui, c'est une dame mariée très en vue dans le monde politique et un scandale éclaterait si la chose se savait.

Mais il va bientôt être obligé de renoncer à cette version des faits, car un témoignage vient l'accabler : une voisine l'a vu passer récemment le week-end à Meudon et elle est certaine que personne ne l'y a rejoint. Ainsi, il quittait deux fois par mois sa femme et ses enfants, il faisait plusieurs centaines de kilomètres pour rester deux jours seul dans un pavillon vide ! Pourquoi, sinon pour donner le change ? Pour faire croire que sa liaison continuait, alors qu'elle était terminée et pour cause ! Cette fois, pressé de questions, il finit par capituler :

— C'est vrai. Je l'ai tuée.

— Où cela s'est-il passé ?

— En forêt de Fontainebleau, pendant une promenade en voiture. Je l'ai assommée avec le cric et je l'ai enterrée avec une pelle qui était dans le coffre.

Les enquêteurs ont retrouvé le corps à l'endroit indiqué

et le procès de Joseph Durieux s'est ouvert un an plus tard. Bien défendu par une gloire du barreau, qui a réussi à convaincre les jurés qu'il n'y avait pas eu préméditation, mais qu'il s'agissait d'une querelle d'amoureux ayant mal tourné, il a été condamné à vingt ans de prison... La presse a consacré de longs articles aux débats et, du premier au dernier jour, la salle d'audience a été remplie d'une assistance aussi nombreuse que distinguée. On a remarqué, en particulier, les témoignages de sa famille, de ses collaborateurs et des habitants de Cerquin, venus unanimement pour le défendre. Le maire s'est montré particulièrement élogieux et le curé a donné lecture d'une lettre de l'évêque. Jusqu'au bout, même criminel, le docteur Durieux est resté un notable.

Le nom du père

24 avril 1976. Un homme d'une trentaine d'années entre dans le commissariat central de Karlsruhe, en Allemagne. Il est bien mis, porte des petites lunettes à monture dorée sur un visage un peu poupon. Il semble très agité. Il s'adresse au premier policier qu'il rencontre :

— Je veux voir tout de suite le commissaire !

L'agent répond d'un ton rogue :

— On ne dérange pas le commissaire comme ça !

L'homme s'agite encore un peu plus :

— Est-ce que trois meurtres, cela vous semble suffisant ?

Oui, c'est suffisant. Le policier jette à l'arrivant un regard où se lisent la stupeur et l'inquiétude et court dans le bureau de son chef.

Le commissaire Werner Funck considère avec attention le visiteur qui se tortille sur sa chaise :

— Vous vous appelez ?

— Dietrich... Klaus Dietrich.

— Âge ?

— Trente et un ans.

— Profession ?

— Infirmier... C'est justement à cause de ma profession que j'ai commis ces meurtres. J'en avais assez de voir souffrir les gens. C'est vrai, c'est trop injuste ! Alors, j'en ai tué trois, trois malades incurables. Mais ma conscience ne me laissait pas en repos. Il fallait que j'avoue.

Klaus Dietrich avale sa salive :

— Voilà, c'est fait...

— Bien. Et vous les avez tués comment ?

— En leur injectant de l'air par intraveineuse. Ils n'ont pas souffert.

Pour le commissaire Funck, pas de doute : l'homme qui vient de s'accuser est un mythomane. D'ailleurs, son comportement révèle des symptômes de dépression. Mais comme chaque fois en pareil cas, il doit vérifier ses dires.

— Je suis obligé de vous arrêter, monsieur Dietrich.

Klaus Dietrich semble accueillir cette phrase avec soulagement :

— C'est normal. Je le mérite...

Désir de se rendre intéressant, recherche du châtiment, besoin de trouver avec la prison un refuge contre le monde extérieur : sans être psychologue, le commissaire Funck est familier de cette sorte de comportement. Aussi est-ce sans illusion qu'il se rend à l'hôpital, d'ailleurs tout proche du commissariat. Le médecin-chef le reçoit avec quelque surprise. Il écoute le récit que le commissaire lui fait sans conviction et hoche la tête.

— Je pense comme vous que Dietrich est devenu mythomane. Il est dans le service depuis sept ans et il n'y a jamais rien eu à dire à son sujet... Voulez-vous me donner les noms des personnes décédées, je vais faire sortir leurs dossiers.

Le commissaire Werner Funck regarde sur le procès-verbal de la déposition.

— Brenner, Gesell et Neumann.

Quelques minutes plus tard le médecin a sur son bureau les trois dossiers. Mais à l'étonnement du commissaire, il prend un air soucieux.

— C'est étrange ! Ces trois personnes étaient bien atteintes de maladie incurable, mais elles sont mortes le même jour, le 4 avril.

Effectivement, le commissaire Werner Funck ne s'attendait pas à cela. Il demande, d'un ton devenu grave :

— Est-ce que leur décès aurait pu être provoqué par l'injection d'une bulle d'air dans les veines ?

— Évidemment. Cela ne laisse pas de trace.

— Et ils étaient dans le service de Klaus Dietrich ?

— Oui, tous les trois. Mais ce jour-là, il était de repos.

Le commissaire demande la permission d'emporter les dossiers et s'en retourne soucieux. L'affaire ne se présente pas du tout comme il l'attendait. Il faut qu'il interroge Dietrich sans attendre...

En pénétrant dans son bureau, celui-ci remarque aussitôt l'air préoccupé du commissaire. Il semble s'en réjouir.

— Ah, vous voyez que je disais la vérité ! Vous me prenez au sérieux maintenant.

Le commissaire décide de le provoquer, afin d'en savoir plus :

— Pas du tout. Vous êtes un mythomane ! Vous n'avez pu tuer personne puisque les trois décès ont eu lieu pendant votre jour de repos.

Dietrich a un ricanement triste :

— C'est vrai, je ne vous l'avais pas dit. Je l'ai fait exprès pour qu'on ne me soupçonne pas. Vous ne savez pas comme c'est facile de passer inaperçu dans un hôpital ! Personne n'a rien remarqué.

Le commissaire Funck n'insiste pas. La réponse est plausible. Pour savoir si Klaus Dietrich est un affabulateur ou non, il faut qu'il en apprenne un peu plus sur son compte. Il va enquêter sur sa vie privée...

Le lendemain, les inspecteurs ont préparé à son intention un résumé de l'existence de Dietrich. Il est éloquent : enfance malheureuse, parents divorcés quand il avait quatre ans. Comme la mère était alcoolique, le jeune Klaus a été élevé par son père, un être brutal plusieurs fois condamné pour coups et blessures. Klaus Dietrich s'est marié pendant son service militaire avec une certaine Carlotta Ritter, vraisemblablement parce qu'elle était enceinte. Celle-ci a profité de son séjour à l'armée pour le tromper sans vergogne. Ils ont divorcé à son retour du service. Étant donné l'inconduite de la mère, c'est à Klaus que l'enfant, Hans, a été confié. Depuis, il vit seul avec lui.

Bref, une vie navrante et très perturbée. Le commissaire a remarqué en particulier la répétition par Klaus Dietrich de la situation qui avait été celle de ses parents : par suite de l'indignité de la mère, il élève son fils comme son père l'avait élevé lui-même. Tout cela laisse effectivement supposer de graves troubles de la personnalité. Comme les membres de la famille Dietrich habitent Karlsruhe, le commissaire Funck décide de leur rendre visite lui-même...

Helmut Dietrich vit dans un quartier misérable de banlieue. Il a dépassé la soixantaine. Officiellement, il est artisan électricien, mais il est visible qu'il travaille juste suffisamment pour se payer de quoi manger et surtout de quoi boire. L'homme est mal rasé et se déplace dans son intérieur sordide d'un pas traînant. Le moins qu'on puisse dire, c'est que, quand il apprend les soupçons qui pèsent sur son fils, il ne cherche pas à le défendre.

— Cela ne m'étonne pas de lui ! J'ai toujours pensé que Klaus finirait mal. C'est un propre à rien !

— Vous le croyez donc capable d'avoir commis un meurtre ?

Helmut Dietrich hausse les épaules :

— Vous m'auriez dit qu'il s'était battu au couteau avec quelqu'un, je ne vous aurais pas cru. Mais tuer des malades sans défense, c'est tout à fait son genre. C'est un lâche. J'espère qu'on lui collera la perpétuité !...

C'est avec une sensation de soulagement que le commissaire quitte le déplaisant personnage. Mais sa rencontre avec Carlotta Ritter n'est pas plus encourageante. Il la trouve dans un hôtel louche de la ville. Depuis son divorce, elle est devenue carrément prostituée. En entendant prononcer le nom de son ex-mari, elle a une expression de mépris :

— Qu'est-ce que vous voulez que ça me fasse ? On est divorcés, non ? Je n'ai rien à voir là-dedans.

Le commissaire Werner Funck poursuit néanmoins :

— Est-ce que vous avez remarqué qu'il avait tendance à inventer des histoires ?

La femme a un geste vague :

— Vous savez, pour ce qu'on s'est vus... Tout ce que je peux vous dire, c'est que c'est un pauvre type !

Le commissaire comprend qu'il n'a rien d'autre à attendre d'elle et il arrête là son enquête. Il ne peut s'empêcher d'éprouver de la pitié pour le malheureux infirmier, qui a passé son existence entre de telles créatures. Mais cela ne résout nullement le problème. Méprisé, rejeté de tous côtés, Klaus Dietrich a pu inventer cette histoire pour se rendre intéressant, comme il a pu tout aussi bien passer à l'acte. Pourtant, dans ce cas, le commissaire Funck ne voit pas bien pourquoi il aurait attendu si longtemps. Cela faisait sept ans qu'il était à l'hôpital de Karlsruhe. Pourquoi cette brusque impulsion ? Pourquoi tuer subitement ces trois malades, alors qu'il en avait soigné des centaines d'autres ? Pour cela, il aurait fallu une raison...

À tout hasard, le commissaire reprend le dossier des trois personnes décédées le 4 avril 1976. Et c'est alors qu'il remarque un détail qui lui avait échappé jusqu'à présent, un détail qui change beaucoup de choses : les trois malades, Brenner, Gesell et Neumann, avaient le même prénom, Helmut ! Helmut, comme Helmut Dietrich, ce père violent et odieux, que Klaus devait détester... Maintenant, le commissaire Funck comprend ce qui a pu se passer. La coïncidence répétée du prénom haï sur la liste des malades a provoqué en lui un déclic peut-être inconscient. En faisant une piqûre mortelle à Helmut Brenner, Helmut Gesell et Helmut Neumann, Klaus Dietrich tuait symboliquement son père, et par trois fois !

Le commissaire procède évidemment à un nouvel interrogatoire du suspect. Il va droit au but :

— Dietrich, je sais pourquoi vous avez tué !

— Je vous l'ai dit : pour abréger leurs souffrances.

— Pas du tout. Vous souvenez-vous des prénoms de vos victimes ?

Klaus Dietrich plisse le front et reste quelques instants silencieux.

— C'est curieux... Leurs noms de famille, je me les rappelle parfaitement, mais leurs prénoms, je n'y arrive pas. J'ai un trou.

— Je vais vous aider. Ils s'appelaient tous trois Helmut, comme votre père... Vous comprenez ce que cela signifie ? Il ne s'agit pas d'euthanasie, mais de vengeance. Je dirais presque de crime passionnel.

Klaus Dietrich s'est mis brusquement à pleurer comme un enfant. Le commissaire pose sa main sur son épaule :

— Mon enquête est terminée. La suite regarde les psychiatres. Gardez confiance...

Klaus lève le visage vers lui. Pour la première fois, il parle d'un ton apaisé :

— Maintenant, je vais pouvoir expier. C'est mieux ainsi.

Les meurtres de Klaus Dietrich et son extraordinaire mobile font la une des journaux. Mais la révélation de l'affaire à l'opinion publique provoque aussitôt un rebondissement que personne n'attendait plus.

Le jour même, un homme demande à être reçu par le commissaire Funck. Il tient un journal à la main. Il semble bouleversé...

— Je m'appelle Oscar Bruch. Je suis un ami de Klaus Dietrich, un camarade de régiment. Je crois même que je suis son seul ami.

Oscar Bruch montre son journal :

— Là-dedans, ils disent que le crime a eu lieu le 4 avril. Mais ce n'est pas possible. Le 4 avril, on a passé toute la journée ensemble. Il est venu chez nous. Il y avait ma femme et mes parents. Klaus ne nous a pas quittés, tous pourront vous le confirmer.

Le commissaire se sent soudain pris de vertige.

— Mais alors, il est innocent ?

— J'en suis certain. Klaus est incapable d'une chose pareille. C'est un garçon très malheureux. Son seul refuge est le rêve. Il a toujours eu tendance à inventer des histoires. Quand je l'ai connu au régiment, il m'avait raconté tout un roman sur sa famille : il avait un père et une mère riches et attentionnés, il venait d'épouser une jeune fille du meilleur milieu. C'est plus tard qu'il m'a avoué que tout était faux...

Le commissaire Funck se fait confirmer l'alibi de Dietrich par les membres de la famille Bruch, puis il convoque le prisonnier dans son bureau. Lorsque ce dernier est devant lui, il le regarde longuement sans rien dire. Quel mystère se cache derrière ce visage ?... Le commissaire reste persuadé que c'est bien la coïncidence des trois prénoms qui a tout déclenché. Le lendemain de son jour de repos, Klaus Dietrich a vu que trois Helmut étaient décédés dans son service. Alors, dans un processus plus ou moins conscient, il s'est accusé. C'était lui le coupable de ce triple meurtre symbolique, ce ne pouvait être que lui... Il lui demande doucement :

— Pourquoi avez-vous menti ? Vous vous rendez compte que vous risquiez la prison à vie ?

Klaus Dietrich bondit de son siège.

— Je n'ai pas menti ! Je les ai tués !

Le commissaire a un soupir.

— Le jeu est terminé, Dietrich. Oscar Bruch m'a tout raconté.

Le nom de son ami provoque une sorte de stupeur chez Klaus Dietrich. Il cherche ses mots mais ne les trouve pas. Il finit par dire :

— Laissez-moi en prison.

— On ne met pas les innocents en prison. Le juge vous inculpera sans doute pour outrage à magistrat. En attendant, vous êtes libre.

Klaus Dietrich regarde le policier d'un air implorant.

— Vous ne comprenez pas que je ne veux pas de la liberté ? Je ne veux pas retrouver mon existence, elle est trop triste, elle est trop laide ! Je préfère être un prisonnier comme les autres qu'un raté en liberté.

— Vous avez votre fils...

— Je suis incapable de l'élever, tout comme mon père a été incapable de m'élever !

Le commissaire Werner Funck se lève. Il ne peut prolonger davantage l'entretien. Son travail l'attend. Il doit s'occuper de véritables affaires criminelles.

— Il ne faut jamais s'avouer vaincu, Dietrich. Bonne chance !

C'est le lendemain que les journaux ont annoncé l'épilogue de l'affaire Klaus Dietrich : l'ancien infirmier s'était pendu en rentrant chez lui ; à ses côtés, un simple mot : « Mon premier et dernier crime. »

La clinique de la Sérénité

Satyabala avance à pas pressés dans les rues de New Delhi. Nous sommes le 4 mai 1954, au début de l'après-midi, et il fait un temps de rêve. La capitale indienne, qui a accédé à ce statut lors de l'indépendance, est calme comme à son habitude. New Delhi est une ville policée, qui ne connaît pas la promiscuité et les difficultés de Bombay ou de Calcutta...

Satyabala se presse plus encore. Elle est jolie, ravissante même : de beaux cheveux noirs coiffés en bandeaux, de grands yeux en amande, des lèvres charnues et sensuelles. Elle n'est pas vêtue d'un sari selon la coutume du pays et comme sont habillées la majorité des autres passantes, elle porte une jupe et un corsage, à l'occidentale... Ce n'est pourtant pas à cause de son habillement ni en raison de sa beauté que les gens se retournent sur son passage : visiblement quelque chose ne va pas chez elle. Elle titube, de temps en temps elle se plie en deux, semblant sur le point de vomir, mais elle ne s'arrête pas et continue sa course erratique. Elle arrive bientôt devant un modeste pavillon d'un quartier populaire. Elle pousse la porte en bambou qui donne sur le jardinet et s'effondre au beau milieu de l'allée. Une femme d'une quarantaine d'années sort de la maison et se précipite.

— Satyabala, qu'est-ce qui t'arrive ?

Mais Satyabala ne répond pas. Elle a les lèvres bleuies et toutes minces. De la salive s'en échappe, son visage est aussi pâle que celui d'une morte. La femme se met à courir dans la rue et par chance tombe tout de suite sur un policier.

— Il faut faire quelque chose. Ma fille se sent mal. Je crois que c'est très grave !

Le policier la suit jusqu'au jardinet, constate que la jeune fille est inconsciente et va appeler des secours à partir de la borne la plus proche. Un médecin ne tarde pas à arriver à bord d'une ambulance. Il se penche sur Satyabala toujours inconsciente. Sa mère l'interroge :

— Ce n'est pas trop grave, n'est-ce pas ? C'est une insolation ?

Mais le praticien secoue la tête négativement.

— Non, cela n'a aucun rapport avec la chaleur. C'est un empoisonnement. J'ai l'impression qu'elle a été mordue par un serpent.

La mère de Satyabala porte les mains à son visage. Les serpents mortels sont un danger réel en ce milieu des années 1950. Pas en ville, où ils ont été pratiquement chassés, mais dans les bois environnants. Or, sa fille a l'habitude de prendre son repas de midi, qu'elle emporte dans un panier, dans le bois de Pantcha, un des grands espaces verts de New Delhi. Sa mère l'explique au médecin, qui hoche la tête et questionne :

— Que fait votre fille ?

— Elle travaille dans une clinique, la clinique de la Sérénité.

— Pourquoi n'y est-elle pas allée au lieu de venir chez vous ? Là, on aurait pu la soigner. À moins que vous ne soyez sur le chemin entre le bois et la clinique.

— Pas du tout : son travail est tout près du bois de Pantcha. Je ne comprends pas...

Satyabala est déposée sur un brancard et conduite à l'ambulance. Au moment où les portes vont se refermer sur elle, un homme corpulent de vingt-cinq à trente ans fait irruption. Il est couvert de sueur et tout essoufflé. Il s'adresse au médecin :

— Satyabala est malade ?

— Oui. On ne sait pas ce qu'elle a.

— Je suis le frère de Rajani, une de ses amies. Elle vient

de rentrer à la maison. Elle aussi est tombée brusquement malade.

— Elles sont voisines ?

— Voisines et collègues. Elles travaillent dans la même clinique.

Cette fois, il se produit un déclic dans l'esprit du médecin. Il se promet de signaler la chose à l'hôpital et il est certain que la police s'intéressera à cette étrange coïncidence.

Les deux jeunes filles se retrouvent peu après à l'Hôpital central de New Delhi, dans le service du docteur Vakil, éminent toxicologue. La police a été alertée par le médecin des urgences et c'est un jeune inspecteur, Vikaj Sondhi, qui a été mis sur l'affaire. Il interroge le docteur Vakil, qui vient d'en terminer avec Satyabala et Rajani. Le praticien est désorienté et il ne le cache pas :

— Elles ont exactement les mêmes symptômes. Je n'ai jamais vu une maladie semblable. On dirait une morsure de cobra.

— Et ce n'est pas possible ?

— Pour l'une d'elles, oui. Elle revenait du bois de Pantcha. Mais l'autre, non. Elle quittait sa clinique pour aller déjeuner chez elle et il n'y a jamais eu de serpent mortel sur ce trajet. Ce sont des rues très passantes, il y a des autobus, des tramways.

— Peut-être qu'exceptionnellement...

— Ce serait la première fois. Il y a vingt ans que je suis responsable du service de toxicologie de cet hôpital et, à ce titre, tous les cas de morsure me sont envoyés. Je suis formel : ce n'est jamais arrivé.

— Leur état est grave ?

— Très. Rajani est perdue. Satyabala pourra s'en tirer avec de la chance...

À ce moment, le téléphone sonne dans le bureau du professeur. Ce dernier décroche, écoute un moment son interlocuteur en silence et repose le combiné. Il regarde l'inspecteur Vikaj Sondhi avec un rien d'excitation.

— J'ai l'impression que vous êtes sur une affaire qui sort de l'ordinaire.

— Qu'est-ce qui se passe ?

— On vient d'amener une troisième jeune femme. Elle est dans un état comateux.

Le diagnostic est une morsure de cobra et elle travaille dans la même clinique !

L'inspecteur emboîte le pas au docteur, qui quitte son bureau en direction de l'admission des urgences.

— Cela ne vous dérange pas que je l'interroge avant que vous vous occupiez d'elle ?

— Pas du tout, mais cela m'étonnerait qu'elle soit en état de vous répondre...

Effectivement, la troisième jeune fille, qui est aussi belle que les deux premières, est totalement inconsciente. Même sans être médecin, il n'est pas difficile de voir que son état est critique : elle a les yeux révulsés, de la bave s'échappe de ses lèvres. À ses côtés, un jeune homme du même âge qu'elle. Tandis que le docteur Vakil s'empresse auprès de l'arrivante, l'inspecteur Vikaj Sondhi questionne ce dernier.

— Comment s'appelle-t-elle ?

— Kanta Sobradj.

— Vous êtes un parent, son mari ?

— Non, un collègue. Je suis infirmier à la clinique de la Sérénité.

— C'est à la clinique que cela lui est arrivé ?

— Oui. Elle était à la réception, quand elle s'est brusquement mise à hurler. J'ai appelé les secours, mais elle avait perdu conscience avant qu'ils arrivent.

— Elle était sortie pour déjeuner ?

— Non. Elle n'avait pas quitté la clinique.

— Et elle a dit quelque chose quand cela lui a pris ?

— Rien. Elle a perdu connaissance très rapidement.

L'inspecteur Vikaj Sondhi pose la question par acquit de conscience, même si elle lui semble d'avance incongrue.

— Est-ce qu'il vous semble possible qu'un serpent venimeux ait pu s'introduire dans l'établissement ?

La réponse est celle qu'il attendait, elle est même proférée avec un agacement certain :

— Évidemment, non !

L'inspecteur Vikaj Sondhi choisit de ne pas quitter l'Hôpital central, mais il prend soin de demander à un de ses collègues de s'informer pendant ce temps sur la clinique de la Sérénité. Il lui faut tous les renseignements possibles, car c'est là, de toute évidence, que se trouve la clé de l'énigme.

Lui garde l'espoir d'apprendre quelque chose d'une des victimes. Il n'espère pas pouvoir les interroger vraiment. Depuis leur admission, toutes les trois sont inconscientes et hors d'état de dire quoi que ce soit. Mais on ne sait jamais, l'une d'entre elles peut reprendre ses esprits quelques instants et dire un mot qui le mettra sur la voie. C'est dans cet espoir qu'il patiente toute la journée et, la nuit venue, se fait installer un lit de camp dans un couloir. Il demande qu'on vienne le réveiller s'il se passe quelque chose.

Mais il est déjà six heures du matin lorsqu'un infirmier vient lui secouer l'épaule pour le tirer du sommeil... Il a une moue de dépit en retrouvant ses esprits.

— Ah ! Il ne s'est rien passé.

L'homme en blouse blanche hoche la tête avec une grimace.

— Si, malheureusement. La dernière arrivée, Kanta Sobradj, est morte.

— Et les deux autres ? Elles vont mieux ?

— Non. Leur état s'est aggravé. Elles sont mourantes.

Vikaj Sondhi pousse un soupir. Dans ces conditions, il n'a plus qu'à rentrer au commissariat en espérant y apprendre du nouveau.

Dès qu'il arrive, il retrouve une partie de son optimisme. Son collègue a l'air très satisfait de lui.

— J'ai enquêté sur ta fameuse clinique de la Sérénité. Elle est dans un quartier tout ce qu'il y a de chic et elle n'est pas comme les autres. Ce n'est pas une clinique médicale.

— Comment cela ?

— On n'y soigne pas les gens. Elle est spécialisée dans la remise en forme, cure d'amaigrissement, cure de rajeunissement, etc. Et elle a la meilleure clientèle : des gens riches et, paraît-il même, des gens très importants.

— Quel genre ?

— La finance, les arts, la politique, du beau monde...

— Je vois. Et qui dirige l'établissement ?

— Un couple : Batan Radjaïb et sa femme Milki. Contrairement à ce qu'on pourrait penser, ce n'est pas lui qui est médecin, c'est elle. Elle prétend qu'elle a été la première femme à obtenir son doctorat en Inde, en tout cas c'est l'une des premières. Elle s'occupe de tout ce qui concerne les traitements, lui se charge de la promotion et de la comptabilité.

Vikaj Sondhi a écouté avec attention. Il hoche la tête.

— Et les trois filles, qu'est-ce qu'elles faisaient exactement ?

— Elles n'ont pas de formation médicale. Elles étaient quelque chose comme des hôtesses.

— Est-ce qu'elles auraient pu être un peu plus pour certains riches clients ?

— C'est exclu. La maison a une excellente réputation...

— Dans ce cas, il ne me reste plus qu'à aller voir sur place.

La clinique de la Sérénité est véritablement un endroit luxueux. C'est un bâtiment colonial, construit à l'européenne, au milieu d'un vaste parc exotique. Mais une atmosphère d'angoisse est nettement perceptible lorsque l'inspecteur Vikaj Sondhi y fait son entrée. La jeune femme qui remplace à la réception Kanta Sobradj décédée est toute tremblante. Elle regarde craintivement autour d'elle, comme si elle se sentait en présence d'un danger invisible et mortel. Vikaj Sondhi s'annonce et demande à parler aux Radjaïb. Le mot « police » semble terroriser plus encore la malheureuse.

— C'est que seule le docteur Radjaïb est là. Son mari est allé parler à la presse. À cause... des événements.

— Eh bien, annoncez-moi à votre patronne. Je vais la voir d'abord.

Le moins qu'on puisse dire, c'est que Milki Radjaïb ne partage pas l'émotion qui règne autour d'elle. Elle fait preuve au plus haut point de cette disposition d'esprit qui a donné son nom à la clinique : la sérénité. C'est même de froideur glaciale qu'il faudrait parler. Elle a l'air excédé par ce qui vient de se passer... À peine l'inspecteur est-il entré dans son bureau qu'elle laisse éclater sa contrariété :

— Vous vous rendez compte d'une publicité pour mon établissement ? Nous avons la meilleure clientèle, des personnalités. C'est une catastrophe !

— C'est plus catastrophique encore pour la jeune femme qui est morte et pour les deux autres qui sont mourantes, madame.

Milki Radjaïb a un geste impatient, comme si ce détail n'avait pas la moindre importance, et prie son visiteur de s'asseoir.

— Je vous écoute, inspecteur...

Vikaj Sondhi regarde attentivement son interlocutrice. Milki Radjaïb n'est pas que froide, elle est surtout extraordinairement belle. Grande, vêtue d'un sari rouge qui lui va à ravir et qui doit coûter une fortune, elle a un visage aux traits parfaits et surtout des yeux extraordinaires. Ils sont bleu sombre, une couleur rarissime en Inde, avec un éclat dur et fascinant. L'inspecteur Sondhi n'a jamais vu des yeux pareils et il est certain qu'il n'en verra jamais plus de sa vie.

— Les trois jeunes femmes ont été victimes d'un empoisonnement avec quelque chose qui ressemble à du venin de cobra.

— C'est qu'elles ont été déjeuner au bois et qu'elles se sont fait mordre par un serpent.

— L'une d'elles y a été, mais pas les deux autres.

— Elles y ont certainement été toutes les trois. On vous a mal renseigné.

Cette dernière réplique a été prononcée sur un ton péremptoire. Milki Radjaïb est douée d'une rare autorité naturelle.

L'inspecteur se dit qu'il ne doit pas faire bon être sous ses ordres et encore moins lui résister.

— Je suis sûr de ce que j'avance. Elles ont été empoisonnées autrement. Est-ce qu'il y a des produits toxiques à la clinique ?

— Évidemment, mais aucune des trois n'y avait accès. Ils sont sous clé.

— Et qui a cette clé ?

— Moi.

— Votre mari aussi, j'imagine.

— Non. Il ne s'occupe pas de ces choses-là...

Vikaj Sondhi n'insiste pas davantage. Il en sait assez. Milki Radjaïb, dont la dissimulation n'est assurément pas le défaut dominant, a tout à fait l'étoffe d'une meurtrière et elle en avait les moyens avec l'armoire aux poisons. Cela dit, de quelle manière précise et pour quelle raison aurait-elle voulu tuer trois personnes : la réponse à ces questions est loin d'être évidente... Il a bon espoir d'en savoir plus avec le mari.

Ce dernier ne tarde pas à faire son apparition et, même s'il n'en laisse rien paraître, l'inspecteur n'en revient pas ! Jamais, peut-être, il n'a vu un couple aussi dissemblable. Autant sa femme est grande, autant Batan Radjaïb est minuscule. Ce n'est pas loin d'être un nain ; avec cela, il est bedonnant et chauve comme un œuf. Cela ne l'empêche pas d'être très élégant, il est même habillé avec un luxe extravagant : un foulard de soie multicolore, un costume occidental à rayures jaunes et vertes... Son comportement, lui aussi, le distingue de sa femme. Ses premiers mots sont pour demander des nouvelles des jeunes femmes :

— Comment vont-elles, inspecteur ?

— L'une est morte.

— Laquelle ?

— Kanta Sobradj, celle qui était à la réception.

Est-ce une illusion ? Il semble à l'inspecteur qu'une lueur de soulagement a passé dans le regard du petit homme chauve. Il décide d'orienter son interrogatoire dans cette direction.

— Quelles étaient vos relations avec les trois victimes ? J'ai absolument besoin de le savoir. De toute façon, je l'apprendrai tôt ou tard...

Batan Radjaïb hésite un instant, puis pousse un soupir.

— Vous avez raison, autant dire la vérité tout de suite. Satyabala était ma maîtresse...

Satyabala : celle qui allait déjeuner dans le bois de Pantcha avec son panier... Dans l'esprit de l'inspecteur, le scénario se précise.

— Est-ce que vous lui avez donné quelque chose pour son repas ?

— Cela m'arrivait souvent. Je lui offrais souvent des friandises, des choses qu'elle ne pouvait pas s'acheter elle-même. Hier, c'étaient des litchis...

Et voilà, tout est en place ! Milki Radjaïb, au courant de la liaison de son mari et très jalouse, a décidé de supprimer sa rivale. Pour cela, elle a introduit dans plusieurs litchis, à l'aide d'une seringue, un poison semblable à du venin de cobra. Comme la jeune fille a l'habitude de prendre son repas dans le bois de Pantcha, on trouvera la chose naturelle et on conclura à la morsure d'un serpent. Malheureusement pour elle, la doctoresse a voulu trop bien faire, elle a empoisonné plusieurs fruits et Satyabala, généreuse, en a donné à ses deux collègues. Laquelle Satyabala, se sentant empoisonnée, a préféré se rendre chez elle plutôt qu'à la clinique, car elle soupçonnait, au moins en partie, la vérité... L'inspecteur n'a pour l'instant aucune preuve de ce qu'il imagine, mais il est sûr que les choses se sont passées ainsi. Il est sûr, également, que la coupable finira par avouer. C'est une question de temps.

Sur ce dernier point, il s'est trompé : Milki Radjaïb n'a pas avoué. À toutes les questions des policiers, puis du juge d'instruction, elle a opposé des dénégations méprisantes. Mais c'était refuser l'évidence et cela ne l'a pas empêchée d'être inculpée, non pas d'un, mais de trois meurtres, car les deux autres victimes n'ont pas survécu.

Elle a persisté dans cette attitude à son procès où elle a plaidé non coupable. Lors des débats, les journalistes et le public ont découvert avec étonnement le couple qu'elle formait avec son minuscule mari. Il était pour elle une sorte de poupée vivante. Son plus grand plaisir était de l'habiller avec les plus beaux vêtements venus du monde entier. Cela ne l'empêchait pas d'être folle de lui et de se montrer d'une jalousie féroce à son égard. Elle avait d'ailleurs des raisons de l'être, car, malgré son physique peu avantageux, Batan Radjaïb multipliait les conquêtes, sans doute grâce à son argent.

Ces considérations sentimentales n'ont en tout cas pas ému les jurés, qui ont condamné l'accusée à mort. Et Milki Radjaïb, qui se vantait à tort ou à raison d'avoir obtenu la première son doctorat en Inde, a été, cette fois de manière certaine, la première femme à être exécutée depuis l'indépendance du pays. C'était le 3 janvier 1955.

Les deux légistes

Christina Lubke est incontestablement jolie avec ses longs cheveux d'un noir brillant, ses grands yeux, noirs également, et son teint par contraste très blanc qui lui donne quelque chose de fragile et de précieux. Elle a trente-deux ans. Pourtant, avec la ride soucieuse qui barre son front, le pli amer au coin de sa bouche, on ne peut pas dire qu'en cet instant précis elle soit jolie. Ses yeux ont une expression à la fois lointaine et dure, comme si quelque chose de terrible traversait son esprit.

Effectivement, Christina Lubke se souvient... Elle se souvient de l'après-midi du 26 mai 1974, il y a un an et demi. Elle était dans sa cuisine en train de préparer le repas du soir. Des pleurs ont éclaté, en provenance de la chambre des enfants. Le petit Arnold Werner venait de se réveiller. Un cauchemar sans doute... Christina Lubke se revoit quitter la cuisine, ouvrir la porte de la chambre, aller jusqu'au berceau, prendre l'enfant, un joli petit garçon de six mois, dans ses bras, le bercer pour le calmer, faire quelques pas avec lui, et c'est alors la catastrophe : un de ses pieds se prend dans le tapis, elle glisse, elle tombe, elle serre l'enfant contre elle tant qu'elle peut pour le protéger, mais la fatalité s'en mêle. La tête du petit heurte le radiateur. Il y a un bruit horrible, du sang...

Christina revoit le docteur, arrivé d'urgence ; son air sombre, d'abord, en examinant le petit corps.

— Il n'y a rien à faire, madame. Il est mort.

Puis, le regard du médecin devient soupçonneux.

— Vous comprendrez que, dans ces conditions, je ne peux pas délivrer le permis d'inhumer... Ce n'était pas votre enfant, disiez-vous ?

— Non. C'est celui de mes voisins, les Werner. Je...

— Je suis désolé de vous le dire, mais il y aura sûrement une enquête...

Oui, il y a eu une enquête. La police est venue. Ensuite il y a eu les convocations du juge d'instruction. Christina était confiante, son mari, Martin, la soutenait. C'était un accident, un tragique accident. Mais rien ne s'est passé comme prévu puisqu'elle est là...

Christina Lubke sort de sa rêverie et promène son regard autour d'elle. Ce 30 octobre 1975, la voici accusée de meurtre devant la cour d'assises de Stuttgart. Le palais de justice de Stuttgart est ultra-moderne : des murs nets, des boiseries claires à la scandinave, devant elle un micro. Tout est terriblement impersonnel, terriblement froid.

— Courage, madame Lubke !

À côté d'elle, son avocat esquisse un sourire. Il a été commis d'office et payé grâce à l'aide judiciaire. C'est un homme bedonnant entre deux âges et à moitié chauve... Du courage : comment en aurait-elle ? Pas grâce à lui, en tout cas. Il ne croit pas à l'accident. Il croit à un meurtre dû à un brusque accès de dépression. Elle s'est même disputée avec lui pour qu'il plaide l'innocence. Non, Christina Lubke ne croit plus à grand-chose, ce 30 octobre, devant la cour d'assises de Stuttgart. Elle a juste le sentiment d'être une victime...

Le président Braun, un homme sec aux cheveux blancs, fait quelques essais de voix dans son micro et s'adresse à l'accusée.

— Vous êtes Christina Lubke, trente-deux ans, mariée, deux enfants, demeurant 97, Wilhelmstrasse à Stuttgart ?

Deux enfants... Christina revoit les silhouettes de Rolf,

cinq ans, et Greta, trois ans. Depuis six mois qu'elle est en prison préventive, combien de fois les a-t-elle vus ? Une dizaine tout au plus. Et encore, c'était au début. Depuis plusieurs semaines ni son mari ni ses enfants ne sont venus la voir. Que se passe-t-il ? Son avocat n'a rien pu ou voulu lui dire...

— Accusée, voulez-vous répondre ?

Rappelée à l'ordre, Christina Lubke sort de sa rêverie douloureuse.

— Oui. C'est bien moi.

— Dites-nous dans quelles circonstances vous avez pris le petit Arnold Werner chez vous.

— Arnold était le fils de nos voisins de palier. Mme Werner est partie avec un homme tout de suite après avoir eu son bébé et son mari s'est mis à boire. Alors l'assistance sociale est venue me trouver. Elle m'a demandé si j'acceptais de m'occuper du bébé le temps que son cas soit réglé administrativement. Comme je ne travaille pas, j'ai accepté. La Sécurité sociale devait me donner 150 marks par mois. Mais le mois n'a pas été jusqu'au bout, à cause de l'accident.

— Vous maintenez que c'est un accident ?

— Bien sûr ! Pourquoi est-ce que j'aurais été frapper ce petit bonhomme ? Je ne suis pas un monstre ! Je ne suis pas une folle !

— Sans être folle, vous auriez pu être prise d'un moment d'égarement, d'une sorte de crise qui vous aurait fait perdre la tête. Dans ce cas, votre responsabilité serait amoindrie. Madame Lubke, vous ne devez pas craindre de nous dire la vérité. Êtes-vous certaine que les choses ne se sont pas passées ainsi ?

L'avocat de Christina regarde sa cliente avec anxiété. C'est cette version des faits qu'il lui a demandé de présenter au tribunal. Mais la jeune femme se raidit.

— Non. C'est un accident ! Je suis tombée avec l'enfant dans les bras...

Le président Braun pousse un soupir.

— Bien. Dans ce cas, j'appelle à la barre le docteur Volker, médecin légiste.

Le docteur Volker est tout jeune. Il se trouve que l'examen du bébé a été son premier acte médical après avoir obtenu sa spécialisation. Il a l'air assez impressionné de se trouver devant le tribunal, mais en même temps très excité. Il parle d'une voix passionnée.

— Dès que le corps du petit Arnold Werner est arrivé à l'hôpital nous avons fait des radiographies de son crâne. Eh bien, nous avons trouvé non pas une fracture, mais deux ! Une sur la partie frontale, qui a entraîné la mort immédiate par hémorragie, et une seconde à l'arrière sur la partie occipitale, non mortelle.

— Est-ce que ces deux fractures sont compatibles avec le récit que fait l'accusée ?

— Non. Sa version explique seulement la fracture au front, mais pas l'autre.

— N'est-il pas possible que, dans la chute, l'enfant ait été touché d'abord au front, puis à l'arrière de la tête ?

Le jeune docteur Volker se tait un instant. Il est pleinement conscient de l'importance de sa déposition. Tout le monde a les yeux fixés sur lui et il veut ménager ses effets. Enfin, il déclare, d'un ton un peu emphatique :

— Absolument impossible. Cette double fracture ne fait pas penser à une chute mais à des coups !

Il y a un murmure prolongé dans l'assistance... Le président Braun se tourne vers l'accusée.

— Madame Lubke, vous avez entendu ? Vous n'avez rien d'autre à nous dire ?

— Rien.

— Bien. Alors j'appelle M. Martin Lubke.

Martin Lubke a le même âge que sa femme, pas du tout la même morphologie. Autant Christina est frêle, autant il est corpulent. C'est un grand et fort gaillard moustachu, qui exerce la profession de plâtrier. En arrivant à la barre, il jette un regard gêné à sa femme tout en tortillant les doigts. Le président n'y va pas par quatre chemins.

— Monsieur Lubke, est-il vrai que vous avez entamé une procédure de divorce contre votre épouse ?

Martin Lubke tortille encore plus nerveusement ses doigts. Il évite de regarder Christina, qui pâlit... Elle ne savait pas. Elle comprend d'un seul coup pourquoi son mari n'est pas venu la voir les dernières semaines. Son avocat lui lance un sourire qu'il veut affectueux. Preuve que lui savait et que, pour une raison qu'il jugeait valable, il a préféré ne rien lui dire... Martin Lubke répond enfin, d'une voix étranglée :

— Oui. C'est vrai.

— Peut-on savoir pourquoi ?

— C'est... pour les enfants.

— Vous vous rendez compte, je suppose, que cette démarche peut laisser entendre que vous croyez à la culpabilité de votre femme ?

— Cela n'a rien à voir.

Est-ce une impression ? Il semble que la voix de Martin Lubke sonne faux... Le président Braun insiste.

— Votre femme n'était-elle pas contrariée, déprimée, dans les jours qui ont précédé le drame ?

— Non, monsieur le président. Non, vraiment pas...

Si le témoignage de Martin Lubke était sans conviction, la plaidoirie du défenseur de Christina l'est tout autant. Rarement on aura entendu un discours aussi terne. De toute évidence, l'avocat commis d'office ne pense pas un mot de ce qu'il dit quand il parle d'accident. Il est comme un mauvais acteur qui joue mal son rôle. Mais un mauvais acteur ne risque que des sifflets, tandis qu'un mauvais avocat risque beaucoup plus... Pas pour lui, il est vrai, pour son client.

C'est enfin l'heure du verdict. Après une courte délibération, le jury se prononce pour la culpabilité et le président annonce la sentence :

— Christina Lubke, après en avoir délibéré, la cour vous condamne à onze ans de réclusion criminelle.

Christina est emmenée par les gardes. Elle ne crie pas son innocence. Elle n'en a pas la force. Et, de toute manière, à quoi bon ? Qu'est-ce que cela prouverait ? Les coupables peuvent très bien se dire innocents, c'est leur droit à eux aussi...

C'est tout de suite après le jugement, alors que Christina Lubke est encore dans le palais de justice, qu'elle voit venir vers elle un homme jeune à l'allure décidée.

— Madame Lubke, je voudrais vous rendre visite demain à la prison.

Christina lève les yeux.

— Qui êtes-vous ?

— Quelqu'un qui veut vous sauver.

Le lendemain du procès, Christina Lubke reçoit la visite du jeune homme. Ils sont l'un en face de l'autre dans le parloir. Christina le regarde sans indulgence. Il doit avoir vingt-cinq ans. Il est beau garçon, un peu trop même, avec ses longs cheveux châtains, qui lui donnent des allures romantiques. C'est aussi un jeune homme de bonne famille, comme l'indique son costume d'excellente coupe. Que peut-il bien lui vouloir ?

— Madame, je dois vous dire que j'ai trouvé votre avocat fort mauvais. Il vous croyait coupable, c'était certain. Sa voix sonnait faux. C'est en partie à cause de lui que vous êtes ici et en partie aussi à cause du médecin légiste, qui m'a semblé bien léger dans cette affaire.

— Qu'est-ce que cela peut vous faire ?

— Cela m'intéresse sur le plan professionnel. Je suis avocat moi aussi, depuis peu, quelques mois seulement. En vous voyant, j'ai acquis la certitude que vous étiez innocente.

— Je vous remercie...

— Ne me remerciez pas. Tout cela est très intéressé. Vous allez comprendre : je m'appelle Peter Schmidt.

— Je ne vois pas.

— Je ne vous le fais pas dire... Mon nom ne vous dit rien. Qu'y a-t-il de plus courant, de plus banal en Allemagne, que Peter Schmidt ? C'est anonyme à pleurer. Or, anonyme, je ne veux pas le rester. Je veux devenir un grand avocat !

Une erreur judiciaire, quel meilleur moyen de se faire connaître ? Si vous êtes d'accord, je vous défendrai.

— À quel titre ? Pourquoi y aurait-il un nouveau procès ? Il faudrait qu'il y ait un vice de forme, un élément nouveau.

— Il y aura un élément nouveau. Tout repose sur l'examen du médecin légiste et je suis sûr qu'il est fautif. Je vais demander à consulter le dossier et je suis certain d'obtenir la révision. Alors, vous êtes d'accord ?

— Bien sûr, je suis d'accord !

24 avril 1976. Six mois ont passé. Pour la deuxième fois, Christina Lubke se retrouve dans le triste et fonctionnel palais de justice de Stuttgart, mais son état d'esprit a changé du tout au tout. Le président Braun, qui dirige de nouveau les débats, n'est plus le même non plus : il a quitté son air sévère et, aux côtés de l'accusée, Me Peter Schmidt affiche un optimisme rayonnant.

Après l'interrogatoire d'identité, c'est le moment que tout le monde attend : l'audition d'un deuxième médecin légiste. Car c'est cela, l'élément sensationnel de l'affaire. Tous les journaux en ont parlé et la salle est d'ailleurs remplie de journalistes... Le praticien s'avance à la barre. Le contraste avec le jeune docteur Volker est total. Il s'agit du professeur Larsen, soixante-cinq ans, cheveux presque blancs, haute stature. C'est une autorité scientifique incontestable, c'est même la sommité allemande en matière de médecine légale... Il s'exprime d'une voix calme, mais avec l'autorité naturelle qui est la sienne.

— Monsieur le président, j'ai examiné les radios de la victime à la demande de la défense et je suis au regret de vous dire que mon confrère qui a déposé au procès précédent s'est entièrement trompé.

Il est rare qu'un médecin mette en cause aussi brutalement un autre médecin. Un long murmure salue cette déclaration qui renverse totalement la situation. Le professeur Larsen poursuit :

— Le bébé avait bien deux fractures. La première, dans

la région frontale, a entraîné sa mort presque immédiate. Mais la seconde, à l'arrière du crâne, comme l'indique un examen attentif, était déjà ancienne, deux mois, voire trois. Elle était en outre bénigne...

Le président Braun intervient.

— Mme Lubke avait le petit Arnold depuis trois semaines. Est-il possible que l'ancienne fracture ait eu lieu chez elle ?

— C'est absolument exclu.

— Cette fracture pourrait être un coup qu'il aurait reçu chez ses parents ?

— Peut-être. Je ne peux pas me prononcer.

— Mais pour l'autre fracture, la thèse de l'accident est vraisemblable ?

— Je dirais même qu'elle est probable...

Tout était dit. Christina Lubke a été acquittée à l'unanimité et Peter Schmidt en a recueilli la notoriété qu'il souhaitait. L'État allemand a alloué en outre à Christina quelque 10 000 marks de dommages et intérêts pour son année de prison et son ex-mari a été d'accord pour qu'elle prenne la garde des enfants. Tout finissait donc bien, grâce à un médecin compétent qui avait remplacé un collègue inexpérimenté. Il n'y a rien à ajouter à cela : l'erreur est humaine et, quand elle se produit devant un tribunal, elle devient judiciaire. Ce n'est ni satisfaisant ni rassurant, mais il en sera toujours ainsi.

La chambre 12a

Le docteur Willem Kolff, jeune étudiant hollandais, vient tout juste de commencer sa spécialisation en urologie en cette année 1938. S'il a choisi cette discipline, c'est que les reins l'ont immédiatement fasciné. Il est vrai qu'il est difficile d'imaginer une machine plus prodigieuse.

La principale fonction des reins consiste à filtrer le sang. C'est à eux qu'il appartient d'éliminer les toxines qui s'y déposent en permanence. Pour effectuer ce travail, ils disposent d'un système d'épuration, les glomérules, tubes filtrants microscopiques, mais qui, bout à bout, formeraient une chaîne de quatre-vingt-dix kilomètres. La quantité de sang filtré par ce système peut atteindre jusqu'à mille huit cents litres par jour. Seconde tâche des reins : le maintien à un niveau toujours constant de la quantité d'eau dans l'organisme, et cela, quelle que soit la quantité de liquide absorbée. L'action rénale prévient l'excédent d'eau dans les tissus, qui entraînerait les œdèmes et l'hydropisie. À l'inverse, elle préserve aussi longtemps que possible le bon état d'un corps assoiffé et déshydraté. Troisième mission des reins : la régulation de l'équilibre minéral de l'organisme. Celui-ci a besoin de certaines substances comme le calcium, le sodium, le potassium. Tout excédent ou déficit de ces éléments provoque de graves troubles organiques. Aux reins d'assurer l'élimination ou, au contraire, la concentration de ces substances. Bref, les reins décident de l'état de santé de l'individu, de sa vie ou de sa mort. La nature ne s'y trompe pas. Dès qu'un rein se trouve hors d'état de remplir sa tâche, l'autre augmente immédiatement de volume et se charge seul du programme de travail tout entier...

Telles sont les connaissances médicales que Willem Kolff a acquises au cours de ses études, mais elles ne s'arrêtent pas là. Après l'anatomie du rein, il y a sa pathologie et cela, c'est terrible. Car, à l'époque, on ne sait absolument rien faire pour sauver un rein qui ne fonctionne plus. En cette fin des années 1930, on en est au même point qu'à l'aube de l'humanité : tout individu dont les deux reins ont été détruits est condamné. Et les affections qui y conduisent ne sont pas rares, depuis le rétrécissement de l'urètre, qui empêche l'écoulement urinaire, jusqu'à la néphrite, inflammation des glomérules. Le blocage des reins apparaît, en outre, comme la complication finale de maladies nombreuses et courantes. Or, cette mort, très fréquente, est une des pires qui soient. C'est la crise d'urémie, qui tue lentement en multipliant les tortures : énorme hypertension, maux de tête intolérables, lésions des yeux pouvant aller jusqu'à la cécité, troubles mentaux, convulsions se terminant par un coma fatal. Et les médecins assistent impuissants à ce calvaire.

Justement, fin octobre 1938, alors que Willem Kolff vient de prendre son service à l'hôpital universitaire de Groningue, on amène en urologie un jeune homme qui pousse des gémissements déchirants. Il s'appelle Jan Bruning, c'est le fils de petits paysans de la région, il a tout juste vingt-deux ans et il est victime d'un blocage subit des reins, dont on ne connaît pas la raison. C'est la crise d'urémie dans toute son horreur.

Willem Kolff essaie d'adresser quelques paroles de réconfort au malade, mais il sait que c'est inutile, presque indécent : le jeune homme souffre au-delà de toute expression et sa mort est inéluctable. L'hypertension lui donne un visage violacé, de temps en temps il porte sa main à sa tête en hurlant tant les crises de migraine sont fortes. La concentration d'urée dans son sang lui occasionne d'insupportables démangeaisons. Il est, en outre, incapable de garder la moindre nourriture.

Kolff vient le voir tous les jours. Le dernier dimanche d'octobre, le malade n'a pas de réaction quand il s'approche de son lit : il est aveugle. Trois jours plus tard, il perd connaissance et meurt après vingt-quatre heures de coma. Willem Kolff mentionne sur l'acte de décès : « glomérulonéphrite chronique », c'est-à-dire crise d'urémie.

Voilà, c'est tout. C'est comme cela depuis que le monde est monde. La mort par urémie est aussi banale qu'atroce. Mais ce qui est nouveau c'est que Willem Kolff, qui vient d'en être témoin pour la première fois, ne l'accepte pas. Il ne se résout pas au rôle de témoin passif. C'est lui qui vient annoncer le décès à la mère. La malheureuse, une femme simple, qui porte la robe noire et la coiffe de dentelle des paysannes hollandaises, éclate en sanglots. Il écrit dans son journal : « Jamais encore je ne m'étais senti aussi malheureux que devant cette mère en larmes. Sans cesse, je m'interrogeais : n'y avait-il vraiment aucune possibilité d'éliminer du sang de ce garçon au moins quelque vingt grammes d'urée, de manière à mettre fin à ces effroyables vomissements qui le secouaient sans cesse ? Vingt grammes et il ne souffrait plus, vingt grammes et il serait encore en vie ! »

Willem Kolff décide de s'attaquer au problème et, dès le début, il s'oriente dans une direction bien précise. Il ne se met pas à la recherche d'un médicament quelconque. Il pressent que, lorsque le rein est dans cet état, il est impossible de faire quoi que ce soit pour lui. Il ne s'agit pas de le soigner, mais de le remplacer. Après tout, aussi perfectionné soit-il, ce n'est qu'une machine et la mécanique a fait d'énormes progrès depuis le début de l'ère industrielle. Kolff se rend donc à la bibliothèque de l'université de Groningue. Il va chercher dans les livres s'il pourrait exister un appareil extracorporel qui filtrerait le sang, autrement dit un rein artificiel...

Il découvre avec un certain étonnement qu'il n'est pas le

premier à se poser cette question. En 1913, trois Américains, Abel, Rowntree et Turner, ont eu l'idée de construire un rein artificiel, sans parvenir à trouver une substance apte à assurer un filtrage convenable du sang. Un peu plus tard, c'est un autre Américain qui s'attelle au problème, puis un Tchèque. Tous ont trouvé des matériaux plus ou moins filtrants, mais seulement « plus ou moins » et cela n'a pas marché. De toute manière, le sang se coagulait dès qu'il sortait du corps et il était impossible de faire quoi que ce soit.

Sur ce dernier point, toutefois, Willem Kolff a un avantage majeur par rapport à ses devanciers. Depuis leurs tentatives, on a découvert un anticoagulant très efficace, l'héparine. Reste la question majeure, celle du filtre et, dans ce domaine, il se sent tout à fait démuni. Ce n'est pas un problème médical, cela relève de la connaissance des matériaux. Existe-t-il une substance poreuse telle qu'elle laisse passer certains éléments contenus dans le sang, tout en retenant les globules ? Apparemment non, sinon ses prédécesseurs en auraient fait mention.

Il en est là de ses réflexions, lorsque, trois semaines après l'enterrement de Jan Bruning, l'un de ses anciens maîtres, le professeur Brinkman, titulaire de la chaire de biochimie, l'aborde devant l'hôpital. Ils ont les meilleurs rapports et Willem Kolff lui a fait part de ses recherches.

— Vous avez dix minutes, Kolff ? Venez dans mon labo, je voudrais vous montrer quelque chose.

Quelques secondes plus tard, le professeur lui tend une matière qui a l'aspect d'un film fin et transparent.

— Qu'est-ce que c'est ?

— De la Cellophane. C'est un matériau récemment mis au point en Allemagne. Il sert en charcuterie industrielle pour faire des boyaux de saucisses, mais il vous intéressera peut-être. Il a un pouvoir filtrant assez étonnant...

Willem Kolff se met immédiatement au travail. Il met vingt-cinq centimètres cubes de sang additionnés de cent milligrammes d'urée dans une section cylindrique de Cellophane, comparable à un morceau de tuyau d'arrosage, et plonge le tout dans une solution saline reproduisant au mieux la composition du sang. Maintenant, il va tenter la dialyse. Pendant un quart d'heure, il agite frénétiquement le tout et, lorsqu'il s'arrête, c'est le miracle ! L'urée a disparu du sang. Elle est passée à travers la Cellophane dans la solution saline, tandis que les globules, plus grands, sont restés.

Kolff ne peut contenir sa joie. Il se livre à des calculs fébriles. En augmentant la dimension du filtre, en faisant par exemple un tuyau de dix mètres, en le plongeant dans un baquet et en actionnant le tout avec un moteur, il devrait être possible d'éliminer deux grammes d'urée en un quart d'heure. Cela veut dire huit grammes en une heure, vingt en un peu plus de deux heures. Jan Bruning n'est pas mort en vain. Il aura été l'un des derniers à subir cette fin atroce, l'urémie va être bientôt vaincue !

Mais à partir de là, plus rien ne va... Il construit toutes sortes d'appareils, qui ont invariablement un défaut : le plus souvent, la Cellophane cède, quelquefois c'est le moteur qui ne marche pas ou, pour une raison mystérieuse, la dialyse qui ne se fait pas. Pendant des semaines, des mois, il répète inlassablement l'expérience. Il ne s'agit pas d'expérimentations sur des êtres humains, uniquement de sang prélevé, mais cette succession d'échecs est épuisante, décourageante. Heureusement pour lui, il n'est pas seul. Quelques collègues le secondent et l'encouragent : le professeur Brinkman, bien sûr, qui lui a fourni la Cellophane, mais aussi le professeur Daniels, doyen de la faculté de médecine de Groningue. Sa femme aussi le soutient de son mieux. Moyennant quoi, Willem a les forces et le courage de continuer.

Mais une nouvelle épreuve d'une tout autre nature survient. Le 10 mai 1940, c'est l'invasion des Pays-Bas par les Allemands. Tout le pays est bientôt occupé. Bien que n'ayant pas été mobilisé en tant que médecin, Willem Kolff a suivi les événements avec passion et se trouve profondément affecté par la situation. C'est un patriote sincère et un antinazi convaincu : il est si frappé qu'il arrête ses recherches.

D'autant qu'à Groningue, les choses prennent une tournure particulièrement dramatique. Daniels, le directeur de la faculté, se suicide et les Allemands le remplacent par un collaborateur hollandais fanatique... Il n'est pas question pour Kolff de travailler sous sa direction. Il s'enfuit de Groningue, avec sa femme et ses deux enfants, abandonnant tout sauf son rein artificiel, et il trouve refuge dans la ville de Kampen, sur le Zuiderzee. C'est une cité vieillotte, à l'écart de l'agitation et du progrès, dont les habitants portent encore des sabots. Il l'a choisie pour se faire oublier et travailler en paix.

Il est nommé urologue à l'hôpital. Le directeur ne l'apprécie guère mais le laisse tranquille. Willem Kolff lui demande une chambre pour mener à bien ses recherches et il se voit octroyer la chambre 13. Bien que scientifique et doué d'un esprit positif, il ne peut s'empêcher d'être superstitieux. Pour qu'elle ne lui porte pas malheur, il la rebaptise « chambre 12a » et y installe son rein artificiel. Même si c'est dans ces circonstances mouvementées et dramatiques, en pleine guerre et en pleine occupation, l'aventure va pouvoir continuer...

Elle commence mal : la machine rend l'âme à la première tentative. Kolff s'assure le concours d'une usine locale de mécanique travaillant pour l'automobile pour en construire une nouvelle. Il s'agit d'un dispositif un peu comparable à une machine à laver. Le tuyau de Cellophane est monté sur un tambour, qui tourne au milieu d'un bain de liquide, dans lequel il doit projeter l'urée. Le sang du malade, prélevé à un bras, pénètre par l'entrée du tuyau et sort à l'autre bout, purifié, pour être réinjecté dans l'autre bras.

Une fois le matériel mis en place, Kolff s'occupe de son équipe. Il engage pour le seconder deux laborantines et, fidèle à ses convictions et menant le combat à sa manière, il prend aussi à ses côtés un étudiant renvoyé de l'université d'Amsterdam par les Allemands pour ses convictions socialistes...

L'année 1941 et l'année 1942 sont consacrées à des essais qui, cette fois, se montrent beaucoup plus concluants qu'à Groningue. À tel point que, début 1943, Kolff se prépare à franchir le grand pas : essayer le rein artificiel sur un malade. Si la machine elle-même lui semble fiable, son principal souci porte sur le sang. Est-ce qu'il ne va pas se former des caillots, qui vont causer une embolie mortelle ? Bien sûr, il y a l'héparine, mais l'utilisation de cet anticoagulant n'en est qu'à ses débuts et Kolff n'a aucune idée de la quantité nécessaire. Est-ce qu'il ne va pas, à l'inverse, totalement liquéfier le sang du malade et provoquer une hémorragie fatale ?...

Le jour fatidique arrive le 16 mars 1943. On amène au service urologie une jeune femme de vingt-neuf ans, Janny Schrijver, souffrant d'urémie. Elle est accompagnée de son père, un paysan. Ce dernier renseigne Kolff sur les circonstances de la maladie. Janny, qui est femme de ménage, se sentait malade depuis quelque temps, mais elle a continué à travailler jusqu'à ce qu'elle s'effondre. Le médecin qui l'a examinée ne comprend pas exactement ce qui est arrivé, mais il pense que c'est grave.

Willem Kolff procède immédiatement aux examens et découvre que l'état de Janny Schrijver n'est pas grave, il est catastrophique : une tension de 24/15, des altérations ophtalmologiques qui annoncent la cécité, une confusion mentale avec divagation et surtout un taux d'urée de six grammes par litre, alors que la normale se situe entre 0,15 et 0,45. La malade est condamnée à brève échéance ; d'un instant à l'autre, elle risque de sombrer dans un coma fatal. M. Schrijver lui ayant exprimé son intention de rester auprès de Janny, Kolff le met au courant de l'opération qu'il va tenter. Il le fait avec des mots simples, pour être sûr d'être compris.

— Le sang de votre fille est empoisonné. Nous allons en retirer une partie, éliminer le poison grâce à un appareil et remettre le sang épuré dans son corps. Vous assisterez à l'opération et vous pourrez vous rendre compte que nous ne faisons rien de répréhensible.

Le paysan ne fait pas d'objection. Il pose seulement une question :

— Docteur, êtes-vous certain de pouvoir soulager ma fille ?

Kolff soupire. Que peut-il répondre, alors qu'il s'agit du premier être humain qui va être soumis au traitement ?

— Dans ce domaine, il n'y a aucune certitude. Tout ce que je peux vous promettre, c'est que je ferai de mon mieux.

M. Schrijver hoche la tête.

— Alors, faites d'abord venir le curé. Ensuite, vous essaierez votre méthode.

Le curé vient et reste longuement au chevet de Janny Schrijver, puis elle est transférée à la chambre 12a...

La pièce, toute blanche, contient en son centre l'appareil et ses accessoires ; au mur, un tableau noir pour noter le résultat des analyses sanguines qui vont être faites régulièrement. La malade est sur le lit, à moitié consciente, proche du coma. Autour d'elle, Willem Kolff et son équipe : les deux laborantines et l'étudiant socialiste ; dans un coin, le père a pris place en silence. C'est le moment, on ne peut plus reculer.

Willem Kolff recule pourtant, d'une certaine manière : il n'ose pas, à cause des risques de caillots ou, au contraire, d'hémorragie, réaliser le circuit complet du sang d'un bras à l'autre. Après une piqûre massive d'héparine, il prélève cent centimètres cubes de sang et les met dans l'appareil, qui se met à bourdonner régulièrement. Tout va bien, la membrane n'éclate pas. Au bout de vingt minutes, il peut réinjecter le sang, qui est effectivement débarrassé de l'urée, mais il faut recommencer ainsi pendant des heures. Willem Kolff et son équipe poursuivent l'opération le lendemain et tous les jours qui suivent. Le père a renoncé à assister à ces séances trop éprouvantes. Le traitement est une réussite : le taux d'urée tombe à 1,6 gramme, ce qui est encore trop élevé, mais qui permet une vie presque normale. D'ailleurs, Janny Schrijver n'a plus de troubles et s'exprime normalement.

Mais surgit alors un problème, conséquence du manque d'audace dont a fait preuve Willem Kolff : pour prélever et réinjecter le sang, il a fallu piquer à chaque fois une veine, et bientôt il n'y en aura plus une seule en état, d'autant que les aiguilles sont très mauvaises en cette période de guerre. Il n'y a plus d'autre solution que de brancher directement la malade sur le rein artificiel.

Lorsque, dans la chambre 12a, Kolff et ses assistants voient le sang d'un des bras entrer dans la machine et ressortir pour entrer dans l'autre bras, ils ont la sensation d'assister à un grand événement. Ce qu'ils ont sous les yeux, c'est bel et bien un rein artificiel, qui fonctionne pour la première fois au monde ! Tout se passe, d'ailleurs, à la perfection : il n'y a aucun problème de caillots ou d'hémorragie et la dialyse est bien plus efficace dans ces conditions. Ils peuvent épurer vingt litres de sang et le taux d'urée tombe au-dessous de un gramme.

Est-ce la victoire ? Hélas non, car, malgré tout, Janny Schrijver reste malade, même si on ne connaît pas exactement la nature de son affection. Peu après, son taux d'urée remonte de manière vertigineuse : il faut intervenir de nouveau. C'est dès lors un jeu tragique de montagnes russes entre les dialyses et les poussées d'urée et, à la fin, l'inévitable se produit : début avril, il ne reste plus aucune veine à piquer. On ramène Janny Schrijver dans son lit, avec la certitude qu'elle va mourir, ce qui se produit quelques jours plus tard. Le père vient rechercher le corps de sa fille, remercie Willem Kolff d'avoir tout tenté, et s'en va l'enterrer...

Willem Kolff et son équipe ne se découragent pas. Entre mars 1943 et juillet 1944, ils traitent quinze malades avec leur rein artificiel. Malheureusement, sur le plan des résultats, c'est une catastrophe : tous meurent, à l'exception d'un homme, qui s'en serait probablement tiré sans cela. Il faut dire que les conditions de travail sont déplorables. Les produits de première nécessité comme le caoutchouc ou les aiguilles médicales sont réquisitionnés par les Allemands, l'équipe travaille dans des conditions terribles : Kolff dort le plus souvent à l'hôpital, sur un brancard.

Pour essayer d'obtenir quand même des moyens, ce dernier décide de faire une démonstration devant des personnalités officielles, mais l'initiative tourne au désastre. L'aspect blafard de la salle 12a, l'arrivée du malade comateux, le branchement des aiguilles, le bruit sinistre de la machine, mettent les invités au bord du malaise. Comble de malchance, la membrane de Cellophane rompt pour la première fois et le sang s'échappe en bouillonnant de la machine. Cette fois, c'en est trop : toutes les personnalités s'enfuient en courant... Épuisé par ses efforts et totalement découragé, Kolff décide d'arrêter, au moins provisoirement, les expériences.

Et cet arrêt n'est pas inutile, car il lui permet de faire le point et de comprendre... Ce ne sont pas sa machine ni ses méthodes qui sont en cause. En fait, s'il y réfléchit bien, il n'a aucune chance de réussite. Les médecins n'ont pas confiance dans le rein artificiel et ne lui envoient leurs malades qu'à la toute dernière extrémité. L'urémie a endommagé leurs vaisseaux, qui se déchirent à la moindre incision, l'hypertension a causé les mêmes ravages. Quelquefois même, ils meurent avant qu'on ait fini de brancher l'appareil. Et, même si la dialyse réussit, il s'agit de malades chroniques, dont les reins sont détruits. Il faut recommencer sans cesse, jusqu'à ce que leurs veines soient inutilisables, comme pour la malheureuse Janny Schrijver.

En fait, ce n'est pas ce genre d'affection que peut combattre le rein artificiel. Ce qu'il faudrait, ce sont des malades présentant une néphrite aiguë, un blocage des reins à la suite d'une infection ou d'une intoxication, mais dont les organes restent sains. L'appareil pourrait leur faire passer cet épisode critique où ils sont en danger de mort, avant que les reins fonctionnent de nouveau.

Willem Kolff lance donc un appel à ses collègues pour qu'ils lui envoient des patients dans cet état, mais ils font la sourde oreille... Il n'insiste pas davantage, car la situation est devenue brusquement dramatique en raison de la guerre. Avec le débarquement allié en Normandie, les Allemands durcissent leur action. C'est des Pays-Bas qu'ils lancent leurs V1 et ils procèdent à des arrestations massives dans les milieux résistants, ainsi qu'à des rafles de juifs. Kolff, dont les sentiments antinazis sont connus, préfère se mettre à l'abri. Depuis sa cachette, il peut voir sur l'Ijssel des péniches chargées de déportés faisant route vers l'Allemagne. Il reste ainsi jusqu'à la Libération, jusqu'au jour où les troupes anglaises entrent dans Kampen.

C'est la victoire et Willem Kolff veut que ce soit aussi la victoire du rein artificiel. Il s'adresse aux autorités britanniques, qui ont pris provisoirement le contrôle de la ville, pour leur demander un malade répondant à ses critères. La réponse arrive le 3 septembre 1945 et elle est positive. Seulement, à sa surprise, la personne qu'on lui envoie est l'une de celles qui ont pactisé avec l'ennemi, un collaborateur ou, plus précisément, une collaboratrice.

L'Occupation a été très dure en Hollande et l'épuration qui a suivi a été sans faiblesse : cent vingt-cinq mille hommes et vingt-cinq mille femmes ont été emprisonnés dans les jours et les semaines qui ont suivi la Libération... Sofia Schafstadt, soixante-sept ans, accusée d'avoir collaboré pendant toute la durée de l'Occupation, a été condamnée à plusieurs années de prison, ainsi que deux de ses enfants, Elisabeth et Jan. Elle a été internée dans l'ancienne caserne de Kampen, transformée en prison.

Alors, que va faire Willem Kolff, l'antinazi convaincu, qui a soigné secrètement des résistants et des juifs ? Va-t-il sauver cette femme, alors que la situation est dramatique du fait de l'occupant, alors que vingt mille Hollandais sont morts récemment de faim, suite aux réquisitions et aux privations ? Kolff n'hésite pas. La réponse est évidente et n'importe quel praticien ferait la même chose à sa place... Larrey, le chirurgien de Napoléon, qui, sur les champs de bataille, soignait indistinctement les Français et leurs adversaires, l'a formulée peut-être de la plus belle manière : « Le médecin est l'ami de l'humanité. Il ne voit que l'organisme malade. Le reste ne le regarde pas. »

Lorsque Sofia Schafstadt arrive à l'hôpital de Kampen, en provenance de la prison, Willem Kolff ne voit que son organisme et, malade, il l'est, il se trouve même dans un état critique : il s'agit d'un blocage soudain des reins, avec une tension très élevée et un taux d'urée de quatre grammes. Il y a des signes de perte de conscience, le coma n'est pas loin. Il ne fait pas de doute que, sans intervention, la mort est inéluctable...

Pourtant, malgré sa volonté de faire abstraction des circonstances extérieures, Willem Kolff est ramené à la situation politique de l'heure. Les dramatiques événements que le pays vient de vivre ont engendré des conflits qui traversent même les familles... Sofia Schafstadt est accompagnée de deux de ses fils : Jan, qui était interné en sa compagnie, et Henk qui, lui, faisait partie de la Résistance. Si Jan a pu venir, c'est grâce à Henk, qui a obtenu sa libération provisoire, en promettant de le ramener lui-même en prison. Quant au mari, lui aussi résistant, il a refusé catégoriquement de venir. Il ne veut plus entendre parler de Sofia, pour lui elle est morte !

C'est dans cet environnement si particulier que va avoir lieu la nouvelle tentative de rein artificiel. La malade est conduite dans la chambre 12a où elle gît bientôt, inconsciente. Kolff est amaigri, il a les traits tirés, les deux infirmières et l'étudiant sont tendus à l'extrême. Mais cette fois, les conditions sont meilleures. Les Anglais ont fourni tout ce qu'ils pouvaient comme matériel à l'équipe, c'est la paix, aucune menace ne plane au-dessus des têtes. Bientôt, les branchements sont faits aux deux bras et la machine se met à ronronner avec régularité. Cela dure une nuit entière, pendant laquelle l'appareil filtre quatre-vingts litres de sang et, lorsqu'on reconduit la malade dans sa chambre, son taux d'urée est tombé à 1,2 gramme... Elle ne tarde pas à retrouver connaissance et les premiers mots qu'elle prononce en présence de Willem Kolff sont pour le moins étonnants :

— Maintenant, s'écrie-t-elle, je vais pouvoir divorcer !...

C'est le miracle ! À la différence des malades précédents, Sofia Schafstadt possède des reins sains. À peine a-t-elle prononcé cette phrase, qu'ils se mettent soudain à fonctionner et lâchent un torrent d'urine. Elle est sauvée !

Par la suite, Willem Kolff se retrouve de nouveau confronté malgré lui aux problèmes de l'heure. Maintenant que Sofia Schafstadt est guérie, les autorités veulent la remettre en prison où les conditions sanitaires sont mauvaises et où, encore faible, elle risque de mourir. De plus, Kolff veut absolument garder sa malade près de lui, car elle est la preuve vivante de la réussite du rein artificiel...

Il va voir l'officier qui commande la prison et il a la surprise de découvrir qu'il s'agit du colonel Oudshoorn, à qui il a sauvé la vie pendant la guerre : il était traqué par la Gestapo, il l'a rendu provisoirement malade par une série de piqûres et l'a hospitalisé sous un faux nom...

— Colonel, j'ai une faveur à vous demander.

— Tout ce que vous voulez, si c'est en mon pouvoir.

— Il s'agit de Sofia Schafstadt. Elle est pour moi d'une importance capitale. J'aimerais qu'elle obtienne une mesure de grâce.

— C'est promis. Je vous dois bien cela...

Et le colonel tient parole : il obtient la libération anticipée de Sofia Schafstadt. Henk, le fils aîné, vient la chercher pour l'emmener à La Haye où elle a décidé de s'installer. Au printemps suivant, Sofia est totalement guérie. Plus jamais, elle ne devra souffrir des reins. Elle divorcera, ainsi qu'elle l'avait annoncé, et elle mourra six ans plus tard, à soixante-treize ans, de tout autre chose...

Quant au rein artificiel, s'il n'a guère eu de retentissement en Hollande, il n'en fut pas de même aux États-Unis où Willem Kolff s'expatria et où il put construire peu après une machine véritablement digne de ce nom. Telle fut la naissance, dans un environnement de mort et de haine, d'une des inventions qui devaient apporter le plus de réconfort à l'humanité.

Table

Crimes dans la soie
30 histoires de milliardaires assassins

Ils ont osé
40 exploits incroyables

Complots
Quand ils s'entendent pour tuer

Mort ou vif
Les chasses à l'homme les plus extraordinaires

26 dossiers qui défient la raison

Le Terrible Vérité
26 grandes énigmes de l'histoire enfin résolues

Sur le fil du rasoir
Quand la science traque le crime

Kidnappings
25 rendez-vous avec l'angoisse

Ils ont marché sur la tête
450 faits divers inouïs, impayables et désopilants

Instinct mortel
70 histoires vraies

Instant crucial
Les stupéfiants rendez-vous du hasard

Sans laisser d'adresse
Enquêtes sur des disparitions et des réapparitions extraordinaires

www.pierre-bellemare.com

Composition Nord Compo
Impression CPI Firmin-Didot en mai 2013
Éditions Albin Michel
22, rue Huyghens, 75014 Paris
www.albin-michel.fr
ISBN : 978-2-226-24850-3
N° d'édition : 14152/05 – N° d'impression : 118102
Dépôt légal : juin 2013
Imprimé en France